津沽中医珍籍

第一辑

总顾问 张伯礼 张大宁

总主编 王栩冬 赵 强 郭利平

天津出版传媒集团

天津科学技术出版社

图书在版编目(CIP)数据

津沽中医珍籍：全5册/王栩冬,赵强,郭利平总主编. -- 天津：天津科学技术出版社, 2025.5. -- ISBN 978-7-5742-2903-7

Ⅰ. R2-5

中国国家版本馆 CIP 数据核字第 2025U1G917 号

津沽中医珍籍：全5册
JINGU ZHONGYI ZHENJI : QUAN WU CE
责任编辑：张　跃　韦　奥

出　　版：	天津出版传媒集团
	天津科学技术出版社
地　　址：	天津市西康路35号
邮　　编：	300051
电　　话：	(022) 23332399
网　　址：	www.tjkjcbs.com.cn
发　　行：	新华书店经销
印　　刷：	天津午阳印刷股份有限公司

开本 710×1000　1/16　印张 122.25　字数 1 600 000
2025年5月第1版第1次印刷
定价：680.00元（全5册）

《津沽中医珍籍》系列丛书
编委会

总 顾 问　张伯礼　张大宁
总 主 审　高文柱　于春泉
顾　　问　吴仕骥　郭洪耀　郭洪图
总 主 编　王栩冬　赵　强　郭利平
副总主编　王　舒　张　磊　张勉之　刘　毅
　　　　　安世华　田　露　潘　东　陈景林
编　　委（按姓氏笔画排序）
　　　　　马国海　王　蕾　王慧生　王耀光
　　　　　刘　晶　宋光明　张西波　张志国
　　　　　张朝晖　吴胜广　郝　征
秘　　书　何　璇　张丽红　李珊珊　张润琛

第一辑　编委名单

主　　编　郭利平　田　露
副主编　张朝晖　刘雨生　刘　晶　张丽红
编　　委（按姓氏笔画排序）

　　　　　　王婧夷　刘　朋　张云飞　张　聪

　　　　　　赵　健　高金泉　殷学亮　梁　峰

　　　　　　蔡佳丽　蔡雪朦

《津沽中医珍籍》系列丛书序文

数百年的津沽大地，源远流长的中华文化在此汇聚，近一两百年来，华洋杂处，中西融汇，又成为中西汇通的发祥地。两种文化不断碰撞，不断积淀，形成了兼收并蓄的津沽文化。津沽中医文化亦然，历代南北医家云集于此，他们既勤求古训，博采众方，衷中参西，仁心济世，又著书立说，传承医粹，不仅成就了众多蜚声杏林的名医大家，也刊行了各类学科纷呈的医籍名著。

由于年代久远，大多津沽名医之医籍名著，或仅存其名，或残破不全，或鲜见于世。如何将散落的津沽中医文化碎片进行较为系统的收集与整理，是时代的需要，是事业的需要，也是我市中医文化保存和发展的需要。

习近平总书记在2020年6月2日主持召开的专家学者座谈会上指出："要加强古典医籍精华的梳理和挖掘。"作为当代中医工作者责无旁贷！我们要义不容辞地做好津沽中医文化"抢救性"工作，努力挖掘、梳理、传承其精华，戮力守正、创新、发展其国粹，使天津这座历史名城的文化遗产发扬光大。

由天津市中医药研究院、天津中医药大学等单位，收集了津沽自金代末年至民国时期的40余种医籍残本、珍本等，进行了整理、校正、点评，并出版《津沽中医珍籍》系列丛书。文化是一个民族的灵魂，一个民族，如果没有自己的文化，这个民族永远不会强大。

出版这套《津沽中医珍籍》，就是落实习总书记"保护好城市历史文化遗产"重要指示的一个举措。中医文献的价值非常重大，虽然文献年代久远，但历久弥新，学术长青。文献中的精华，不仅有传承，还能从中寻找到解决临床问题的思路和方法，其独特的理论方法和原创的思维模式，也为解决当前医学难题开拓新的路径，丰富当代医药领域研究内容。

现在，中医药文献的人才已经出现了断层，如何抢救、挖掘、整理津沽散落的中医药古医籍文献，也是当务之急。欣慰的是，本市有一批热衷于此的中医医史文献人才，如有老一辈专家高文柱、吴仕骥、郭洪耀等，他们富有学术责任感，学识渊博，经验成熟，有能力指导做好这件事。同时也在这个过程中带出一支青年医史文献研究队伍，在实践中培养，在实践中成长。所以，我们必须抓住这个有利时机，高质量地完成这套丛书，不给事业留遗憾，不给时代留遗憾。

这套丛书具有一定的历史文献价值和临床实用价值，希望能为天津中医药事业乃至全国中医药事业，传承创新发展作出应有的贡献！

中国工程院院士　国医大师
中国中医科学院　名誉院长　张伯礼
天津中医药大学　名誉校长

2024年初冬于天津静海团泊湖畔

前　言

古往今来，医之大家灿若繁星，传世医籍浩如烟海，而今"要加强古典医籍精华的梳理和挖掘"，已是时代之需。

天津，自古因河而生，因河而盛，古时名为直沽，自明朝初年设为卫戍之地"天津卫"之后，也称"津沽"；因其位于渤海之滨，地处九河下梢，以独特的开放性地缘优势，使津沽文化具有鲜明的地域性、包容性和开放性。此品性，也沁润着不断传承与发展的津沽中医。

数百年来，中医在津沽大地生生不息，云集了大江南北的名家翘楚，吸纳了古今中西的医学精华。医家不仅仁心济世，技艺纷呈，而且著书立说，百家争鸣，逐渐形成了独具特色的"津沽医派""汇通学派"等彪炳于世。

津沽医家之医籍，上迄金元，下至民国，约有二百多种刊行，并流传于世。它见证了津沽中医的传承与发展脉络，记录了历代医家的学术思想和临床经验，传承了本地人民的养生与保健方法；它堪称是一座城市的历史文化遗产。然而，由于年代久远、天灾兵祸等因素，有些医籍，或鲜见于世，或仅存其名不知所处，或残缺不全而成残卷。

由于各种原因，以往全国各地尚未有全面地、系统性地挖掘和整理地方性中医古籍，本市亦然。

如何挖掘地方性中医古籍，我国医史文献一代宗师郭霭春教授在"地方志与医学文献整理"文中指出："至于民间医生所著医书大部分被遗漏了，不能不说这是作为医部专题书目的一大缺陷。地方志中有关医家书目，无论已经刊行，或家藏稿本，均加以著录。其书目之多，门类之全，都是以往书目所未见的。把这些书目分类甄录、汇集成编，不仅能显示出我国民间医学文献的光辉成就，补充以往书目的不足，而且有利于因地求书、因书知学"。

天津市中医药研究院，联合天津中医药大学郭霭春医史文献研究所等单位，组织全市有关专家，根据《中医古籍联合目录》《中国分省医籍考》等书籍的相关记载，并查阅地方志，确定收集与整理书目；收集范围主要是民国之前，由津门医家编著刊行或未刊行的；收集书籍主要源自国内中医药大学图书馆、省市图书馆等，甚至民间家藏；收集原书，或影印本，或抄本；整理人员本着固守底本原文，兼顾方便阅读，按照《中医古籍整理规范》要求进行整理，并完成文字由繁易简，版面竖排转横，且参照其他版本进行对校或他校。

本系列丛书涵盖了中医内科、外科、妇科、儿科、针灸、伤寒、疫病、养生、验方、中药、医话等类，共40多部书籍。其中《补注瘟疫论》《痧症传信方》《说疫》等书中对中医药防治瘟疫、鼠疫、霍乱、痢疾、天花等烈性传染病均有论述，能反映出天津地区自明代至民国时期防治疫病的整体水平，具有历史意义和现实意义。

《窦太师外科全书》《外科医镜》等书籍为自宋末元初至民国时期天津地区外科著作，书中对中医疮疡内外治疗诸法均有论述，对中医外科辨证论治的论述极为精当，详述中医外科器械，为中医外科著作中所不多见，反映出天津地区的外科发展史，具有极高的学术价值、文献价值和历史价值，也是本市中医疮疡学科在全国处于领先水平的根基；窦默所著《针经指南》，为中医学史上公认的具有极高价值的经典著作，与《针灸甲乙经》《针灸大成》齐名，其版本是目前保存最为完整的。

《医方丛话》《验方汇集》《三指捷编》《注礼堂医学举要》《经验良方》等书对中医内、外、妇、儿、眼各科皆有精当论述，并涉及养生和饮食，及畜病经验方等，尤其是《中西医话》《养生医药浅说》《国医正言》等，以中医为主，兼附西医之融合，可见天津地区当时中西医并用之端倪，其中西汇通之理念，至今历久弥新。

民国二十三年出版的《中华新药物学大辞典》，共收药品 1500 余种，以显微镜检查其内部构造，并分析其主要成分，测算其用量，试验其功效等，在我国率先开创了采用现代方法研究传统中药之先河。

为了便于了解津沽医家及其医籍的概况，在篇首对著书医家和专著内容进行了简介，在篇尾对其学术思想进行了注疏；同时，为了便于进一步研究该书籍，提供了藏书的主要线索。其用心之处，不可多见，如有失体，还望海涵。由于版式变更造成的文字变化，均已更正，底本中的异体字、俗写字、错别字均已修正，故均不出注。其中，生涩难懂之字词，生僻难见之术语，因现在查阅，随手可得，均不出注，还请包容。

张伯礼院士自 2022 年 9 月至今，多次对整理的书稿进行审阅，并从专业的角度进行指导，说"这对本市乃至全国中医是件好事，出版丛书，意义更大"，并作序以资勉励。

张大宁国医大师欣然写跋，认为此举"有助于深化中医学与地方传统文化交融互进，有助于推动本市中医药文化的创新性发展和创造性转化"。

高文柱研究员建议对津沽中医古籍无论刊行与否，有就皆收，它能更好地厘清津沽中医发生、传承、发展的脉络。

同时，此书还受益于医史文献专家的具体指教，受到了各级领导的高度重视与鼎力支持，得到了天津市中医药研究院，天津中医药大学暨第一、第二附属医院，南开区、北辰区、蓟州区、武清区、宁河区等医疗机构的专家参与，在此俯首致谢！

本系列丛书拟出版 20 余辑，以 5 辑为单元陆续整理与出版。因此，此次收集和整理是本市有史以来体量最大的中医文献整理工作的开始，更是一项极其重要的城市文化遗产保护工程。我们也期待古医籍藏家，共同参与挖掘与整理津沽中医珍籍之善事，不断地修补它的缺失。

由于编者水平有限，粗疏与错误之处在所难免，恳请同道，不吝斧正！

编者

2024 年 11 月

目 录

《补注瘟疫论》 ··· 1
《补注瘟疫论》简介 ·· 4
《补注瘟疫论》注疏 ·· 249
《补注瘟疫论》藏书线索 ··· 252
《痧症传信方》 ·· 253
《痧症传信方》简介 ·· 256
《痧症传信方》注疏 ·· 339
《痧症传信方》藏书线索 ··· 343

瘟疫論

尚友山人洪吉人先生補註

晚翠堂原板

补注瘟疫论

尚友山人洪吉人先生补注

田 露 郝 征 审校

《补注瘟疫论》简介

《补注瘟疫论》为洪天锡补注。洪氏，名天锡，字吉人，别号尚友山人，清末天津人，生卒年月不详。同治九年《续天津县志》记载：洪天锡，别号尚友山人，文名籍甚，授徒里中。精研医理，《素问》《灵枢》俱有诠释。而以瘟疫为祸最烈，治疗易误，博考慎择，萃毕生心力于一门，所著书曰《补注瘟疫论》。又对《庄子》《四书》等古文进行批点，诠释经义，颇有见解。

《补注瘟疫论》共四卷，103篇，较《瘟疫论》增设了大头瘟、捻颈瘟、瓜瓤瘟、杨梅瘟、疙瘩瘟、绞肠瘟、软脚瘟、锁肚、旺河、棺材疔、喉管伤寒、黄耳伤寒、赤膈伤寒、青筋证、阴阳毒15篇章。书中引经据典，对诸医家之论相互对比，阐述己见，实发前人之未发，能使后学者可以按证施治，不致误人误己，为一本有临床实用价值的古医籍。

本次整理以清乾隆四十九年甲辰（1784）晚翠堂刻本为底本，清同治三年（1864）文成堂刻本为互校本，并辅以《黄帝内经》《瘟疫论》等书进行他校。

《补注瘟疫论》目录

华序	11
周序	13
卷一	15
原病	15
瘟疫初起	18
传变不常	20
急证急攻	20
表里分传	21
热邪散漫	22
内壅不汗	23
下后脉浮	23
下后脉复沉	24
邪气复聚	25
下后身反热	25
下后脉反数	26
因证数攻	26
病愈结存	27
下隔	28
注意逐邪勿拘结粪	29

蓄血	31
发黄疸是腑病非经病也	34
邪在胸膈	35
辨明伤寒时疫	36
发斑战汗合论	40
战汗	40
自汗	44
盗汗	45
狂汗	46
发斑	46
数下亡阴	54
解后宜养阴忌投参术	54
用参宜忌有前利后害之不同	57
下后间服缓剂	58
下后反痞	58
下后反呕	61
夺液无汗	62
补泻兼施	63
药烦	67
停药	67
虚烦似狂	68
神虚谵语	71

卷二 …… 75

夺气不语	75
老少异治	76

妄投破气药论……………………………78

妄投补剂论………………………………81

妄投寒凉药论……………………………84

大便………………………………………88

小便………………………………………92

前后虚实…………………………………94

脉厥………………………………………94

脉证不应…………………………………99

体厥………………………………………101

乘除………………………………………106

杂气论……………………………………112

大头瘟……………………………………123

捻颈瘟……………………………………128

瓜瓤瘟……………………………………128

杨梅瘟……………………………………129

疙瘩瘟……………………………………129

绞肠瘟……………………………………130

软脚瘟……………………………………131

卷三………………………………………134

锁肚………………………………………134

旺河………………………………………134

棺材疗……………………………………134

喉管伤寒…………………………………135

黄耳伤寒…………………………………136

赤膈伤寒…………………………………136

青筋证 ································· 137

阴阳毒 ································· 139

论气盛衰 ······························· 147

论气所伤不同 ························· 148

蛔厥 ···································· 148

呃逆 ···································· 150

似表非表似里非里 ··················· 151

论食 ···································· 152

论饮 ···································· 155

损复 ···································· 157

标本 ···································· 158

行邪伏邪之别 ························· 158

应下诸证 ······························· 159

应补诸证 ······························· 173

论阴证世间罕有 ······················ 177

论阳证似阴 ···························· 182

舍病治药 ······························· 184

舍病治弊 ······························· 185

论轻疫误治（每成痼疾）·········· 186

肢体浮肿 ······························· 188

服寒剂反热 ···························· 189

卷四 ···································· 191

知一 ···································· 191

四损不可正治 ························· 193

劳复 ···································· 195

食复·······························203

自复·······························204

感冒兼疫···························205

疟疫兼证···························205

瘟疟·······························206

疫痢兼证···························208

妇人时疫···························216

妊娠时疫···························217

小儿时疫···························227

主客交·····························228

调理法·····························230

统论疫有九传治法·················231

正名·······························235

伤寒例正误·························237

诸家瘟疫正误·····················241

华 序

《补注瘟疫论》一书，乃吾乡先正吉人洪先生之所著也。先生学问、文章为津邑之翘楚，余绪又精岐黄之术，一时指下活人不胜指屈，而寿世之心有加无已。因念瘟疫一证最难辨析，差之毫厘，谬以千里，于是取吴氏《瘟疫论》，不惮详批而细注之，使人展卷了如，可以按证用药，不至受庸医之误，诚能家置一编，即不啻日对和缓而亲炙卢扁矣。无如旧刻年深，版多残缺，道光初年，吾乡晓江叶明府慨然以为己任，苦心搜辑，刊谬补缺，惜装订不多，流传未广，经今三十余年，渐归耗散，购是书者，苦不易得。余留心物色，于今年夏幸得此版本，拟什袭而珍藏之。第念吾乡两先正俱有救世之苦心，予有何敢私为己有，且仅公诸一乡一邑乎。因详加考订，多为刷印，俾得遍传于天下，庶几先正寿世之心，于以推而弥广云尔。

咸丰甲寅七月上浣，津门华集义堂氏谨识

周 序

　　医通四时之气，辨百物之性，搜阴阳，分经络，由脉验症，因症施方。然精乎儒者，不能成一代之名医。吾友洪子，讳天锡，字吉人，尚友山人乃其别号。少勤学，日诵千言，既兴谈天，誉先生及王介山、朱西座、周月东、孙右绅诸人游学益进，其处心积虑，不屑为举子业，而惟以实行实学为急务。余忝同里备悉，洪子平生养寡嫂如母，抚诸侄如子，亲邻颠苦来告者，无钜细周恤之。无倦怠其实行也，有批点古文《庄子》《四书》《论文入门》《文诀》诸书卓卓，能寿世窗下，制艺数十篇，业经王介山先生校刊，其实学也。至于医术又复神明变通，所投辄效。先洪子兄殒于庸医伤残鹡鸰，殚精医学者数十年，医书无一不览，指下活人甚多，而于瘟疫一书尤为加意，尝云：医治瘟疫犹如走马观花，毫厘一差，即谬千里，可不慎哉。爰据吴又可《瘟疫论》原本依次详加批注，增引诸家兼抒己见。其发明前人所未发，实开导后学所未闻。是又可先生擅美于前，而洪子吉人媲美于后，均可谓不可无一，不客有二者也。以洪子吉人之实行，加以实学，又复另通医术，批郤导疑，取诸囊中即是，洵一代之伟人欤。迄今洪子殁矣，其人不可见，见是书如见其人。嗣君式斋等知是书之有益于世也，不敢私之己，谆谆索序于余，余因颜其端曰《补注瘟疫论》。

津门仝学弟莲峰周人骥作序

卷 一

原 病

病疫之由，昔以为非其时有其气，春应温而反大寒，夏应热而反大凉，秋应凉而反大热，冬应寒而反大温，得非时之气，长幼之病相似，以为疫。余论则不然。夫寒热温凉乃四时之常，因风雨阴晴稍为损益。假令秋热必多晴，春寒因多雨，较之亦天地之常事，未必多疫也。伤寒与中暑，感天地之常气；疫者，感天地之厉气。在岁运有多寡，在方隅有厚薄，在四时有盛衰。此气之来，无论老少强弱，触之者即病。邪从口鼻而入，则其所客，内不在脏腑，外不在经络，舍于夹脊之内，去表不远，附近于胃，乃表里之分界，是为半表半里，即《针经》所谓横连膜原是也。胃为十二经之海，十二经皆都会于胃，故胃气能敷布于十二经中而荣养百骸毫发之间，靡所不贯，凡邪在经为表，在胃为里。今邪在膜原者，正当经胃交关之所，故为半表半里。其热淫之气浮越于某经，即能显某经之证，如浮越于太阳，则有头项痛、腰痛如折；如浮越于阳明，则有目痛、眉棱骨痛、鼻干；如浮越于少阳，则有胁痛、耳聋、寒热、呕而口苦。大概观之，邪越太阳居多，阳明次之，少阳又其次也。

邪之所着,有天受,有传染,所感虽殊,其病则一。凡入口鼻之气,通乎天气,本气充满,邪不易入,本气适逢亏欠,呼吸之间,外邪因而乘之。昔有三人,冒雾早行,空腹者死,饮酒者病,饱食者不病,疫邪所着,又何异耶?若其年气来之厉,不论强弱,正气稍衰者触之即病,则又不拘于此矣。其感之深者,中而即发;感之浅者,邪不胜正,未能顿发,或遇饥饱、劳碌、忧思、气怒,正气被伤,邪气始得张溢,营卫运行之机乃为之大阻,吾身之阳气因而屈曲,故为热。其始也;格阳于内不及于表,故先凛凛恶寒,甚则四肢厥逆;阳气渐积,郁极而通,则厥回而中外皆热。至是但热而不恶寒者,因其阳气之通也,此际应有汗,或反无汗者,存乎邪结之轻重也,即使有汗乃肌表之汗,若外感,在经之邪,一汗而解。今邪在半表半里,表虽有汗徒损真气,邪气深伏何能得解,必俟其伏邪渐退,表气潜行于内,乃作大战,精气自内由膜原以达表,振战止而复热,此时表里相通,故大汗淋漓,衣被湿透,邪从汗解,此名战汗。当即脉静身凉,神清气爽,划然而愈。然有自汗而解者,但出表为顺,即不药亦自愈也。伏邪未退,所有之汗只得卫气渐通,热亦暂减,逾时复热,午后潮热者,至是郁甚,阳气与时消息也。自后加热而不恶寒者,阳气之积也,其恶寒或微或甚,因其人之阳气盛衰也;其发热或久或不久,或昼夜纯热,或黎明稍减,因其感邪之轻重也。疫邪与疟仿佛,但疟不传胃,惟疫乃传胃,始则皆先凛凛恶寒,继而发热,又非若伤寒发热而兼恶寒也。至于伏邪,动作方有变证,其变或从外解,或从内陷。从外解者顺,从内陷者逆。更有表里先后不同,有先表后里者,有先里后表者,有但表而不里者,有但里而不表者,有表里偏胜者,有表里分传者,有表而再表者,有里而再里者,有表里分传而又分传者。从外解者,或发斑,或战汗、狂汗、自汗、盗汗；从内陷者，胸膈痞闷，心下胀满，或腹中痛，或燥结便秘，或热结旁流，或协热下利，或呕吐、恶心、谵语、舌黄、舌黑、苔刺等证。因证而知变，因变而知治，此言其大略。详见脉证治法诸条。

尚友山人曰：葛稚川《肘后》避疫方，水飞雄黄末吹鼻孔中；或赤小豆同黏米浸水缸中，每日取饮；或贯众浸水饮之，此即以疫从口鼻而入而防之也。至谓邪在膜原亦本《内经》，《灵枢·百病始生篇》有云：留而不去，传舍于肠胃之外，膜原之间。《素问·疟论》：其间日发者，邪气横连膜原也。可见吴又可自非臆说。然其所以然之故，则未经抉发，故妙意不出，今为一阐之。盖如人之伤寒，其不直中者，以有阳气为之拒也，阳气不能拒，则直入三阴，顷刻告毙矣。惟阳气内拒而外寒又不散，所以郁阳气为热证。而传经疫邪自口鼻而入，入则干胃，胃之正气必迎而拒之，疫与相持，遂在附近于胃之膜原而伏；若胃之正气不能迎拒，则疫邪直入于脏，与中寒等。喻嘉言谓：疫证邪正混合，邪极盛，正极衰，转眼立毙。周禹载谓：疫若入脏者，必不知人而死。张路玉谓：非特温热病之有两感也，凡下元虚人染患疫疠，多有三日毙者。万密斋痘疹书谓：曾见痘疹后动止出，人饮食如常，忽然心腹绞痛而死者，还是元气怯弱，乘以疫疠之气，正不能胜，邪伏于中，外若无病，内已亏损，故一中而死，谓之中恶。历观诸说，皆指瘟疫之从口鼻而直入脏者，求其伏膜原以缓布，岂可得哉？风寒暑热湿皆有中、有伤，中重于伤也。风寒暑热湿有中，宁疫独无中乎？以直入脏者为中疫，则以伏于膜原者为伤疫可矣，此疫所以在膜原之故也。

瘟疫初起

瘟疫初起，先憎寒而后发热，日后但热而无憎寒也。初得之二三日，其脉不浮不沉而数，昼夜发热，日晡益甚，头疼身痛，其时邪在夹脊之前，肠胃之后，虽有头疼身痛，此邪热浮越于经，不可认为伤寒表证，辄用麻黄、桂枝之类强发其汗。此邪不在经，汗之徒伤表气，热亦不减；又不可下，此邪不在里，下之徒伤胃气，其渴愈甚，宜达原饮。

达原饮

槟榔二钱　厚朴一钱　草果仁五分　知母一钱　芍药一钱（柴葛解肌、大柴胡皆有此）　黄芩一钱（九味羌活汤有此，柴葛解肌、大小柴胡皆有此）　甘草五分

上，用水二盅，煎八分，午后温服。

按：槟榔能消能磨，除伏邪，为疏利之药，又除岭南瘴气；厚朴破戾气所结；草果辛烈气雄，除伏邪盘踞，三药协力直达其巢穴，使邪气溃败，速离其膜原，是以为达原也。热伤津液加知母以滋阴；热伤营气加白芍以和血。黄芩清燥热之余，甘草为和中之用，以后四味不过调和之剂，如渴与饮，非拔病之药也。

凡疫邪游溢诸经，当随经引用以助升泄，如胁痛、耳聋、寒热、呕而口苦，此邪热溢于少阳经也，本方加柴胡一钱（此即小柴胡汤之意）；如腰背项痛，此邪热溢于太阳经也，本方加羌活一钱（此即九味羌活汤之意）；如目痛、眉棱骨痛、眼眶痛、鼻干、不眠，此邪热溢于阳明经也，本方加干葛一钱（此即柴葛解肌汤之意）。证有迟速轻重不等，药有多寡缓急之分，务在临时斟酌，所定分两，大略而已，不可执滞。间有感之轻者，舌上白苔亦薄，热亦不甚而

无数脉，其不传里者，一二剂自解；稍重者，必从汗解，如不能汗，乃邪气盘踞于膜原，内外隔绝，表气不能通于内，里气不能达于外，不可强汗，或者见加发散之药便欲求汗，误用衣被壅遏，或将汤火熨蒸，甚非法也。然表里隔绝，此时无游溢之邪在经，三阳加法不必用，宜照本方可也。感之重者，舌上苔如积粉，满布无隙，服汤后不从汗解而从内陷者，舌根先黄渐至中央，邪渐入胃，此三消饮证。若脉长洪而数，大汗、多渴，此邪气适离膜原，欲表未表，此白虎汤证。如舌上纯黄色，兼之里证，为邪已入胃，此又承气汤证也。有二三日即溃而离膜原者，有半月十数日不传者，有初得之四五日，淹淹摄摄、五六日后陡然势张者。凡元气盛者，毒易传化；元气薄者，邪不易化，即不易传。设遇他病久亏，适又微疫，能感不能化，安望其传？不传则邪不去，邪不去则病不瘳，延缠日久，愈沉愈伏，多致不起，时师误认怯证，日进参芪，愈壅愈固，不死不休也。

尚友山人曰：王养吾《痧症全书》有云，痧证胀极，贵枳实、大黄、槟榔以通积滞，其所用加减圣效散，有槟榔、草豆蔻、厚朴，加于防风、苍术、柴胡、独活等之中，方下注云，此方原名圣散子，苏东坡莅杭时，民多时疫，设剂投治，全活甚众，今痧证有类者，无不见效。愚按《本草》谓槟榔治瘴疠、疟痢，注释云岭南多瘴，以槟榔代茶，故祛疟饮中有槟榔。《本草》谓：草豆蔻一名草果，治瘴疠寒疟。注释云佐常山能截疟，或与知母同用，取其一阳一阴，治寒热瘴疟。疟门清脾饮交加双解饮子皆有厚朴、草果。吴又可以瘟疫为异气，犹之痧毒瘴气也，故会通其法以治疫。且疫之初入，郁热未甚，故可用温热之药开通，况又兼以芍药、知母、黄芩之寒凉者乎，然亦须活变用之，不可执为开手一定不易之法。

传变不常

疫邪为病，有从战汗而解者；有从自汗、盗汗、狂汗而解者；有无汗竟传入胃者；有自汗淋漓，热渴反甚，终得战汗方解者；有胃气壅郁，必用下乃得战汗而解者；有表以汗解，里有余邪，不因他故，越三五日前症复发者；有发黄因下而愈者；有发黄因下而斑出者；有竟从发斑而愈者；有里证急，虽有斑非下不愈者。此虽传变不常，亦疫之常变也。有局外之变者，男子适逢淫欲，或向来下元亏虚，邪热乘虚，陷于下焦，气道不施，以致小便闭塞、小腹胀满，每至夜即发热，以导赤散、五苓、五皮之类分毫不效，得大承气一服，小便如注而愈者；或素有他病，一隅之亏，邪乘宿昔所损而传者，如失血、崩带、经水适来适断、心痛、疝气、痰火喘急，凡此皆非常变。大抵邪行如水，惟洼者受之，传变不常皆因人而使。盖因疫而发旧病，治法无论某经某病，但治其疫，而旧病自愈。

急证急攻

瘟疫发热，一二日舌上白苔如积粉，早服达原饮一剂，午前舌变黄色，随现胸膈满痛、大渴烦躁，此伏邪即溃，邪毒传胃也，前方加大黄下之；烦渴少减，热去六七，午后复加烦躁、发热，通舌变黑生刺，鼻如烟煤，此邪毒最重，复瘀到胃，急投大承气汤；傍晚大下，至夜半热退，次早鼻黑苔刺如失，此一日之间而有三变，数日之法一日行之，因其毒甚，传变亦速，用药不得不紧。设此证不服药或投缓剂，羁延二三日必死。设不死，服药亦无及矣。尝见瘟疫二三日即毙者乃其类也。

尚友山人曰：仲景阳明篇有急下之宜大承气汤三条，少阴篇亦有急下之宜大承气汤三条，一速以存津液，一速以救肾水。仲景阳明篇一条云：阳明中风，脉弦浮大而短气，腹都满，胁下及心痛，久按之气不通，鼻干，不得汗，嗜卧，一身及衍目悉黄，小便难，有潮热，时时哕，耳前后肿，刺之小差，外不解。病过十日，脉续浮者，与小柴胡汤。脉但浮，无余证者，与麻黄汤。若不尿，腹满加哕者，不治。

按：此久按之气不通，即又可一危者，在乎气塞，又即能感不能化之言也。喻嘉言曰：脉弦浮大，而气反短，连腹都满者，邪不传也；胁下及心痛，乃至久按之气不通者，邪不传也；鼻干，不得汗，嗜卧，表里俱困，乃至一身及面目悉蒸为黄者，邪不传也；小便难，有潮热，时时哕者，胃热炽盛，上下道穷，邪不传也。按邪不能传出外而汗解，不能传入大肠内而下解，留中害正，正虚邪盛，不死何待？犹痘疹之伏陷，疮之内攻也。然邪传入不能传出者，岂真邪盛，良由真元惫败，不能逐邪外出，与后药烦、药停同。愚意此之下格，单用大黄下之，恐不对症，加入人参补心逐邪为妙。

表里分传

瘟疫舌上白苔者，邪在膜原也。舌根渐黄至中央，乃邪渐入胃。设有三阳现证，用达原饮三阳加法。因有里证，复加大黄，名三消饮。三消者，消内、消外、消不内外也，此治疫之全剂，惟毒邪表里分传，膜原尚有余结者宜之。

三消饮

槟榔　草果　厚朴　白芍　甘草　知母　黄芩　大黄　葛根　羌活　柴胡

姜枣煎服。

热邪散漫

瘟疫脉长洪而数，大渴，复大汗，通身发热，宜白虎汤。

白虎汤

石膏一两　知母五钱　甘草一钱　炒米一撮

加姜煎服。

按：白虎汤辛凉发散之剂，清肃肌表气分药也。盖毒邪已溃，中结渐开，邪气方离膜原尚未出表，然内外之气已通，故多汗、脉长洪而数。白虎辛凉解散，服之或战汗，或自汗而解。若瘟疫初起，脉虽数未至洪大，其时邪气盘踞于膜原，宜达原饮，误用白虎，既无破结之能，但求清热，是犹扬汤止沸耳。若邪已入胃，非承气不愈，误用白虎，既无逐邪之能，徒以肃杀而伐胃气，反抑邪毒，致脉不行，因而细小，又认阳证得阴脉，妄言不治。医见脉微欲绝，益不敢议下，日惟杂进寒凉，以为稳当，愈投愈危，至死无悔，当此急投承气缓缓下之，六脉自复。

尚友山人曰：仲景云，伤寒脉浮，发热无汗，其表不解者，不可与白虎汤。王养吾谓：无汗者，必须柴葛升麻以解其表邪，不可见有身热，误用白虎以郁遏其热而使之不能外越也。

又曰，按《伤寒论》云：大汗出后，大烦渴不解，脉洪大者，白虎加人参汤主之。仲景所言是伤寒郁热自表传里，又可所言是瘟疫伏邪自里达表，然其为热邪散漫则一也，故皆用白虎。

内壅不汗

邪发于半表半里，一定之法也，至于传变，或出表，或入里，或表里分传。医见有表复有里，乃引经论，先解其表，乃攻其里，此大谬也。尝见以大剂麻黄连进，一毫无汗，转见烦躁者何也？盖发汗之理，由中以达表，今里气结滞，阳气不能敷布于外，即四肢未免厥逆，又安能气液蒸蒸以达表，譬如缚足之鸟乃欲飞升，其可得乎？盖鸟之将飞，其身必伏，先纵足而后扬翅，方得升举，此与战汗之义同。又如水注，闭其后窍，则前窍不能涓滴，与发汗之义同。凡见表里分传之证，务宜承气先通其里，里气一通，不待发散，多有自能得汗而解者。

尚友山人曰：仲景大柴胡汤、肘后水解散、河间防风通圣散之类，皆双治表里之法。古人于兼里证者，亦非先解其表也。按伤寒邪从表袭，故先表后里，或入里犹带表之证见，下早恐表邪陷入。瘟疫邪自里发，故表里分传，或先里后表之证见，无表邪下早何虞？又可自为瘟疫论治，与仲景伤寒不同，故訾后人妄引经论之谬，岂议仲景乎。

下后脉浮

里证下后，脉浮而微数，身微热，神思或不爽，此邪热浮于肌表，里无壅滞也，虽无汗，宜白虎汤，邪从汗解。若大下后或数下后，脉空浮而数，按之豁然如无，宜白虎汤加人参，覆杯则汗解。

下后脉浮而数，原当汗解，迁延五六日，脉证不改，仍不得汗者，以其人或自利经久，或素有他病先亏，或本病日久下迟，或反复数下，以致周身血液枯涸，故不得汗。白虎辛凉除肌表散漫之热邪，加人参以助周身之血液，于是经络润泽，元气鼓舞，腠理开发，故得汗解。

尚友山人曰，仲景太阳篇云：欲自解者，必当先烦，乃有汗而解。何以知之？脉浮故知汗出解也。闵芝庆云：此以脉浮为邪气还表，知是向安之兆，不待更用汤药，邪自外散者，散则何传焉。须知里邪不出则已，出则欲愈，非复欲传也。

又曰：仲景一条云，伤寒病，若吐若下后，七八日不解，热结在里，表里俱热，时时恶风，大渴，舌上干燥而烦，欲饮水数升者，白虎加人参汤主之。以吐下有亏津液，故显时时恶风虚象，非加入人参不可。又可之用人参即宗此旨也。余尝治热病八九日，用柴葛解之、芩连清之、硝黄下之，俱不得汗，昏愦扰乱，撮空摸床，已濒于死矣，以大剂地黄汤重加人参、麦冬，进之不一时，通身淋漓大汗，恶证退而神思清。然则，又可元气鼓舞，杯覆则汗出之说，形容得汗之至速，以见人参扶正之神妙，不亦诚然乎哉。

下后脉复沉

里证脉沉而数，下后脉浮者，当得汗解。今不得汗，后二三日脉复沉者，膜原余邪复瘀到胃也，宜更下之。更下后脉再浮者，仍当汗解，宜白虎汤。

邪气复聚

里证下后，脉不浮，烦渴减，身热退，越四五日，复发热者，此非关饮食劳复，乃膜原尚有余邪隐匿，因而复发，此必然之理。不知者每每归咎于病人，误矣。宜再下之即愈，但当少于，慎勿过剂，以邪气微也。

尚友山人曰：《内经·热论篇》：七日巨阳病衰，头痛少愈；八日阳明病衰，身热少愈；九日少阳病衰，耳聋微闻云云；至十二日大气皆去，病日已矣。可见邪之以渐而出，其复病者，自是未衰之邪张大，非传遍六经又再出而传也。马元台、闵芝庆辨之极明。又可邪气复聚之说，即以渐而出之意，煞有精义。

下后身反热

应下之证，下后当脉静身凉，今反发热者，此内结开、正气通、郁阳暴伸也，即如炉中伏火，拨开虽焰，不久自息，此与下后脉反数义同。若瘟疫发膜原，当日渐加热，胃尚无邪，误用承气更加发热，实非承气使然，乃邪气方张，分内之热也。但嫌下早之误，徒伤胃气耳。日后传胃，再当下之。又有药烦者，与此悬绝，详载本条。

尚友山人曰：下后身反热，脉反数，为疫邪外散之象。仲景《伤寒论》中早已有暗度金针处，即如太阳病二日，反燥，反熨其背一条有云：及多大便已，头卓然而痛，其人足心必热，谷气下流故也。厥阴篇云：厥阴中风，脉微浮，为欲愈。烧裈散云：阴头微肿，则验，皆邪外散义也。

下后脉反数

应下失下，口燥舌干而渴，身反热减，四肢时厥，欲得近火壅被，此阳气伏也。既下厥回，去炉减被，脉大而加数，舌上生津，不思水饮，此里邪去郁阳暴伸也，宜柴胡清燥汤去花粉、知母加葛根随其性而升泄之，此证类近白虎，但热渴既除，又非白虎所宜也。

因证数攻

瘟疫下后，二三日或一二日舌上复生苔刺，邪未尽也；再下之，苔刺虽未去，已无锋芒而软，然热渴未除，更下之，热渴减，苔刺脱。日后更复热，又生苔刺，更宜下之。余里周因之者，患疫月余，苔刺凡三换，计服大黄二十两，始得热不复作，其余脉症方退。所以凡下不以数计，有是证则投是药。医家见理不透，经历未到，中道生疑，往往遇此证反致耽搁。但其中有间日一下者，有应连下三四日者，有应连下二日间一日者；其间宽缓之施，有应用柴胡清燥汤者，有应用犀角地黄汤者，至投承气，某日应多与，某日应少与，如其不能得法，亦足以误事。此非可以言传，贵乎临时斟酌。

朱海畴者，年四十五岁，患疫，得下证，四肢不举、身卧如塑、目闭口张、舌上苔刺，问其所苦，不能答，因问其子，两三日所服何药，云进承气汤三剂，每剂投大黄两余不效，更无他策，惟待日而已，但不忍坐视，更祈一诊。余诊得脉尚有神，下证悉具，药浅病深也。先投大黄一两五钱，目有时而少动；再投，舌刺无芒，口渐开，能言；三剂，舌苔少去，神思稍爽；四日服柴胡清燥汤；五日复生芒刺，烦热又加，再下之；七日又投承气养荣汤，热少退；八日仍用大承气，肢体方能少动，计半月共服大黄十二两而愈。又数日，始进糜粥，调理两月平复。凡治千人，所遇此等不过二三而已，姑存案以备参酌。

尚有山人曰，张子和《儒门事亲》用汗吐下三法治病而深慨大证见杀于委靡者之手。费建中《救偏琐言》，重用大黄、石膏治枭毒之痘，谓识见真而胆力雄，故往往数岁之孩服大黄十余两，石膏、生地约有二斤而后得成功者，故急证非急攻、重证非重攻不可。又可此案示人以当机不可畏缩，然其间迟速轻重手法又何等慎密，以小心行其大胆，斯完全之策，非孤注之图也。即子和用汗吐下三法，未尝不曰过则能止，少则能加，一吐之中，变态无穷，自有擒纵卷舒。建中用大黄，未尝不曰如除恶必期于尽，但尽之法又当察其轻重缓急而因应之，不可执成见于我也。古人谓中工能补，上工能泻，非泻之难，而能泻之难能泻者，不犹疑亦不鲁莽，邪去而正不伤，非技之至妙，其孰与于斯，故推上工。

病愈结存

瘟疫下后，脉证俱平，腹中有块，按之则痛，自觉有所阻而膨闷，或时有升降之气往来不利，常作蛙声，此邪气已尽，其宿结尚未除也。此不可攻，攻之徒损元气，气虚益不能传送，终无补于治结，须饮食渐进，胃气稍复，津液流通，自能润下也。尝遇病愈后食粥半月，结块方下，坚黑如石。

尚有山人曰：缪仲醇治一瘟疫，大汗而解，后大便未通，病者问故，仲醇曰：昨汗如雨邪尽矣，第久病，津液未回，故大便不通，非有邪也。令日食甘蔗二三株，兼多饮麦门冬汤，不三日去燥粪六十余块而愈。张路玉曰：大病后，津枯气逆攻痛，大便不行，当归三钱、生枳壳、广皮、人参各一钱，入姜汁、白蜜，热服。若血虚至夜有热，加二地；余热不尽，并溺赤涩，加二冬，切不可用麻仁等丸。

下　隔

瘟疫愈后，脉证俱平，大便二三旬不行，时时作呕，饮食不进，虽少与汤水，呕吐愈加，此为下隔。盖下既不通，必返于上，设误认翻胃，乃与牛黄、狗宝，及误作寒气，与藿香、丁香、二陈之类，误也，宜调胃承气热服，顿下宿结及溏粪、黏胶恶物，臭不可当者，呕吐立止。所谓欲求南风须开北牖是也。呕止慎勿骤补，若少于参芪，则下焦复闭，呕吐仍作也，此与病愈结存仿佛。彼则妙在往来蛙声一证，故不呕而能食，可见毫厘之差，遂有千里之异。按二者大便俱闭，脉静身凉，一安一危者，在乎气通气塞之间而已矣。

尚有山人曰：《内经·灵枢》《难经》、仲景皆论关格病有虚实死生之异，而吐逆不食、大小便闭则同。王宇泰《证治准绳》载一案，孙尚药治奉职赵令仪女，忽吐逆、大小便不通、烦乱、四肢渐冷、无脉，凡一日半与大承气汤一剂，至夜半渐得大便通，脉渐和，翌日乃安。夫不呕能食，谷气充满，积渐自通。若呕而不食，谷气不入，愈久愈闭，明知其虚而不可骤补，又可用调胃承气而不用大小承气，深为有见。盖大小承气有枳朴以破气，虚虽不可骤补，又岂可破其气乎？硝黄只下实而不破气，况有甘草助胃气而缓硝黄，此亦不得已之法也，故较前条曰一安一危。

注意逐邪勿拘结粪

　　瘟疫可下者约三十余证，不必悉具。但见舌黄、心腹痞满，便与达原饮加大黄下之。设邪在膜原者，已有行动之机，欲离未离之际，得大黄促之而下，实为开门祛贼之法，即使未愈，邪亦不能久羁，二三日后余邪入胃，仍用小承气撤其余毒。大凡客邪贵乎早逐，乘人气血未乱，肌肉未消，津液未耗，病人不至危殆，投剂不至掣肘，愈后亦易平复，欲为万全之策者。不过，知邪之所在，早拔去病根为要耳，但要量人之虚实，度邪之轻重，察病之缓急，离膜原之多寡，然后药不空投。投药无太过不及之弊，是以仲景自大柴胡以下立三承气，多与少与自有轻重之殊，勿拘于下不厌迟之说。应下之证，见下无结粪，以为下之早，或以为不应下之证误投下药，殊不知承气本为逐邪而设，非专为结粪而设也，必俟其粪结，血液为热所搏，变证迭起，是犹养虎遗患，医之咎也。况多有溏粪失下，但蒸作极臭如败酱，或如藕泥，临死不结者，但得秽恶一去，邪毒从此而消，脉证从此而退，岂徒孜孜粪结而后行哉。假如经枯血燥之人，或老人血液衰少，多生燥结；或病后血气未复，亦多燥结，在经所谓不更衣十日，无所苦，有何妨害？是知燥结不致损人，邪毒之为勖命也。要知因邪致热，热致燥，燥致结，非燥结而致邪热也。但有病反失下，燥结为之壅闭，瘀邪郁热，益难得泄，结粪一行，气通而邪热乃泄，此又前后之不同。总之，邪为本，热为标，结粪又其标也，能早去其邪，安患燥结耶。

假令滞下本无结粪，初起质实，频数窘急者，宜芍药汤加大黄下之，此岂亦因结粪而然耶，乃为逐邪而设也，或曰得毋为积滞而设与，余曰：非也。邪气客于下焦，气血壅滞，郁而为积，若去积以为治，已成之积方去，未成之积复生，须用大黄逐去其邪，是乃断其生积之原。营卫流通，其积不治而自愈矣。更有虚痢，又非此论。

或问脉证相同，其粪有结有不结者何也？曰：原其人病至，大便当即不行，续得蕴热，益难得出，蒸而为结也。一者其人平素大便不实，虽胃家热甚，但蒸作极臭，状如黏胶，至死不结。应下之证，设引经论，初硬后必溏不可攻之句，诚为千古之弊。

大承气汤

大黄五钱　厚朴一钱　枳实一钱　芒硝三钱

水姜煎服。弱人减半，邪微者各复减半。

尚有山人曰：鹤林玉露云：周益公参大政，朱文公与刘子澄书云，如今是大承气证渠，却下四君子汤，恐无益于病尔。呜呼！以乾淳之盛，文公犹恨当国者不用大承气汤，况下于乾淳者乎？然历考往圣，如孔子相鲁而下大承气汤固是对证，大舜继尧亦不免下大承气汤，信矣？文公之为名言也。又史载元灭夏，耶律楚材独取书数部，大黄两驼而已，既而军士病疫，惟得大黄可愈，楚材用之所活万人。许叔微谓：大黄荡涤蕴热，伤寒中要药。愚谓古人行政，有所谓阳春脚者，有所谓霹雳手者，同归于生人而已。孔子之诛少正卯，大舜之除四凶，正用霹雳之猛而无害于阳春之宽，以祛邪不速，非所以安正也。孰谓医虽小道，其对证操纵之用而不同乎哉。

小承气汤

大黄五钱　厚朴一钱　枳实一钱

水姜煎服。

调胃承气汤

大黄五钱　芒硝二钱五分　甘草一钱

水姜煎服。

按：三承气汤功用仿佛，热邪传里，但上焦痞满者宜小承气汤，中有坚结者加芒硝软坚而润燥。病久失下，虽无结粪，然多粘腻极臭恶物，得芒硝则大黄有荡涤之能。设无痞满，惟存宿结而有瘀热者，调胃承气汤宜之。三承气功效俱在大黄，余皆治标之品也。不耐药汤者，或呕或畏，当为细末，蜜丸，汤下。

尚友山人曰：成无己谓：若大承气证反用小承气，则邪不服；若小承气证反用大承气，则过伤元气而腹满不能食，仲景所以分而治之。后人以三药合而为一，云通治三药之证及伤寒杂病内外一切所伤，与仲景之方甚相违戾，失轩岐缓急之旨，使病人暗受其弊，将谁咎哉。

蓄　血

大小便蓄血便血，不论伤寒时疫，盖因失下，邪热久羁，无由以泄，血为热搏，留于经络，败为紫血，溢于肠胃，瘀为黑血，便色如漆，大便反易者，因结粪得血而润下。结粪虽行，真元已败，多至危殆。其有喜妄如狂者，此胃热波及于血分。血乃心之属，血中留火，延蔓心家，宜其有是症矣，仍从胃治。

尚友山人曰，蓄血不必尽败症也。若下黑血如漆，则脏真为热耗，多至于败。仲景卫邪中于上焦条有云：血凝自下犹如豚肝。孤阳独下阴部条有云：客阳去有期，必下如汗泥而死。《内经·灵枢》云：热病汗不出，呕，下血者死。《素问》云：色见赤如衃血者死，如鸡冠者生；痢疾下纯血者死，色如猪肝者半死半生。夫衃血，猪肝脏败之色也，污泥又其甚者，万一之援，大剂人参（每服人参、生甘草各数钱），绳绳不断，加以生血凉血之味乎。

　　发黄一证，胃实失下，表里壅闭，郁而为黄，热更不泄，搏血为瘀。凡热，经气不郁不致发黄，热不干血分不致蓄血，同受其邪，故发黄而兼蓄血，非蓄血而致发黄也。但蓄血一行，热随血泄，黄因随减。尝见发黄者原无瘀血，有瘀血者原不发黄，所以发黄当咎在经郁热，若专治瘀血误也。胃移热于下焦气分，小便不利，热结膀胱也；移热于下焦血分，膀胱蓄血也。小腹硬满，疑其小便不利，今小便自利者，责之蓄血也。小便不利，亦有蓄血者，非小便自利便为蓄血也。胃实失下至夜发热者，热留血分，更加失下，必致瘀血。初则昼夜发热，日晡益甚，既投承气，昼日热减，至夜独热者，瘀血未行也，宜桃仁承气汤。服汤后热除为愈，或热时前后缩短，再服再短，蓄血尽而热亦尽，大势已去，亡血过多，余焰尚存者，宜犀角地黄汤调之。至夜发热，亦有瘅虐，有热入血室，皆非蓄血，并未可下，宜审。

桃仁承气汤

　　大黄四钱　芒硝二钱　桃仁十八粒　当归二钱　芍药二钱　丹皮二钱

　　照常煎服。

犀角地黄汤

　　生地黄一两　白芍三钱　丹皮二钱　犀角二钱镑碎

　　上，先将地黄温水润透，铜刀切片，石臼内捣烂，再加水调糊绞汁听用。其滓入药同煎，药成去滓，入前汁合服。

按：伤寒太阳病不解，从经传腑，热结膀胱，其人如狂，血自下者愈，血结不行者，宜抵当汤。今瘟疫初无表证，而惟胃实，故肠胃蓄血多，膀胱蓄血少，然抵当汤行瘀逐蓄之最者，无分前后二便，并可取用。然蓄血结甚者，在桃仁力所不及，宜抵当汤。盖非大毒猛厉之剂，不足以抵当，故名之。然抵当证所遇亦少，存此以备万一之用。

抵当汤

大黄五钱　虻虫二十枚炙干研碎　桃仁五钱研如泥　水蛭五分炙干为末

照常煎服。

尚友山人曰：《医方集解》谓：水蛭、虻虫二药险峻，世人罕用，故更制代抵当丸。

代抵当丸

大黄四两　生地　归尾　桃仁　穿山甲　元明粉各一两　桂心三钱

蜜丸。

桃仁、归尾、生地润以通之，桂心热以动之，大黄、元明粉苦寒咸寒以推荡之，加穿山甲引之，以达于瘀所也。

陈素中曰：但少腹急结，此蓄血之轻者也，宜桃仁承气汤以利之；如小腹硬满，或如狂，或喜忘，此蓄血之重者也，宜代抵当丸以下之，治蓄血之证又分上下焉。《保命集》分三焦蓄血，上焦胸中手不可近，宜犀角地黄汤，一方加大黄；中脘手不可近，宜桃仁承气汤；小腹手不可近，宜代抵当丸。服桃仁承气汤及代抵当丸、失笑散，瘀血未尽，腹痛不止，桃仁承气加桂附温以散之；虚人以桃仁承气加人参补而逐之；若其人羸弱者，人参可加至三五钱。

戴同父治一人，元气素虚，胃口有蓄血，每食椒姜热汤则呃一二声，以人参、生白术各一两切片，用䗪虫醉死绞浆，制为末，入干漆灰七分，以米饮丸弹子大，早暮陈酒细嚼一丸，终剂而愈。

李士材治一人，蓄血如狂，少腹结痛，六脉芤而左关尺独弦，且其人素有羸证，以桃核承气加人参三钱而安。

喻嘉言治一人，伤寒后两胁偻废，痛如刀刺，用桃核承气加熟附子、肉桂而愈。

发黄疸是腑病非经病也

疫邪传里，遗热下焦，小便不利，邪无输泄，经气郁滞，其传为疸，身目如金者，宜茵陈汤。

茵陈汤

茵陈一钱　山栀二钱　大黄五钱

水姜煎服。

按：茵陈为治疸退黄之专药，今以病证较之，黄因小便不利，故用山栀除小肠屈曲之火，瘀热既除，小便自利，当以发黄为标，小便不利为本。及论小便不利，病原不在膀胱，乃系胃家移热，又当以小便不利为标，胃实为本，是以大黄为专功，山栀次之，茵陈又其次也。设去大黄而服山栀、茵陈，是忘本治标，鲜有效矣；或用茵陈五苓，不惟不能退黄，小便间亦难利。

旧论发黄有从湿热，有从阴寒者，是亦妄生枝节，学者未免有多岐之惑矣。夫伤寒时疫，既以传里皆热病也，爍万物者莫过于火，是知大热之际燥必随之，又何暇生寒、生湿？譬若冰炭，岂容共处耶。既无其证，徒有其方，智者所不信。古方有三承气证，便于三承气加茵陈、山栀，当随证施治，方为尽善。

许叔微治一舟子，伤寒发黄、鼻内酸痛、身目如金、小便涩而大便如常，或欲用茵陈蒿汤。许曰：大便如常，则知病不在脏腑，眼疼鼻酸痛，此病在清道，若用大黄必腹胀为逆，以瓜蒂散含水搐鼻中，黄水尽乃愈。刘方舟曰：按旧论发黄有从湿热有从阴寒者，阴病发黄确有其证，未可尽从热治，何得？云：妄湿热发黄尤为最多，大约如合曲相似。饮入于胃，胃气薰蒸则成淫热，湿热外蒸，透入肌腠，遂成黄病，燥火焉有发黄之理，此言为吴君白圭之玷。

尚友山人曰：仲景有湿家为病，身色如似熏黄，寒湿在里，身目为黄，以为不可下之文，此湿胜之黄，色晦而便溏也，宜五苓散加茵陈，或更加附子、干姜。仲景有阳明病，瘀热在里，身黄如橘子色，小便不利，腹微满，茵陈蒿汤主之之文，此热胜之黄，色明而便燥也。又可为瘟疫立论，只有热而无湿，更何言寒？然瘟疫之外，其为寒湿发黄者自有，何可以为妄乎？然驳之者谓，燥火焉有发黄之理，则亦未解其中妙义。彼知黄土色也，土郁则黄而不离乎湿，燥湿相反何能为黄？不知燥火内入，必蒸胃府，虽所蒸者水谷津液发现于外，亦是湿类，然终不可以湿言耳。

邪在胸膈

瘟疫胸膈满闷、心烦喜呕、欲吐不吐、虽吐而不得大吐、腹不满、欲饮不能饮、欲食不能食，此疫邪留于胸膈，宜瓜蒂散吐之。

瓜蒂散

甜瓜蒂一钱　赤小豆二钱研碎　生山栀仁二钱

上，用水二盅，煎一盅，后入赤豆，煎至八分，先服四分，一时后不吐再服尽。吐之未尽，烦满尚存者，再煎服。如无瓜蒂以淡豆豉二钱代之。

尚友山人曰：《内经》谓，其高者，因而越之。又谓，在上者，涌之。"因而"二字妙。胸中去表未远，吐则顺势利导，行所无事。邪在上焦而下，邪在中下二焦而吐，则逆其性矣。然吐法兼汗，张子和云：诸汗法，古方多有之，惟以吐发汗者，世罕知之。朱丹溪云：吐中就有发散之义。

又曰：瓜蒂散、栀子豉汤皆仲景吐剂也，然亦有辨未经汗下而邪郁胸中为痞满，则宜瓜蒂；已经汗吐下而邪客胸中为虚烦，则宜栀豉。今又可加栀子于瓜蒂散中，又谓如无瓜蒂以淡豆豉代用。盖仲景是论伤寒从肌表而入胸膈，未及郁热，故瓜蒂中无所需于栀子；又可是论瘟疫离膜原而留胸膈，已为郁热，故瓜蒂中非有栀子不可。通变仲景之方，正为善用仲景之法，而深为仲景之意者矣。

辨明伤寒时疫

或曰：子言伤寒与时疫有霄壤之隔，今用三承气及桃仁承气、抵当、茵陈诸汤，皆伤寒方也。既用其方，必同其症，子何言之异也？曰：夫伤寒必有感冒之因，或单衣风露、或强力入水、或临风脱衣、或当檐出浴，当觉肌肉粟起，既而四肢拘急、恶风恶寒，然后头疼身痛、发热恶寒、脉浮而数。脉紧无汗为伤寒，脉缓有汗为伤风。若时疫初起，原无感冒之因，忽觉凛凛，以后但热而不恶寒。然亦有所触因而发者，或饥饱劳碌，或焦思气郁，皆能触动其邪，是促其发也。不因所触无故自发者居多，促而发者十中之一二耳，且伤寒投剂一汗而解，时疫发散虽汗不解；伤寒不传染于人，时疫能传染于人；伤寒之邪自毫窍而入，时疫之邪自口鼻而入；伤寒感而即发，时疫感久而后发；伤寒汗解在前，时疫汗解在后；伤寒投剂可使立汗，时疫汗解，俟其内溃，汗出自然，不可以期，伤寒解以发汗，时疫解以战汗；伤寒发斑为病笃；时疫发斑则病衰；伤寒感邪在经，以经传经，时疫感邪在内，内溢于经，经不自传；伤寒感发甚暴，时疫多有淹缠二三日，或渐加重，或淹缠五六日忽然加重；伤寒初起以发表为先，时疫初起以疏利为主。种种不同，其所同者，伤寒时疫皆能传胃，至是同归于一，故用承气辈导邪而出。要之伤寒时疫，始异而终同也。夫伤寒之邪自肌表一径传里，如浮云之过太虚，原无根蒂，惟其传法始终有进而无退，故下后皆能脱然而愈。若时疫之邪始则匿于膜原，根深蒂固，发时与荣卫交并，客邪经由之处，荣卫未有不被其所伤者，因其伤，故名曰溃。然不溃则不能传，不传邪不能出，邪不出而疾不瘳。然时疫下后多有未能顿解者，何耶？盖疫邪每有表里分传者，因有一半向外传，则邪留于肌肉，一半向内传，则邪留于胃家。邪留于胃，故里气结滞，里气结，表气因而不通，于是肌肉之邪不能即达于肌表，下后里气一通，表气亦顺向者，郁于肌肉之邪方能尽发于肌表，或斑或汗，然后脱然而愈。伤寒下后无有此法，虽曰终同，及细较之，而终又有不同者。

或曰伤寒感天地之正气，时疫感天地之戾气，气既不同，俱用承气，又何药之相同也？曰：风寒疫邪与吾身之真气势不两立，一有所着，气壅火积，气也、火也、邪也，三者混一，与之俱化，失其本然之面目，至是均为之邪矣，但以驱逐为功，何论邪之同异也。

假如初得伤寒为阴邪，主闭藏而无汗，伤风为阳邪，主开发而多汗，始有桂枝、麻黄之分。原其感而未化也，传至少阳并用柴胡，传至胃家并用承气，至是亦无复有风寒之分矣。推而广之，是知疫邪传胃，治法无异也。

尚友山人曰：《肘后》水解散方后注云：盖天行瘟疫，郁热自内达表，与伤寒由表传里者不同，故虽一二日之浅，可以汗下兼行，不必同于伤寒之治法也。王安道"伤寒温病热病说"云：有病因、有病名、有病形，辨其因、正其名、察其形，三者俱当，始可以言治矣。一或未明而曰不误于人，吾未之信也。且如伤寒，此以病因而为病名者也，温病热病，此以天时与病形而为病名者也，由三者皆起于感寒，或者通以伤寒称之。夫通称伤寒者，原其因之同耳，至于用药则不可一例而施也，何也？夫伤寒盖感于霜降后、春分前，然不即发，郁热而发于春夏者也。伤寒即发于天令寒冷之时，而寒邪在表闭其腠理，故非辛甘温之剂不足以散之，此仲景桂枝麻黄等汤之所以必用也。温病热病后发于天令暄热之时，怫热自内而达于外，郁其腠理，无寒在表，故非辛凉或苦寒或酸苦之剂不足以解之，此仲景桂枝麻黄等汤独治外者之所以不可用，而后人所处双解散、大黄汤、千金汤、防风通圣散之类兼治内外者之所以可用也。夫即病之伤寒有恶风恶寒之证者，风寒在表而表气受伤故也。后发之温病热病有恶风恶寒之证者，重有风寒新中，而表气亦受伤故也。若无新中之风寒，则无恶风恶寒之证。故仲景曰：太阳病，发热而渴，不恶寒者，为温病。温病如此，则知热病亦如此，是则不渴而恶寒者，非温热病矣。然或有不因新中风寒亦见恶风恶寒之证者，盖病人表气本虚，热达于表，又重伤表气，故不禁风寒，非伤风恶风、伤寒恶寒也。但卫虚则恶风，荣虚则恶寒耳。且温病热病亦有先见表证而后传里者，盖怫热自内达外，热郁腠理不得外泄，遂复还里而成可攻之证，非如伤寒从表而里也，或者不悟此理，乃于春夏温病热病而求浮紧之脉，不亦疏乎。殊不知紧为寒脉，有寒邪则见之，无寒邪则不见也。其温病热病，或见脉紧者，乃重感不正之暴寒与内伤过度之冷食也，岂其本然哉。又或者不识脉形，但见弦，便呼为紧、断为寒而妄治。盖脉之盛而有力者每每兼弦，岂可错认为紧而断为寒。夫温病热病之脉，多在肌肉之分而不甚浮，且右手反盛于左手者，诚由怫郁在内故也，其或左手盛、或浮者，必有重感之风寒，否则非温病热病，自是暴感风寒之病耳。凡温病热病，若无重感，表证虽间见，而里病为多，故少有不渴者，斯时也，法当治里热为主，而解表兼之，亦有治里而表自解者。余每见世人治温热病，虽误攻其里亦无大害，误发其表变不可言，此足以明其热之自内达外矣。其间有误攻里而致大害者，乃春夏暴寒，所中之疫证邪纯在表，未入于里故也，不可与温病热病同论。夫惟世以温病热病混称伤寒，故每执寒字以求浮紧之脉、以用温热之药，若此者，因名乱实而戕人之生，名其可不正乎。又方书多言四时伤寒，故以春夏之温病热病与秋冬之伤寒一类视之而无所别。夫秋冬之伤寒，真伤寒也；春夏之伤寒，寒疫也，与温病热病自是两途，岂可同治吁，此弊之来，非一日矣。历考方书，并无救弊之论，每每雷同，良可痛哉。虽然伤寒与温病热病其攻里之法若果是以寒除热，固不必求异，其发表之法，断不可不异也。况伤寒之直伤阴经与太阳，虽伤，不及郁热，即传阴经为寒证而当温者，又与温病热病大不同，其可妄治乎？或者知一不知二，故谓仲景发表药今不可用，而攻里之药乃可用。呜呼！其可用不可用之理果何在哉？若能辨其因、正其名、察其形，治法其有不当者乎？彼时行不正之气所作及重感异气而变者，则又当观其何时何气，参酌伤寒温热之法，损益而治之，尤不可例以仲景即病伤寒药通治也。陈素中云：伤寒与温病热病病证悬殊，治法大是不同，投剂一差，死生立判，凶厉大病，生死人在数日间者尽是，温热病而发于冬月之正伤寒者，百无一二。祖长沙以发明伤寒者，何啻汗牛充栋，俱将伤寒与温热病混同立论，以致治法混乱，茫无分别，惟王安道直穷奥妙，著有"温病热病说与伤寒立法考"，令温热病与伤寒较若列眉，宵行置途忽遇灯炬，何幸如之。愚谓安道谓郁热自里达表，起于冬时所受；又可谓自口鼻而入，伏于膜原。安道谓自内达外，热郁腠理，不得外泄，遂复还里，而成可攻之证；又可谓疫邪每有表里分传者，因有一半向外传，则邪留于肌表，一半向内传，则邪留于胃府，此其立论之不同者。至谓不可以伤寒法治，则其意同也。祛邪之方除达原饮外，其三阳经汗法，用承气汤下法，亦无不同。然其谓瘟疫自口鼻而入，则古人普济消毒饮、荆防败毒散、人中黄丸等类亦必取用而集中，无之勿惑乎。喻嘉言议其究竟所指之疫，仍为伤温热之正病也。虽然其表里分传之说至为批，却导窾起古贤于今日能易之哉。愿融会二先生之意旨而得之于心，以神运用耳。

发斑战汗合论

凡疫邪留于气分，解以战汗；留于血分，解以发斑。气属阳而轻清，血属阴而重浊，是以邪在气分则易疏透，邪在血分恒多胶滞，故阳主速而阴主迟，所以从战汗者，可使顿解；从发斑者，当图渐愈。

战　汗

疫邪先传表后传里，忽得战汗，经气输泄，当即脉静身凉，烦渴顿除，三五日后阳气渐积，不待饮食劳碌，或有反复者，盖表邪已解，里邪未去，才觉发热，下之即解。

疫邪表里分传，里气壅闭，非汗下不可。汗下之未尽，日后复热，当复下复汗。瘟疫下后，烦渴减，腹满去，或思食而知味，里气和也。身热未除，脉近浮，此邪气拂郁于经，表未解也，当得汗解。如未得汗，以柴胡清燥汤和之；复不得汗者，从渐解也，不可苛求其汗。应下失下，气消血耗，既下，欲作战汗，但战而不汗者危，以中气亏微，但能降陷不能升发也。次日当期复战，厥回汗出者生；厥不回汗不出者死，以正气脱，不胜其邪也。战而厥回无汗者，真阳尚在，表气枯涸也，可使渐愈。凡战而不复忽痉者，必死。痉者，身如尸、牙关紧、目上视。凡战不可扰动，但可温覆。扰动则战而中止，次日当期复战。战汗后复下后，越二三日反腹痛不止者，欲作滞下也，无论已见积未见积，宜芍药汤。

芍药汤

白芍药一钱　当归一钱　槟榔二钱　厚朴一钱　甘草七分

水姜煎服。里急后重加大黄三钱，红积倍芍药，白积倍槟榔，煎服。

尚友山人曰：仲景谓蒸蒸而振，却发热汗出而解，振即作战之意。其辨脉篇云：问曰，病有战而汗出因得解者，何也？答曰：脉浮而紧，按之反芤，此为本虚，故当战而汗出也。其人本虚，是以发战，以脉浮，故当汗出而解也。问曰：病有不战而汗出解者，何也？答曰：脉大而浮数，故知不战汗出而解也。此即前条下半段所谓若脉浮而数，按之不芤，此人本不虚，若欲自解，但汗出耳，不发战也。问曰：病有不战不汗出而解者，何也？答曰：其脉自微，此以曾经发汗、若吐、若下、若亡血，以内无津液，此阴阳自和必自愈，故不战不汗出而解也。余按仲景不战而汗出一条，即又可所谓自汗盗汗也。不战不汗出而解一条，即又可所谓不可苛求其汗也。至发战汗出谓之虚者，以邪不伏而听命，犹敢与正争也。然幸其战而能汗，是正虽虚而不甚，终有以制服邪气逐之外出。凡战必凛凛恶寒、手足厥冷、甚或脉伏者，阳极似阴，郁极将通之兆也。夫肾与胃气不衰必不至不得汗，《内经·评热病论》：汗生于谷，谷生于精。邪气交争于骨肉而得汗，精胜邪却之妙，旨正如此。第仲景未言战而不汗出者，而又可言之夫战而汗出者，且谓之虚，则战而不汗出且或厥不回者，其为虚更何疑乎？此固仲景言不尽意而跃然于人心目间也。又可其善读书者哉。然应下失下，不必人人皆气消血耗也，其未至此者，下之自能战汗，已至此者，则不能。若逆，确知其不能，何如于未下前用黄龙汤补泻兼施之为得乎。且战而不汗，既知为中气亏微不能升发，何不即用补以托汗，而必俟其次日当期复战，以侥幸于不可知耶。又即厥回无汗，既知表气枯涸，与夫次日或不复战，亦为虚象，何不用滋阴益阳以速愈之，视夫勿药使渐愈者，孰为胜也。况厥而忽痉，真阳亦亡，更当急用回阳以为救。张路玉所谓正虚不能胜邪，遂成寒逆，理中汤、附子汤、四逆加人参汤，乃又可只言危、只言死，而总不出方，凡此皆予之不能无疑于心者。夫有气虚、阳虚不能作汗，血虚、阴虚不能致汗，前人论之详矣。李东垣补中益气汤，原为外感中有气虚一种而设，东垣云：服补中益气汤一二剂，得微汗则已，非正发汗，乃阴阳气和，自然汗出也。陶节庵再造散云：服发汗药一二剂，汗不出者，为阳虚不能作汗，庸医不识，遂以麻黄重药劫取其汗，误人死者多矣。李士材云：屡散而汗不解，阴气不能达也。人知汗属于阳，升阳可以解表，不知汗生于阴，补阴可以发汗也。评赵养葵用六味地黄汤方治温病者云：败证得此，真有神功。张景岳云：邪正之争于外者，则为战，战其愈者也；邪正之争于内者，则为栗，栗其甚者也。余尝治一衰翁，年逾七旬，陡患伤寒，初起即用温补调理至十日之外，正气将复，忽而作战，自旦至辰不能得汗，寒栗危甚，告急于余。余用六味回阳饮入人参一两、姜附各三钱，使之煎服，下咽少顷，即大汗如浴，时将及午而复浸汗不收，身冷如脱，鼻息无几，复以告余，余令以前药复煎与之。告者曰：先服此药已大汗不堪，今又服此，尚堪再汗乎？余笑谓曰：此中有神，非尔所知也（余谓前药中去生姜，少用附子，重加黄芪，则更精矣。盖前未得汗故用生姜，此大汗不止故去生姜也）。急令再进，随汗收神复，不旬日而起矣。呜呼！发汗用此而收汗亦用此，无怪乎人之疑之也，而不知汗之出与汗之收皆元气为之枢机耳（《本草》谓黄芪有汗能止，无汗能发，黄芪如此，人参之大力更可知，则凡熟地、白术之益气血者无不可知）。故余记此，欲人知阖辟之权，不在乎能放能收，而在乎所以主之者。

又曰：张路玉云，温病发战，凉膈承气加姜枣下之，必大汗而解。此战而不汗，以正气欲复而里邪填实，必通里乃能达表。盖在未下之前先有里证，言属实，与又可在既下之后已无里证，属虚者不同。又《金匮》云：痉为病，胸满口噤、卧不着席、脚挛急、必齘齿，可与大承气汤。亦在未下之前属实热，与又可在既下之后属虚寒者不同。又《灵枢·热病》云：热而痉者死，腰折瘛疭，齿噤齘也。此热极而虚甚，与又可所言虚寒而脱者虽同为死候，其义亦微异也。

自 汗

自汗者，不因发散自然汗出也。伏邪中溃，气通得汗，邪欲去也。若脉长洪而数，身热大渴，宜白虎汤，得战汗方解。若里证下后续得自汗，虽二三日不止，甚则四五日不止，身微热，热甚则汗甚，热微汗亦微，此属实，乃表有留邪也，邪尽汗止，汗不止者，宜柴胡汤以佐之，表解则汗止。设有三阳经证，当用三阳随经加减法，与胁热下利投承气同义。表里虽殊，其理则一。若误认为表虚自汗，辄用黄芪实表及止汗之剂，则误矣。有里证，时当盛暑多作自汗，宜下之，白虎证自汗详见前。若面无神色，唇口刮白，表里无阳证，喜热饮，稍冷则畏，脉微欲绝，忽得自汗，淡而无味者，为虚脱，夜发则昼死，昼发则夜亡，急当峻补，补不及者死。大病愈后数日，每饮食及惊动即汗，此表里虚怯，宜人参养荣汤倍黄芪。

尚友山人曰：《素问·热论篇》云，凡病伤寒而成温者，先夏至日为病温，后夏至日为病暑，暑当与汗皆出，勿止。按瘟疫在夏至之后，故谓之暑，非暑病也。伏匿之邪与汗共并而出，故不可止之。刘河间作暑与其汗皆出，只言邪热随汗皆出尽而止也，按此即自汗之义。

又曰：仲景云，阳明病，身热，汗自出，不恶寒反恶热也。又云：阳明病，发热汗多者，急下之，宜大承气汤。此亦言自汗也。但又可是论瘟疫在既下之后邪散于外，为欲解；仲景是论伤寒在未下之前热归于内，为甚炽。病之表里既异，缓急亦殊，故用药不同。

郑在莘曰：按表里无阳证，喜热畏冷，脉微欲绝，汗出不咸，此亡阳也，但云峻补，不及方法，未免阙略，宗仲景法，宜附子汤。

若误汗亡阳，准误用大青龙汤法，以真武汤救逆也。

附子汤

附子君　白术君　茯苓臣　芍药臣　人参臣

盗　汗

里证下后，续得盗汗者，表有微邪也。若邪甚竟作自汗，伏邪中溃则作战汗矣。凡人目张则卫气行于阳，目瞑则卫气行于阴。行阳谓升发于表，行阴谓敛降于内。行于阴不能卫护其表，毫窍空疏，微邪乘间而出，邪尽而盗汗自止，设不止者，宜柴胡汤以佐之。

时疫愈后，脉静身凉，数日后反得盗汗及自汗者，此属表虚，宜黄芪汤。

柴胡汤

柴胡三钱　黄芩一钱　陈皮一钱　甘草一钱　生姜一钱　大枣二枚

古方用人参、半夏，今表里实故不用人参，无呕吐不加半夏。

黄芪汤

黄芪三钱　五味子五分　当归一钱　白术一钱　甘草五分

照常煎服。如汗未止，加麻黄净根一钱五分，无有不止者。然属实者常多，属虚者常少。邪气盛为实，正气夺为虚。虚实之分在乎有热无热，有热为实，无热为虚，若颠倒误用，未免实实虚虚之祸，临证当慎。

尚友山人曰：仲景太阳篇云，头痛，发热，微盗汗出，而反恶寒者，表未解也。阳明篇云：阳明病，脉浮而紧者，必潮热，发作有时；但浮，必盗汗出。又云：三阳合病，脉浮大，上关上，但欲眠睡，目合则汗。此仲景之论盗汗，亦主邪在半表半里。但仲景是论伤寒由外入内，在未下之前；又可是论瘟疫由内出外，在既下之后，然其当主小柴胡汤则一也。

陶节庵曰：盗汗者，睡中则出，而醒则止，缘邪在半表半里，专主小柴胡汤为当。

张路玉曰：杂病盗汗，责于阴虚血热；伤寒盗汗，责在半表半里。又曰：温病热病得汗后，大热除而盗汗出，及时疫下后，盗汗不止，身有微热，俱宜小柴胡去参半加橘皮。

狂　汗

狂汗者，伏邪中溃，欲作汗解，因其人禀赋充盛，阳气冲击，不能顿开，故忽然坐卧不安，且狂且躁，少顷大汗淋漓，狂躁顿止，脉静身凉，霍然而愈。

尚友山人曰：仲景云，病六七日，手足三部脉皆至大，烦而口噤，不能言，其人躁扰者，必欲解也。夫曰大烦、曰躁扰，即狂意也。至阳明篇谓：其人骨节疼，翕翕如有热状，奄然发狂，濈然汗出而解。则明云狂汗矣。

发　斑

邪留血分，里气壅闭，非下不能发斑，斑出为毒邪外解。下后斑渐出，更不可大下，设有下证，少与承气缓缓下之。若复大下，中气不振，斑毒内陷则危，宜托里举斑。

托里举斑汤

白芍药　当归各一钱　升麻五分　白芷七分　柴胡七分　穿山甲一钱炙黄

为粗末

水姜煎服。下后斑渐出，复大下，斑毒复隐，反加循衣摸床、撮空理线、脉渐微者危（疹毒陷入于脏，脏败症见了）。本方加人参一钱，补不及者死。若未下而先发斑者，设有下证，少与承气，须从缓下。

尚友山人曰，此言发斑兼瘾疹在内，或谓斑疹之证。唐宋以前未尝言之，然《素问》有云：少阴所至为疡疹。《灵枢》有云：胃足阳明，是主血，所生病者，狂、疟、温、淫、汗出、鼽、衄、口喎、唇疹。此非《内经》之言斑疹乎？《伤寒论》云：小人触冒必婴暴疹，须知毒烈之气留在何经而发何病。又云：风气相搏，必成瘾疹，身体为痒。《金匮要略》云：阳毒为病，面赤斑斑如锦纹。此非仲景之言斑疹乎？至《中藏经》云：热毒未入于胃而下之，胃虚，热入烂胃。又热已入胃，不以时下之，热不得泄，亦胃烂，其斑如鸡头大，微隐起，喜着两胁。则又华元化之言斑疹也。是斑疹之证已见于唐宋以前，而后来特发挥尽致耳。

又曰：伤寒郁热，自表传里，至于发斑，则深入胃府，现于肌肉，故色红者吉，色紫者凶，色黑者死。瘟疫郁热，自里达表，其为发斑，乃已离膜原，出于皮肤，故虽色紫不为凶征，此病笃病衰之别也。又可因其欲解，故诸治不备，第列误下后举斑一汤。然既论斑疹，不可不备诸治也。

又曰：虞天民案，一人自三月病至九月，医皆用虚劳药，病益甚。虞作湿郁处治，用平胃散倍苍术加半夏、木通、防风、羌活等，黄昏至一更连服二帖，至半夜遍身发红丹如瘾疹，片时随没而大汗出，病寻愈。

王宇泰《准绳》案，一人得白虎历节风证，不能履地者三年，梦与木通汤愈，遂以木通二两长流水煎汁顿服，一时许，遍身痒甚，上体发红丹如小豆大粒，随手没去，出汗至腰而止，上体不痛矣。次日又如前煎服，下体又发红丹，方出汗至足底，遍身舒畅，无病矣。秦皇士谓：夏秋间痢，内伏暑热，外被风寒雨湿，用升阳散火汤、败毒散，有汗大出而愈者，有发紫斑而愈者。因天灾流行，皆系毛窍口鼻从外感入之表邪，必要仍从毛窍肌表而出。按此非瘟疫病而发斑，为外解，与又可病衰之说同也，故引之。

又曰：吴绶谓，凡斑既出，须得脉洪数有力，身温足暖者易治；若脉沉小足冷，元气弱者，多难治。按此即阳病见阴脉之义。然虞天民《医学正传》一条云：脉阳浮而数，阴实而大。下注：火盛于表，故阳脉浮数；下焦实热，故阴脉实而大。随即紧接一条云：脉多沉伏，或细而散，或绝无。下注滑伯仁曰：脉者，血之波澜，故发斑者血散于肌肤，故脉伏。吕沧州医案云：一人伤寒十日余，身热而人静，两手脉尽伏，俚医以为死证，弗与药。吕诊之三部脉举按皆无，舌苔滑，两颧赤如火，语言不乱，因告知曰：此子必大发赤斑，周身如锦纹。夫脉血之波澜也，今血为邪热所搏，淖而为斑，外见于皮肤，呼吸之气无形可依，犹沟渠之水，虽有风不能成波澜，斑消则脉出矣。及揭其衾而赤斑烂然，与白虎加人参汤化其斑，脉乃复常，继投承气下之而愈。发斑无脉，长沙未言，今以意消息之耳。

又一案云：一人伤寒旬日，邪入于阳明，俚医以津液外出为脉虚自汗，进元武汤实之，遂至神昏如熟睡。吕切其脉皆伏不见，而肌热灼指，语之曰：此必荣血致斑而脉伏，非阳病见阴脉比也，见斑则应候，否则蓄血耳（此则血结而脉不出，与血散于皮肤者又别），乃去其衾裯视其隐处及小腹，果见赤斑，脐下石坚且拒痛，为作化斑汤半剂，继进韩氏生地黄汤逐其血，是夕下黑矢若干枚，即斑消脉出，复三日腹痛，遂用桃仁承气攻之，所下如前乃愈。按此皆非阳病见阴脉之比，二者疑似混淆，全要兼他症之得失，与神气之衰旺辨之。又曰，又可谓斑毒内陷，宜托里举斑，脉渐微者加人参一钱，补不及者死。此误下以致中气不振，斑毒复陷，非用人参何能使之复出。然既知补不及者死，则人参自应多用，岂可限定一钱乎？若未经误下而其人本来中气不振，不能逐疹外出者，亦非用人参不可。吴绶云：脉微弱，元气虚者，必先以三白汤倍加人参以助真气。愚按曰：必先者，此后尚服发散药也。古方发散药中用人参者不少，如小柴胡汤、普济消毒散、荆防败毒散、清热解毒汤、人中黄丸之类，而喻嘉言之论亦不可不知也，附录之。

喻嘉言曰：伤寒病有宜用人参入药者，其辨不可不明。盖人受外感之邪，必先发汗以驱之，其发汗时惟元气大旺者，外邪始乘药势而出，若元气素弱之人，药虽外行，气从中馁，轻者半出不出，留连为困重者，随元气缩入，发热无休，去生远矣。所以，虚弱之体必用人参三五七分入表药中，少助元气以为驱邪之主，使邪气得药一涌而出，全非补养虚弱之意也。即和解药中有人参之大力者居间，外邪遇正自不争而退舍。设无大力者当之，而邪气足以胜正气，其猛悍纵恣，安肯听命和解耶，故和解中之用人参不过藉之以得其平，亦非偏补一边之意也，而不知者方谓伤寒无补法，邪得补弥炽，断不敢用。岂但伤寒一证，即痘疹初发不敢用，疟痢初发不敢用，中风、中痰、中寒、中暑及痈疽、产后初时概不敢用，而虚人之遇重病，一切可生之机悉置之不理矣。古今诸方，表汗用五积散、参苏饮、败毒散，和解用小柴胡汤、白虎汤、竹叶石膏汤等方皆用人参，皆藉人参之力领出在内之邪，不使久留，乃得速愈为快，奈何世俗不察耶。独不见感入体虚之人，大热呻吟，数日间烁尽津液，身如枯柴，初非不汗之，汗之热不退，后非不和之、下之，和之、下之热亦不退，医者技穷，委身而去，不思《内经》所言汗出不为汗衰者死；三下而不应者死。正谓病人元气已离而药不应手耳。况乎古今时势不同，膏粱藜藿异体。李东垣治内伤兼外感者，用补中益气加表药一二味，热服而散外邪，有功千古，姑置不论，只论伤寒专科，从仲景以至于今，明贤方书充栋，无不用人参在内，何为今日医家单单除去人参不用，以阿谀求容，全失一脉相传宗旨，其治体虚病感之人百无一活矣，阎君对簿日知之悔无及矣。乃市井不知，医者又交口劝病人不宜服参，目睹男女亲族死亡曾不悟，旁操鄙见害之也。谨剖心沥血相告，且誓之曰：今后有以发表和中药内不宜用人参之言误人者，死入犁耕地狱。盖不当用参而用之杀人者皆是与黄芪、白术、当归、干姜、肉桂、大附子等药同行温补之误所致，不与羌、独、柴、前、芎、桔、芷、芩、膏、半等药同行汗、和之法所致也。汗、和药中兼用人参，从古至今不曾伤人性命，安得视为砒鸩刀刃，固执不用耶？最可恨者，于百种药中独归罪人参君主之药，世道人心日趋于疾视长上，其酝酿皆始于此。昌安敢与乱同事而不一亟辨之乎？嘉靖巳未五六七月间，江南淮北在处患时行瘟热病，沿门阖境传染相似，用人参败毒散倍人参去前胡、独活，服者尽效，全无过失。万历戊子巳丑年，时疫盛行，凡服本方发表者，无不全活。又饥馑兵荒之余，饮食不节，起居不常，致患时气者，宜同此法。昌按：彼时用方之意，倍加人参者，以瘟气易染之人体必素虚也，其用柴胡即不用前胡，用羌活即不用独活者，以体虚之人不敢用复药表汗也。饥馑兵荒之余，人已内虚久困，非得人参之力以驱邪，邪必不去，所以服此方者无不全活。今崇祯辛巳壬午，时疫盛行，道殣相籍各处，医者发汗和中药内惟用人参者，多以活人。更有发斑一证最毒，惟用人参入消斑药内全活者多，此人人所共见、共闻者，而庸愚之执着不破，诚可哀也。又有富贵人平素全赖参术补助，及遇感发尚不知而误用，譬之贼已至家，闭门攻之，反遭凶祸者有之，此则误用人参，为温补不得，借之为口实也。

尚友山人曰：昔人谓斑不可发汗，汗之更增斑烂。此指斑已出透言，若未透正当升散，切忌骤用寒凉，如黄连、犀角之类，遏斑势于内也。又谓不宜早下，下之则斑毒内陷。"早"字斟酌大妙，若内实不大便，谵语有潮热者，又未尝不可相势下之。滑伯仁治一人身大热，脉沉实而滑，四末微清，以灯照之，遍体皆赤斑，舌上苔黑而燥裂芒刺，神昏谵妄，以小柴胡加知母、石膏，一夕连进三服，次用大承气下之而安。

又曰：有阴寒发斑者。汪䚻庵云：或因吐汗下后中气虚乏，或因欲事损伤肾气，或因过服凉药遂成阴证，寒伏于下，逼其无根失守之火上独薰肺而发斑点，其色淡红隐隐，见于肌表，与阳证发斑见紫赤者不同，此胃气极虚，若服寒药立见危殆。许叔微治一人内寒外热而发斑，六脉沉细，肩背胸胁斑出数点，随出随隐，旋更发出，语言狂乱，非谵语也。肌表虽热，以手按之须臾冷透如冰，与姜附等药数服，后得大汗而愈。吴仁斋治一人伤寒七八日，因服凉药太过，遂变身凉手足厥逆，通身黑斑，惟心头温暖，乃伏火也。诊其六脉沉细，昏沉不知人事，亦不能语言，状似尸厥，遂用人参三白汤加熟附子半枚、干姜二钱，水煎服下，待一时许，斑色渐红，手足渐暖而苏醒，后复有余热不清，此伏火后作也，以黄连解毒、竹叶石膏汤调之而愈。又虞天民云：有内伤证亦出斑疹，但微见微红，此胃气极虚，一身之火游行于外，当补益气血，则中有主而气不外游，荣有养而血不外散，此证犹当慎辨。按此又非阴寒发斑，故其方为补中益气及补中滋荣汤，参芪苓术归芍之类，而不用姜附者也。又张景岳云：阴虚水亏血热发斑者，玉女煎；阴虚血燥大热大渴发斑者，归葛饮。详其药味，重用熟地于石膏、知母、麦冬之中，多加当归于干葛之内，此非但不用姜附，而并不用苓术参芪者也，以上皆非瘟疫发斑，因论斑证不得不并及之。

张洁古曰：斑重疹轻。凡显斑症而自吐泻者，慎勿乱治，而多吉谓邪气上下皆出也。

升麻葛根汤

升麻三钱　葛根　白芍药各二钱　甘草一钱灸

凡发斑欲出未出者，以此汤升发之，若斑已出者不可用也。《直指方》加紫草茸一钱半。若脉弱加人参二钱，胃虚食少加白术二钱，如腹痛倍加炒白芍和之。

三因加味羌活散

羌活　独活　柴胡　前胡　枳壳　桔梗　人参　茯苓　川芎　升麻　白芍　甘草

一方无独活、柴胡、升麻、白芍，有天麻、蝉蜕、薄荷。若斑未透者，加紫草茸一钱半；若脉虚者，倍加人参；胃弱食少者，加白术二钱；大便自利者，亦加白术去枳壳；若斑出盛或烦热、或咽痛者，加荆芥、薄荷、防风、牛蒡子、连翘各一钱五分主之；若内热口苦心烦者，加黄芩、黄连各一钱半；若热甚舌燥烦渴者，更加石膏二钱、知母一钱；若喘嗽者，亦用之；若有痰热胸中烦闷，加栝蒌仁一钱半；若斑毒盛出者，须加元参、犀角各一钱以消其毒也。

黄连解毒汤

黄连三钱　黄芩　黄柏　山栀子各二钱

治发斑热甚心烦不得眠。若斑毒盛者,加大青二钱,或真青黛一钱,调入汤内服之亦妙。凡脉弦数,内外热甚谵语者,合小柴胡汤主之;若脉洪数,内外热甚,舌燥烦渴者,合化斑汤主之。

消斑青黛饮

青黛 黄连 犀角 石膏 知母 元参 栀子 生地 柴胡 人参 甘草

治伤寒热邪传里,里实表虚,阳毒发斑,加姜枣煎,入苦酒(醋也)一匙和服。大便实者,去人参加大黄。

漏芦连翘汤

漏芦 连翘 黄芩 麻黄 白薇 升麻 甘草各一钱 枳实二钱 大黄三钱 若热甚者加芒硝二钱

治热毒发斑、无汗、大便实者。用水二盏,煎至一盏,下芒硝再煎一二沸,去渣,温服。如人行五里地不动者,再服一次,以利为度。

当归丸

当归五钱 甘草 黄连 大黄各一钱五分

治发斑内实大便不通者。上将当归用水一盏煎成浓膏子,以三味为细末,和匀为丸,如梧桐子大。每服五十丸,温白汤下,以利为度,不利再服。

黑膏

生地黄四两 淡豆豉半升

治温毒时气发斑如锦纹者。上二味,以猪脂一斤合煎之至浓汁,入雄黄五分、麝香一分搅匀,丸如弹子大,白汤化下,未效再服。

猪胆鸡子汤

猪胆 米醋各三合 鸡子一枚

治热毒发斑，或咽痛，或声音不清，或心烦不眠。上三味，合煎三四沸，人壮者尽服之；弱者须煎六七沸，分为三次服之，汗出乃愈。

治一切瘾疹、斑毒、火丹、烦躁、搔痒方

绿豆五钱　大黄二钱

二味为末，生薄荷汁同蜜调涂。

人参三白汤

白术中　白茯苓中　白芍中　人参上　生姜三片　大枣二枚　若脉沉足冷加附子半枚

大建中汤

人参　黄芪炙　白芍　当归　桂心　甘草炙　半夏　黑附子　生姜三片

治中气不足，无根失守之火出于肌表而成斑者。

数下亡阴

下证以邪未尽不得已而数下之，间有两目加涩，舌反枯干，津不到咽，唇口燥裂，缘其人所禀阳脏，素多火而阴亏，今重亡津液，宜清燥养荣汤。设热渴未除里证仍在，宜承气养荣汤。

尚友山人曰，仲景云：凡病，若发汗、若吐、若下、若亡血、亡津液，阴阳自和者，必自愈。又云：大下之后，复发汗，小便不利者，亡津液故也，勿治之，得小便利者必自愈。

解后宜养阴忌投参术

夫疫乃热病也，邪气内郁，阳气不得宣布，积阳为火，阴血每

为热搏，暴解之后，余焰尚在，阴血未复，大忌参芪白术，得之反助其壅郁，余邪留伏，不惟目下淹缠，日后变生异证，或周身痛痹，或四肢挛急，或流火结痰，或遍身疮疡，或两腿钻痛，或劳嗽涌痰，或气毒流注，或痰核穿溃，皆骤补之为害也。凡有阴枯血燥者，宜清燥养荣汤。若素多痰及少年平时肥盛者，投之恐有腻膈之弊，亦宜斟酌。大抵时疫愈后，调理之剂投之不当，莫如静养，节饮食为第一。

清燥养荣汤

知母　天花粉　当归身　白芍　地黄汁　陈皮　甘草

加灯心煎服。表有余热，宜柴胡养荣汤。

柴胡养荣汤

柴胡　黄芩　陈皮　甘草　当归　白芍　生地　知母　天花粉

姜枣煎服。里证未尽，宜承气养荣汤。

承气养荣汤

知母　当归　芍药　生地　大黄　枳实　厚朴

水姜煎服。痰涎涌甚，胸膈不清者，宜瓜贝养荣汤。

瓜贝养荣汤

知母　花粉　贝母　瓜蒌实　橘红　白芍　当归　紫苏子

水姜煎服。

尚友山人曰：孙真人云，服承气汤得瘥瘥，慎不中补也。陶节庵云：凡治伤寒，若汗下后，不可便用参芪大补，宜用小柴胡加减和之。若大补，使邪气得补而愈盛，复变生他证矣。如曾经汗下后，果是虚弱之甚，脉见无力者，方可用甘温之剂补之。其劳力感寒之证不在禁补之例。

又曰，喻嘉言《寓意草》辨王玉原伤寒后余热并永定善后要法一案，甚有合于解后宜养阴忌参术之说，附录之。王王原昔年感证，治之不善，一身津液尽为邪热所烁，究竟十年余热未尽去，右耳之窍常闭。今夏复病感，缠绵五十多日，面足浮肿，卧寐不宁，耳间气往外触，盖新热与旧热相合，狠狈为患，是以难于去体。医者不察其绸缪胶结之情，治之茫不中窾，延至秋深，金寒水冷，病方自退。然浅者可退，深者莫由遽退也。面目浮肿者，肺金之气为热所壅，失其清肃下行之权也；卧寐不宁者，胃中之津液干枯不能内荣其魂魄也；耳间大气撞出者，久闭之窍，气来不觉，今病体虚羸，中无阻隔，气逆上冲，始知之也。外病虽愈而饮食药饵之内调者，尚居其半，特挈二事，大意为凡病感者明善后之法焉。盖人当感后，身中之元气已虚，身中之邪热未净，于此而补虚，则热不可除，于此而清热，则虚不能任，即一半补虚一半清热，终属模糊不得要领。然舍补虚清热外，更无别法，当细辨之。补虚有二法，一补脾，一补胃。如疟痢后脾气衰弱，饮食不能运化，宜补其脾；如伤寒后胃中津液久耗，新者未生，宜补其胃，二者有霄壤之殊也。清热亦有二法，初病时之热为实热，宜用苦寒药清之；大病后之热为虚热，宜用甘寒药清之，二者亦霄壤之殊也。人身天真之气全在胃口，津液不足即是虚，生津液即是补虚，故以生津之药合甘寒泻热之药而治感后之虚热，如麦门冬、生地黄、牡丹皮、人参、梨汁、竹沥之属皆为合法。仲景每用天水散以清虚热，正取滑石、甘草一甘一寒之义也。设误投参芪苓术补脾之药为补，宁不并邪热而补之乎？至于饮食之补，但取其气不取其味，如五谷之气以养之，五菜之气以充之，每食之间便觉津津汗透，将身中蕴蓄之邪然以渐运出于毛孔，何其快哉。人皆不知此理，急于用肥甘之味以补之，目下虽精采健旺可喜，不思油腻阻滞经络，邪热不能外出，久久竟养顽固，愈无出期矣。前哲有鉴于此，宁食淡茹蔬，使体暂虚而邪易出，乃为贵耳。前药中以浮肿属脾，用苓术为治；以不寐责心，用枣仁、茯神为治。总以补虚清热之旨未明，故详及之。

又曰，汪石山治痘用四君子汤加黄芪、紫草多效，间有枯萎而死者，自咎用药之不精，思之至，忘寝食，忽悟曰：白术燥湿，茯苓渗水，宜痘浆之不行也。万密斋治出痘至养脓，时大渴不止，议用人参麦门冬散，他医即依本方修合。万曰：此乃疮出太甚，津液不足之证，白术燥津液，茯苓渗津液，皆所禁也。吾借古方而行己意，以本方去白术、升麻，加生地黄、天花粉、知母、淡竹叶，一服渴止。

按：此亦养阴之忌苓术者。人参虽气药，然味甘性和善，益津液，阳生则阴长，补血中亦用之，如人参养荣汤是也。温热病后利于补阴，补阴以熟地为主，然人参随地黄则直入三阴，第阴虚热犹盛，或元气未伤者，不宜即用之耳。

用参宜忌有前利后害之不同

凡人参所忌者，里证耳。邪在表及半表半里者，投之不妨。表有客邪者，古方如参苏饮、小柴胡汤、败毒散是也；半表半里者，如久疟挟虚用补中益气，不但无碍，而且得效；即使暴虐邪气正盛，投之不当亦不至胀，为无里证也。夫里证者，不指伤寒、瘟疫传胃，至如杂证气郁、血郁、火郁、湿郁、痰郁、食郁之类，皆为里证，投之即胀，盖以实填实也。

今瘟疫下后，适有暂时之通，即投人参，因而不胀，医者病者以为用参之后，虽不见佳处，然不为祸，便为是福，乃恣意投之。不知胃家喜通恶塞，下后虽通，余邪尚在，再四服之，则助邪填实，前证复起，祸害随至矣。间有失下以致气血虚耗者，有因邪盛数下及大下而挟虚者，遂投人参，当觉精神爽慧，医者病者皆以为得意，明后日再三投之，即加变证。盖方下之后，乘其胃家空阔，虚则沾其补而未见害。弗思余邪未尽，恣意投之，渐加壅闭，邪火复炽，愈投而变证愈增矣，良由下后邪缓虚急，是以扶正之效显，而助邪之害隐也。前后利害之不同者有如此。

尚友山人曰，有服参芪而胀反甚者，以挟食、挟血、挟热、挟寒，不可概作脾虚气弱治也。汪切庵之言云尔，与又可以实填实之说同。

下后间服缓剂

下后或数下，膜原尚有余结未尽传胃，邪热与卫气相并，故热不能顿除，当宽缓两日，俟余邪聚胃，再下之，宜柴胡清燥汤缓剂调理。

柴胡清燥汤

柴胡　黄芩　陈皮　甘草　花粉　知母

姜枣煎服。

下后反痞

疫邪留于心胸，令人痞满，下之痞应去，今反痞者，虚也。以其人或因他病先亏，或因新产后气血两虚，或禀赋娇怯，因下益虚，失其健运，邪气留止，故令痞满。今愈下而痞愈甚，若更用行气破气之剂，转成坏证，宜参附养荣汤。

参附养荣汤

当归一钱　白芍一钱　生地三钱　人参一钱　附子七分炮　干姜一钱炒

照常煎服。果如前证，一服痞当如失。倘有下证，下后脉实痞未除者，再下之。此有虚实之分，一者有下证，下后痞即减者为实；一者表虽微热，脉不甚数，口不渴，下后痞反甚者为虚。若潮热口渴、脉数而痞者，投之祸不旋踵。

郑在莘曰：按下后反痞，痞在上焦，本为气分之病，不干于营，虽有参附干姜，恐不敌归地芍药之两倍，然辨论虚实甚详。若寒热混淆难施纯热，当仿仲景治法，呕而发热，柴胡证具，而以他药下之，心下满而不痛者，以半夏泻心汤主之。若心下痞而复恶寒汗出者，用附子泻心汤主之。亦寒热互用，此仲景之成法，宜参证而治焉。因本论以养营立名，夹用归地芍药，又不若三黄苦而泻痞、辛以散结也。附注以备采用。

张容游曰：仍用归地能无泥膈，忽投姜附太觉燥热，不若补理兼施为妙。

尚友山人曰：仲景云，脉浮而紧，而复下之，紧反入里，则作痞，按之自濡，但气痞耳。心下痞，按之濡，其脉关上浮者，大黄黄连泻心汤主之。此痞之属实者也。仲景云：胃中不和，心下痞硬，干噫食臭，胁下有水气，腹中雷鸣，下利者，生姜泻心汤主之。又云：柴胡汤证具，而以他药下之，但满而不痛者，此为痞，宜半夏泻心汤。又云：下之，其人下利日数十行，谷不化，腹中雷鸣，心下痞硬而满，干呕，心烦不得安。医见心下痞，谓病不尽，复下之，其痞益甚，此非结热，但以胃中虚，客气上逆，故使硬也，甘草泻心汤主之。又云：心下痞硬，噫气不除者，旋覆代赭石汤主之。此痞之属虚者也。此四汤非重用甘草建中，即大加人参益气，而用以治心下痞硬，正《内经》塞因塞用之法，世人不察虚实，但见心腹痞胀，便用破滞行气之药，杀人真不啻草芥也。善乎！赵氏之言曰：胸满膨胀，悒悒不快，未必成胀也，服山楂、神曲之药不已，则胀成矣；气滞膈塞未必成噎也，服青皮、枳壳宽快之药不已，则噎成矣。评者以为此不刊之论，附录于此。

又曰：郑在莘、张容旆议又可用归地芍药之失其意，以痞在气分而用养荣滋血，岂不腻滞而愈甚其痞乎？然王海藏云：伤寒杂病酒积，下之而心下痞者，血证也。何以然？曰：下之亡阴。亡阴者，则损脾胃而亡血，气在胸中，以亡其血陷之于心之分也，故心下痞。世人以为血病用气药导之，则痞病愈甚，而又下之，故变而为中满鼓胀，非其治也。然则当作何治？曰：独益中洲脾土，以血药治之，其法无以加矣。又可之用归地芍药，或亦有见于此欤。

大黄黄连泻心汤

大黄二钱　黄连一钱

照常煎服。

附子泻心汤

大黄二钱　黄连一钱　黄芩一钱　熟附子三钱煮汁纳三黄汤中

重煎，温服，日三次。

生姜泻心汤

生姜四钱切　甘草三钱炙　人参三钱　干姜一钱　黄芩三钱　半夏三钱　黄连一钱　大枣二枚

照常煎服。

半夏泻心汤

半夏三钱洗　黄芩三钱　干姜　人参三钱　黄连一钱　大枣二枚　甘草三钱炙

照常煎服。

甘草泻心汤

甘草四钱 黄芩三钱 干姜三钱 半夏三钱洗 黄连一钱 大枣二枚

照常煎服。

旋覆代赭石汤

旋覆花三钱 人参二钱 生姜五钱 半夏三钱 代赭石一钱 大枣二枚 甘草三钱

照常煎服。

尚友山人曰：四汤不甚相远。又此无与于心而云泻心者，以胸中为心所居，故治胸中之痞，亦云泻心也。

下后反呕

疫邪留于心胸，胃口热甚，皆令呕不止，下之呕当去，今反呕者，此属胃气虚寒，少进粥饮便欲吞酸者，宜半夏藿香汤，一服呕立止，谷食渐加。

半夏藿香汤

半夏一钱五分 真藿香一钱 干姜一钱炒 白茯苓一钱 广陈皮一钱 白术一钱炒 甘草五分

水姜煎服。有前后一证首尾两变者，有患疫时，心下胀满、口渴发热而呕，此应下之证也，下之诸证减去六七，呕亦减半，再下之胀除热退渴止，向则数日不眠，今则少寐，呕独转甚，此疫毒去而诸证除，胃续寒而呕甚，与半夏藿香汤一剂，而呕即止。

夺液无汗

瘟疫下后，脉沉，下证未除，再下之，下后脉浮者，法当汗解，三五日不得汗者，其人预亡津液也。瘟疫得下证，日久失下，日逐下利纯臭水，昼夜十数行，乃致口燥唇干、舌裂如断，医者误按仲景协热下利法，因与葛根黄连黄芩汤，服之转剧，邀余诊视，乃热结旁流，急与大承气，一服去宿粪甚多，色如败酱，状如黏胶，臭恶异常，是晚利顿止。次日服清燥汤一剂，脉尚沉，再下之，脉始浮，下证减去，肌表仅存微热，此应汗解，虽不得汗，然里邪先尽，中气和平，所以饮食渐进，半月后忽作战汗，表邪方解。盖因下利日久，表里枯燥之极，饮食半月津液渐回，方可得汗，所谓积流而渠自通也。可见脉浮身热，非汗不解；血燥津枯，非液不汗。昔人以夺血无汗，今以夺液无汗，血液虽殊，枯燥则一也。

尚友山人曰：仲景云，脉浮数者，法当汗出而愈。若下之，身重，心悸者，不可发汗，当自汗出乃解。所以然者，尺中脉微，此里虚，须表里实，津液自和，便自汗出愈。又云：太阳病，先下之而不愈，因复发汗，此以表里俱虚，其人因致冒，冒家汗出自愈，所以然者，汗出表和故也。按此二条系误下亡阴以致枯燥无汗，仲景恐人发汗更益亡阴，故云津液自和便自汗出。又云汗出表和，示人以静养，俟阴气之自复也。然用滋津益液之药以速其自汗，此仲景言外意，又未尝不欲人神而明之矣。

又曰：《灵枢》谓，腠理发泄，汗出溱溱，是谓津。谷入气满，淖泽注于骨，骨数屈伸，洩泽，补益脑髓，皮肤润泽，是谓液。中焦受气取汁，变化而赤，是谓血。《褚氏遗书·津润篇》云：天地定位而水位乎中，天地通气而水气蒸达，土润膏滋，云与雨降而百物生化。人肖天地亦有水焉，在上为痰，伏皮为血，在下为精，从毛窍出为汗，从腹肠出为泻，从疮口出为水痰，尽死。精竭死、汗枯死、泻极死、水从疮口出不止干即死。至于血，充目则视明，充耳则听聪，充四肢则举动强，充肌肤则身色白。

按：津也、液也、血也、精与水也，名虽异而同为人身之真阴也。《内经》谓：人之汗以天之雨名之。又谓：燥盛则干。可见天气燥则无雨，人身燥则无汗。张景岳云：血虚于里，安能化液，非补其精，汗能生乎。尝见有病伤寒至舌卷口燥、枯槁无汗者，芩连清之不愈，硝黄下之亦不愈，后用大剂地黄汤重加麦冬，遂得大汗淋漓而解，真如亢旱已极，甘霖忽沛，土木皆濡，顷刻为清凉世界。然后知景岳补精生汗得轩岐之妙旨也。

又曰：仲景不战不汗出而解一条内云：以内无津液，此阴阳自和必自愈。即夺液无汗之意。夫阴阳和未有无汗者，第不即时汗出，且或肢体间微微潮润，鼻梁上涓涓滴点，人多不觉，其为汗耳。

补泻兼施

证本应下，耽搁失治，或为缓药羁迟，火毒壅闭，耗气搏血，精神殆尽。邪火独存，以致循衣摸床、撮空理线、筋惕肉瞤、肢体振战、目中不了了，皆缘应下失下之咎。邪热一毫未除，元神将脱，补之则邪毒愈甚，攻之则几微之气不胜其攻，攻不可、补不可，补泻不及，两无生理，不得已勉用陶氏黄龙汤。此证下亦死，不下亦死，与其坐以待毙，莫如含药而亡，或有回生于万一。

黄龙汤方

大黄　厚朴　枳实　芒硝　人参　地黄　当归

照常煎服。

按前证实为庸医耽搁，及今投剂，补泻不及。然大虚不补，虚何由以回；大实不泻，邪何由以去。勉用参地以回虚，承气以逐实，此补泻兼施之法也。或遇此证，纯用承气，下证稍减，神思稍苏，续得肢体振战，怔忡惊悸，心内如人将捕之状，四肢反厥，眩晕郁冒，项背强直，并前循衣摸床、撮空等症，此皆大虚之候，将危之证也，急用人参养荣汤，虚证少退，速可屏去。盖伤寒瘟疫俱系客邪，为火热燥证，人参固为益元气之神品，偏于益阳，有助火固邪之弊，当此又非良品也，不得已而用之。

人参养荣汤

人参八分　麦冬七分　地黄五分　辽五味一钱　当归八分　白芍药一钱五分　知母七分　陈皮六分　甘草五分

照常煎服。

如人方肉食而病适来，以致停积在胃，用大小承气速下，惟是臭水稀粪而已，于承气汤中但加人参一味服之，虽三四十日所停之完谷及完肉于是方下。

盖承气汤借人参之力鼓午胃气宿物始动也。尚友山人曰：丁长孺《先醒斋笔记》一人因房劳食犬肉伤寒，诸医以其虚也，攻补兼施，致发狂，登屋奔走呼号，日夜令壮夫看守者几月余，急走使延朱远斋。远斋先命煎人参膏二斤以待用，润字号丸药数钱下之，去黑粪无数，势遂定，奄奄一息，临于死矣；徐以参膏灌之，至百二十日全瘳。此亦耽搁失治，精神殆尽，邪火独存，而用泻后随补，亦补泻兼施之法。

扁鹊曰：病人循衣缝谵语者，不可治。又曰：病人阴阳俱绝，掣衣撮空妄言者，死。华元化曰：循摸衣缝者，死。又曰：阳绝阴结，精神恍惚，撮空裂衣者，死。仲景《伤寒论》太阳篇曰：太阳病中风，以火劫发汗，邪风被火热，血气流溢，失其常度。两阳相薰灼，其身发黄，阳盛则欲衄，阴虚小便难，阴阳俱虚竭，身体则枯燥，但头汗出，齐颈而还，腹满微喘，口干咽烂，或不大便。久则谵语，甚者至哕，手足躁扰，捻衣摸床，小便利者，其人可治。阳明篇曰：伤寒，若吐若下后，不解，不大便五六日，上至十余日，日晡所发潮热，不恶寒，独语如见鬼状。若剧者，发则不识人，循衣摸床，惕而不安，微喘直视，脉弦者生，涩者死；微者，但发热谵语者，大承气汤主之。若一服利，止后服。王叔和《脉经》曰：热病身热甚，脉转小，咳而便血，目眶陷，妄言，手循衣缝，口干，躁扰不得卧，八逆见一时，死。

许叔微治一人病伤寒，大便不利、日晡发潮热、手循衣缝、两手撮空、直视喘急，更数医矣，见之皆走，此诚恶候，得之者十中九死。仲景虽有证而无法，但云脉弦者生，涩者死。已经吐下，难以下药漫且救之。若大便得通而脉弦者，庶可治也，与小承气汤一服而大便利，诸疾渐退，脉且微弦，半月愈。又一人，夏月伤暑兼内伤冷物，厥逆呕吐，或误认阴证而与热药，及覆盖出汗后，加以口热咽干、眼白微红、项强溺秘、循衣摸床、如发狂状、言语错乱、舌赤欲裂、朝轻暮重，脉六七至而有力，以黄连解毒及大承气下之而安。

娄全善尝治循衣摸床数人，皆用大补气血之剂，惟一人兼呵振、脉代，遂于补剂中略加桂二分，亦振止脉和而愈。

李士才曰：按循衣摸床必兼见撮空及怵惕。肝主筋，肝热极故动惕也。仲景主下者，因其不大便也。若内无燥屎而脉重按无力者，往往以大补气血而愈。

仲景谓循衣摸床，脉弦者生，此阳证见阳脉也；脉涩者死，此阳证见阴脉也。刘河间谓脉近于绝最合其义。邪热以入脏为剧，脏者，少阴肾，厥阴肝也。肾肝同治，肝主筋，而所以润筋者，肾之液。循衣、撮空、怵惕，皆肝热为之。《内经·热论篇》：少阳厥阴两感，所谓囊缩。仲景风温病所谓瘛疭，皆热深扰肝脏之证。程郊倩论风温治法云：此证初治可用辛凉治标，一经汗下后，芩连栀膏只增其热。王冰云：寒之不寒，责其无水，须大剂六味地黄汤重加生地、麦冬救肾水为主。若干呕烦逆者，加山楂、贝母折其冲势；金水两亏者，宜二地、二冬加人参，为固本汤，滋水之上源；若见斑衄等症，此为上竭，宜四物汤倍生地、赤芍加山楂、丹皮，复营分之亏以生阴气。煎法俱用童便，或加金汁和服。盖滋阴可以退火，而凉血即能清热，予以此活人多矣。按此即可用以治循衣摸床、撮空理线之败证，然犹有神识者十中可救一二，若昏乱不知人，则莫如之何也已。

张路玉曰：凡不大便而脉虚涩，循衣摸床，直视喘息，为真阴内竭；舌黑唇焦，齿根灰腐者，为燥屎上冲，皆死候也。予按古人谓真脏脉见，乃决死期，而不知真脏证见，亦决死期也。循衣撮空而兼直视喘急，其为脏之败证见矣；又有下出污泥黑粪，是为色败；病者床褥间有死尸气，是为味败。其色味之败者，由脏真为邪热耗尽，而有诸内必形诸外也。

药　烦

应下失下，真气亏微，及投承气，下咽少顷，额上汗出，发根燥痒，邪火上炎，手足厥冷，甚则振战心烦，坐卧不安，如狂之状，此中气素亏，不能胜药，名为药烦。凡遇此证，急投姜汤即可，药中多加生姜煎服，则无此状矣。更宜匀两次服，以防呕吐不纳，三次服亦不妨。

尚友山人曰：既系中气素亏，必得用人参大力以运行之，少加生姜为佐，第恃多用生姜，遂能不烦耶，惑已。

停　药

服承气腹中不行，或次日方行，或半日仍吐原药，此因病久失下，中气大亏，不能运药，名为停药。乃天元几绝，大凶之兆也，宜生姜以和药性，或加人参以助胃气。更有邪实病重剂轻，亦令不行，当审。

郑在莘曰：按此证，本论谓病久失下，中气大亏，致服承气汤腹中不行，半日仍吐原药，则非胃热，乃胃气虚冷，不任苦寒可知，此证定因误下所致。而本论既谓天元几绝大凶之兆，其主用只人参、生姜二味，此非回天救凶之品，况加入承气汤乎。若更肢冷脉沉，即宜四逆汤加人参，仿呃逆治法。至于邪实病重，胃中壅闭，轻剂不行者，不似此半日仍吐原药也。前条药烦较此稍轻，治须同法。

王象晋《简易验方》云：琢庵冯公生一子，弥月，病急惊，服张医梓庭药一匕，暂止旋发。令诸医杂治之数日，势亦急，药偕便俱下，口中吹沫不休，四肢振掉，无昼夜，诸医皆谓不治。张曰：药是也而病不应，此元气不胜药力耳。夫药与便俱下者，胃不运也；津沫不止者，脾不收也。此其证为虚为寒，若以药补胃气，以胃气行药力，法当愈。即取前药加补剂哺之，旋寐，暮而寤，病减十之五，又数剂而愈。按此元气虚微，不能收摄，较之停药、元气几绝、不复运行者，有轻重之分，然其补剂必主人参，则无彼此之异矣。

程郊倩曰：夫药所以能逐邪者，必胃气施布药力，始能行吐汗下以逐其邪。邪气胜胃气耗者，安可为也。

尚友山人曰：此真气败坏，即不胃热，亦岂胃冷，人参能回真气于无何有之乡，是回天救凶无有出其右者也。郑在莘乃轻视之，其意重在四逆汤中加此。夫附子雄才大力，洵可任巨肩宏，然是祛阴扶阳圣药，若以助益真气，非其所长，如中风用三生饮，生南星、生川乌、生附子、木香，每共服一两，加人参一两煎服即苏。赵养葵曰：夫三生饮乃行经治痰之剂，斩关夺旗之将，每服必用人参两许，驾驭其邪而补助真气，否则不惟无益，适以取败。观先哲用芪附、参附，其义可见。仲景于寒而不虚者用四逆汤，甘草、干姜、附子，其中无人参，四逆加人参汤者则必寒而兼虚者也。又可所言天元几绝大凶之兆，只有虚而无寒，故只主用人参，原无疵病。郑在莘肢冷脉沉云云，虽推广以备证，未免多生枝节矣。

虚烦似狂

时疫坐卧不安，手足不定，卧未稳则起，坐才着座即乱走，才抽身又欲卧，无有宁刻，或循衣摸床，撮空捻指，师至才诊脉，将手缩去，六脉不甚显，尺脉不至，此平时斲丧，根源亏损，因不胜其邪，元气不能主持，故烦躁不宁，固非狂证，其危有甚于狂也，法当大补。然有急下者，或下后厥回尺脉至，烦躁少定，此因邪气少退，正气暂复，微阳少伸也；不二时，邪气复聚，前证复起，勿以前下得效，今再下之，下之速死，急宜峻补，补不及者死。此证表里无大热，下证不备者，庶几可生，辟如城郭空虚，虽残寇而能直入，战不可、守不可，其危可知。

张景岳曰：近见伤寒家则别有如狂之证，古人所未及言者，盖或由失志而病，其病在心也；或由悲忧而病，其病在肺也；或由失精而病，其病在肾也；或由劳倦思虑而病，其病在肝脾也。此其本病已伤于内，而寒邪复感于外，则病必随邪而起矣。其证如狂，亦所谓虚狂也。而虚狂之证，必外无黄赤之色、刚暴之气，内无胸腹之结、滑实之脉，虽或不时躁扰，而禁之则止，口多妄言而声息不壮，或眼见虚空，或惊惶不定，察其上则口无焦渴，察其下则便无硬结，是皆精气受伤，神魂不定之证，此与阳极为狂者反如冰炭，而时医不能察，但见错乱便谓阳狂，妄行攻泻，必致杀人。凡治此者，须辨阴阳，其有虚而挟邪者，邪在阳分则宜补中益气汤之类，邪在阴则宜补阴兼气煎之类；虚而无邪者，在阳分则宜四君、八珍、十全大补汤、大补元煎之类，在阴分则宜四物、六味、左归饮、一阴煎之类；阴虚挟火者宜加减一阴煎、二阴煎之类，阳虚挟寒者宜理中汤、回阳饮、八味汤、右归饮之类。此方治之宜大略如此，而变证之异则有言不能传者，能知意在言表，则知所未言矣。

又曰：邪因虚袭而元气不支者，速宜单顾根本，不可攻邪。门人钱祯曰：两感者，本表里之同病，似若皆以外感为言也，而实有未必尽然者，正以外内俱伤便是两感。今见有少阴先溃于内，而太阳继之于外者，即纵情肆欲之两感也；太阴受伤于里，而阳明重感于表者,即劳倦竭力、饮食不调之两感也;厥阴气逆于脏,少阳复病于腑者,即七情不慎、疲筋败血之两感也。人知两感为伤寒,而不知伤寒之两感,内外俱困,病斯剧矣。但伤有重轻,医有知不知,则死生系之。或谓两感,证之不多见者,盖亦见之不广而义有未达耳,其于治法亦在乎知其由而救其本也。此言最切,此病诚发前人之未发,深足指迷,不可不录。

尚友山人曰:程郊倩论《内经》两感不免于死,由冬不藏精藏气,受损犯之再犯,肾气日衰,阳气独胜,经与脏两伤,故见温而不免于死。经曰:二阳俱搏,其病温死,不治,不过十日死是也。《伤寒绪论》谓:凡下元虚人染患疫疠,多有三日毙者,以温热从少阴发出太阳,即是两感之证。按此热连及脏,真阴枯耗,不能以胜邪火,用芩连之苦寒、硝黄之攻泻,立见危殆,何者?以属虚热,不可以实治也,惟大剂滋阴,壮水之主以制阳光,而或加人参尚可十中救其一二。又可虚烦似狂条即此义蕴,故引之以广发明焉。

又曰:《内经》云,病温虚甚死。仲景平脉篇云:少阴脉不至,肾气微,少精血,奔气促,逼上入胸膈,宗气反聚,血结心下,阳气退下,热归阴股,与阴相动,令身不仁,此为尸厥。李士材《脉诀》云:神门属肾,在两关后,人无二脉必死不救。注释谓《难经》曰:上部无脉,下部有脉,虽困无能为害。夫脉之有尺,犹树之有根,枝叶虽枯槁,根本将自生。盖两尺属肾水,水为天乙之元,人之元神在焉,故为根本之脉,而称神门也。若无此二脉,则根本败绝,决无生理。又士材《脉诀》云:火热之证,洪数为宜,微弱无神,根本脱离。又可六脉不甚显,尺脉不至之云即此,然亦近仲景所谓阳证见阴脉者死也。

又曰:虚烦似狂,虽是大虚烦,则属热,与循衣摸床、怵惕瘛疯同为热入阴脏，初无寒意，只宜大剂地黄、白芍滋阴，麦冬、知母生水，加入人参以助元气、益津液。虽苓术且忌轻投，况桂附乎。乃或者欲用茯苓四逆汤，其意以尺脉不至为真火衰微，不知肾主五脏之精而藏之，肾精亏损为真水枯竭，尺脉尤不至也。仲景一条云：脉浮紧者，法当身疼痛，宜以汗解之。假令尺中迟者，不可发汗，何以知之？然以营气不足，血少故也。又一条云：脉浮数者，法当汗出而愈。若下之，身重、心悸者，不可发汗，当自汗出乃解。所以然者，尺中脉微，此里虚，须表里实，津液自和，便自汗出愈。一曰营气，一曰津液，重在真水更甚于真火可知。而《内经》阴阳交之病，汗出不为汗衰，狂言不能食，由于精无俾，亦是真水将竭、阳光炽烈为祸。喻嘉言曰：阴精尽则真火自焚，洒洒时惊，目乱无精，顷之死矣。所谓伤寒偏死下虚之人，谓邪入少阴，无阴精以御之也。

神虚谵语

应下稽迟，血竭气耗，内热烦渴谵语诸下证具，而数下之，渴热并减，下证悉去，五六日后，谵语不止者，不可以为实，此邪气去，元神未复，宜清燥养荣汤加辰砂一钱。郑声谵语，态度无二，但有虚实之分，不应另立名色。

王海藏曰：黄芪汤治伤寒或时悲哭，或时嬉笑，或太息，或语言错乱，世疑为谵语，非也，神不守舍耳。此阴盛阳虚之故，两手脉浮沉不一，举按全无力，浮之损小，沉之亦损小，皆阴脉也，宜先缓而后急，缓者黄芪汤，急者加干姜一钱，大便闭者，调中丸或理中丸。

戴复庵曰：有虚人感冒发热，才得一日，热不为久，又不为重，便见谵语，此乃虚不禁热，不可遽用十分冷剂。

又曰：又有不系正阳明，似困不困，间时有一二声谵语者，当随证施治。已得汗，身和而言妄者，此汗后津液不和，慎不可下，乃非阳非阴者，宜小柴胡和建中汤各半帖，和荣卫通津液。病后血气未复，精神未全，多于梦寐中不觉失声如魇，此非谵语郑声类也，温胆汤去竹茹入人参半钱，或六君子汤。

娄全善曰：《素问》谵语者，气虚独言也，予用参、芪、归、术等剂，治谵语得愈者百十数，岂可不分虚实概用黄连解毒、大小承气等汤乎。丹溪亦曰：予治谵语皆用参、芪、归、术之剂而愈，信哉？属虚者十居八九。

又曰：谵语，脉调和，手足和，小便利者，阳也，故用承气下之；脉微厥，及少阴但欲寐，下利小便难，被火劫汗出谵语者，皆阴也，故当用补剂和之。

吴仁斋曰：大抵郑声因内虚正气将脱之象，如更手足冷、脉沉细、口鼻气短、少言、语轻微无力、难以布息，或呃逆不止、神昏气促、不知人事，死矣。如气不促、手足温、脉沉细而微急，以附子汤倍人参，兼进接气丹、黑锡丹一二服以助真气，或浓煎参汁徐徐服，或未可用附子者，三白汤倍人参。

张景岳曰：论曰实则谵语，虚则郑声，此虚实之有不同也。夫谵语、郑声，总由神魂昏乱而语言不正，又何以分其虚实？但谵语者，狂妄之语也；郑声者，不正之声也。谵语为实，实者邪实也，如伤寒阳明实热上乘于心，心为热冒，则神魂昏乱而谵妄不休者，此实邪也。实邪为病，其声必高，其气必壮，其脉必强，其色必厉，凡登高骂詈、狂呼躁扰之类皆是也。此之为病，有燥粪在胃而然者；有瘀血在脏而然者；有火盛热极而然者；有腹胀便秘、口疮咽烂而然者。察其果实，即当以三承气或白虎汤、凉膈散之类治之。郑声为虚，虚者神虚也，如伤寒元神失守，为邪所乘，神志昏沉而错乱不正者，此虚邪也。虚邪为病，其声必低，其气必短，其脉必无力，其色必萎悴，凡其自言自语、喃喃不全，或见鬼怪，或惊恐不休，或问之不应，答之不知之类皆是也。此之为病，有因汗亡阳，因下亡阴而然者；有焦思抑郁，竭厥心气而然者；有劳力内伤，致损脾肾而然者；有日用消耗，暗残中气而然者。凡其或虽起倒而遏之即止，终不若实邪之难制者，即虚邪也。察其果虚，最忌妄行政伐，少有差谬，无不即死。治此者，速宜察其精气，辨其阴阳，舍其外证，救其根本，稍迟犹恐不及，而况于误治乎。甚至有自利身寒，或循衣撮空、面壁啐啐者，尤为逆候。盖谵妄一证，最于虚损者不宜有之，故凡身有微热，脉见洪滑者，生；心多烦躁，脉见微弱细急而逆冷者，死。所以证逢虚损而见有谵妄者，即大危之兆，不可不加之意也。

张路玉曰：凡谵语无实热燥结可攻者，皆不可治。

又曰，脉虽微弱而和，手足温者，生脉散、人参三白汤；气息短促而脉沉细欲绝，附子汤倍人参。若上气喘促或呃逆不止，神昏不省人事者，死。

程郊倩曰：谵语一证，有大实亦有大虚。实者，证与脉俱实，其发则名谵语；虚者，证虽实而脉虚，其发则名郑声。郑声与谵语无异，以乱雅得名耳。其实，郑声即谵语之复辞也，疑似之间最难显然，必从证脉合参之。可下、不可下，只在虚实二字取决，又不必泥定有燥屎、无燥屎也。

尚友山人曰：谵语有虚实，而虚亦有轻重。又可所云神虚谵语是其轻者，故服清燥养营汤加辰砂一钱治之可愈。若其重者，则必兼妄，如《内经》所云：狂言失志者死；华元化所云：妄言身热、手足冷、其脉细微者死；仲景所云：独语如见鬼状，剧者，发则不识人，微喘直视，脉涩者死，下利者亦死；王叔和所云：身热甚、脉转小、咳而便血、目眶陷、妄言、手循衣缝、口干、躁扰不得卧，八逆见一时，死。凡此与又可所言自是生死悬绝。《万氏痘疹》于谵妄谓此证自始至终皆不可有，与张景岳证逢虚损而见谵妄即大凶之兆，其言不谋而合。所谓阳证无阴脉者死，即此以及阳证而用连膏之凉误也，以为阴脉而用桂附之热尤误也，大剂地黄汤重加麦冬滋阴生水，并用人参扶益元神，或者万一之救乎。

补注瘟疫论卷之一终

卷 二

夺气不语

时疫下后，气血俱虚，神思不清，惟向床里睡，似寐非寐，似寤非寤，呼之不应，此正气夺，与其服药不当，莫如静守、虚回，而神思自清，言语渐朗。若攻之，脉必反数，四肢渐厥，此虚虚之祸，危在旦夕。凡见此证，表里无大热者，宜人参养荣汤补之。能食者，自然虚回，而前证自除；设不食者，正气愈夺，虚证转加，法当峻补。

尚友山人曰：经云，热病瘖痖不言，三四日不得汗出者，死。是失音，非夺气。此云夺气，则非失音也。瘖痖不言，邪热入足少阴，以舌本系肾脉挟肾，为肺子。声音者，肺主之，子伤而母亦伤，故瘖痖不言，金水二脏被火刑矣。实则白虎、凉膈以祛热而得汗，虚则六味地黄重加二冬以养阴而得汗。仲景云：风温为病，脉阴阳俱浮，自汗出、身重、多眠睡、鼻息必鼾、语言难出。又云：少阴病，咽中伤、生疮、不能语言、声不出者，苦酒汤主之。此二条亦金水二脏之被火刑也。王海藏云：伤寒传至五六日间，渐变，神昏不语，或睡中独语一二句，目赤唇焦，舌干，不饮水，稀粥与之则咽，不与则不思，六脉细数而不洪大，心下无痞，腹中不满，大小便如常，或传至十日已来，形貌如醉，医见神昏不已，多用大承气下之，则误矣。盖不知此热传手少阴心经也，宜栀子黄连黄芩汤、导赤散。此又归之于心，以言为心声，而非肺肾矣，然总非此条之夺气不语也。各有病因，有治法，不得混而同之。

夺气不语，是气血大虚，非亡阳也。且神思不清，余热犹或扰之，人参养荣汤极为对证，何可用姜附乎？即误攻，以至四肢渐厥，姜附在所取资，然必重以参芪为之主，归芍为之辅，非可单恃四逆，遂为救生宝符也。又可云峻补而不立方，正欲人临时消息之。

又可谓若攻之，脉必反数，最妙。而庸愚辈又必以数为热矣，善乎！《类经》之言曰：数为热矣，而凡虚损之候、阴阳俱亏、气血败乱者，脉必急数。愈数者愈虚，愈虚者愈数，是数不可以概言热，可寒凉乎。

薛慎庵曰：人知数为热，不知沉细中见数为寒甚。真阴寒证，脉常有一息七八至者，但按之无力而散耳。予按又可夺液无汗、虚烦似狂、夺气不语、应补诸证、四损不可正治等条，其为虚。虑者至详且切，奈何用是论者，第知从事，于达原、三消、承气汤耶，可慨已。

老少异治

三春旱苗，得雨即荣。残腊枯枝，虽灌弗泽。凡年高之人，最忌剥削，设投承气，以一当十；设用参术，十不抵一。盖老年荣卫枯涩，几微之元气易耗而难复也，不比少年气血生机甚捷，其势浮然，但得邪气一除，正气随复。所以，老年慎泻，少年慎补，何况误用耶。万有年高禀厚，年少赋薄者，又当从权，勿以常论。

尚友山人曰：丹溪治一人，年六十六，正月间因忍饥冒寒作劳，头痛、恶寒发热、骨节皆疼、无汗，至次日妄语，热愈甚，自服参苏饮两帖，汗不出；再一服，以衣覆取汗，大出而热不退。诊其脉两手皆洪数，而右为甚，此因饥冒寒加之作劳，阳明经虽受寒气，不可攻击，宜急以大剂补之以回其虚，俟胃气充实，自能出汗而解，遂以参、芪、白术、归身、陈皮、灸甘草，加熟附子一片，一昼夜服五帖；至三日，口稍干，言语有次，诸症虽解热未退，去附子加白芍；又两日，思食，作肉羹间与之；又三日，精神全，二日许自汗出而热退，诊其脉不数而洪。洪脉作大论，此年高而误汗后必有虚证见，又与前药，至次日欲大便，努责不堪，医欲投大黄、巴豆等，予谓此非实秘，为是气因误汗而虚，不得充腹，无力可努，仍与前药，以肉粥苁蓉与之，一日半，煎浓葱椒汤浸下体，下大便软块者五六枚，诊其脉仍大未敛，此气血未得回复，又与前药，经两日小便不通，少腹妨闷，仰卧则点滴而出，予曰补药服之未尽，于前药内倍加参芪，服二日，小便方利而安。

薛立斋治一人，年七十九，仲冬将出，少妾入房，致头痛、发热、眩晕、喘急、痰涎壅盛、小便频数、口干引饮、遍舌生刺、缩敛如荔枝，然下唇黑裂、面目俱赤、烦躁不寐，或时喉间如烟火上冲，急饮凉茶少解，已濒于死，脉洪大无伦，且有力，扪其身，烙手，此肾经虚火游行于外也，投以十全大补加山茱萸、泽泻、丹皮、山药、麦冬、五味、附子，一钟熟寐良久，脉证减三四，再与八味丸服之，诸症悉退，后畏冷物而痊。

妄投破气药论

瘟疫心下胀满，邪在里也，若纯用青皮、枳实、槟榔诸香燥破气之品冀其宽胀，此大谬也。不知内壅气闭，原有主客之分，假令根于七情郁怒，肝气上升；饮食过度，胃气填实，本无外来邪毒客气相干，只不过自身之气壅滞，投木香、砂仁、豆蔻、枳壳之类，上升者即降，气闭者即通，无不立效。今疫毒之气传于胸胃，以致升降之气不利，因而胀满，实为客邪累及本气，但得客气一除，本气自然升降，胀满立消。若专用破气之剂，但能破正气，毒邪何自而泄？胀满何由而消？治法非用小承气弗愈。既而肠胃燥结，下既不通，中气郁滞，上焦之气不能下降，因而充积，即膜原或有未尽之邪，亦无前进之路，于是表里上中下三焦皆阻，故为痞满燥实之证，得大承气一行，所谓一窍通诸窍皆通，大关通而百关尽通也，向之郁于肠胃之邪由此而下。肠胃既舒，在膜原设有所传不尽之余邪方能到胃，乘势而下也，譬若河道阻塞，前舟既行，余舟连尾而下矣。至是邪结并去，胀满顿除，皆借大黄之力。大黄本非破气药，以其润而最降，故能逐邪拔毒、破结导滞，加以枳朴者，不无佐使云尔。若纯用破气之品，津液愈耗，热结愈固，滞气无门而出，疫毒无路而泄，乃望其宽胸利膈，惑之甚矣。

尚友山人曰：又可为瘟疫而言，重在大黄逐邪，不在枳厚破气。然即自身之气壅滞，其属实者用枳朴，中病即止，不可过当；稍涉虚者，即为禁用，其或补中利气，亦只加入陈皮、佛手耳。盖国家元气一日不败，即生民一日不危；士气一日不衰，即名节一日不坏；人身元气一日不尽，即躯壳一日不死。气之为义大矣哉。《易》曰：

慎言语，恐耗气也。《论语》曰：食不语，寝不言。杨氏注释，肺为气主而声出焉，寝食则气室而不通，语言恐伤之也。老子曰：人大言，我小语。《灵枢·口问篇》曰：上气不足，脑为之不满，耳为之苦鸣，头为之苦倾，目为之眩；中气不足，溲便为之变，肠为之苦鸣；下气不足，则乃为痿厥心悗。孙思邈曰：多言则气乏。书曰：行走勿语，伤气，语多则住而再语。吕洞宾曰：寡言语以养气。学山曰：调息寡言，肺金自全。按儒仙之道不同，而其爱惜元气则一。夫气过用且伤，而况妄投破气之药乎。吾见世之庸流，治痞结满胀不量病之虚实，人之强弱，率以枳、朴、青、榔等从事，虚弱者固立促其命，实壮者亦暗受其戕。天地好生而若辈杀生，圣王重人而若辈废人，纵免冤律能逃鬼殛耶。喻嘉言"大气论"提斯世人有益于医学不小，附录于后。

喻嘉言曰：天积气耳，地积形耳，人气以成形耳。惟气以成形，气聚则形存，气散则形亡，气之关于形也，岂不巨哉。然而身形之中，有营气、有卫气、有宗气、有脏腑之气、有经络之气，各为区分，其所以统摄营卫脏腑经络而令充周无间，环流不息，通体节节皆灵者，全赖胸中大气为之主持。大气之说，《内经》尝一言之，皇帝问：地之为下否乎？歧伯曰：地为人之下，太虚之中者也，曰冯乎？曰大气举之也。可见太虚寥廓，而其气充周磅礴，足以包举地之积形，而四虚无着，然后寒、暑、燥、湿、风、火之六气入地中而生其化。设非大气足以包地于无外，地之震崩堕陷且不可言，胡以巍然中处而永生其化耶。人身亦然，五脏六腑，大经小络，昼夜循环不息，必赖胸中大气斡旋其间，大气一衰，则出入废、升降息、神机化灭、气立孤危矣，如之何其可哉。《金匮》亦尝一言之曰：营卫相得，其气乃行，大气一转，其气乃散。见营卫两不和谐，气即痹而难通，必先令营卫相得，其气并行不悖，后乃俟胸中大气一转，其久病驳劣之气始散。然则大气之关于病机若此，后人不一表彰，非缺典乎。或谓大气即膻中之气，所以膻中为心主，宣布政令臣使之官，然而参之天运，膻中臣使但可尽寒、暑、燥、湿、风、火六入之职，必如太虚中空洞沕穆无可名象，包举地形永奠厥中，始为大气。膻中即为臣使之官，有其职位矣，是未可言大气也，或谓大气即宗气之别名。宗者，尊也，主也，十二经脉奉之为尊主也，巨知宗气与营气、卫气分为三隧，既有隧之可言，即同六入地中之气而非空洞无着之比矣。膻中之诊即心包络，宗气之诊在左乳下（"平人气象论"曰：胃之大络名曰虚里，贯膈络肺，出于左乳下，其动应衣，脉宗气也。），原不与大气混诊也。然则大气于何而诊之？《内经》明明指出，而读者不察耳。其谓上，附上右，外以候肺，内以候胸中者，正其诊也。肺主一身之气而治节行焉，胸中包举肺气于无外，故分其诊于右寸，主气之天部耳。《金匮》独窥其微，举胸痹心痛短气总发其义于一门，有谓气分心下坚大如盘，边如旋杯，水饮所作，形容水饮久积胸中不散，伤其氤氲之气，乃至心下坚大如盘，遮蔽大气不得透过，只从旁边辘转如旋杯之状，正举空洞之位水饮占据之言，其用桂枝去芍药加麻黄附子以通胸中阳气者，阳主开，阳盛则有开无塞，而水饮之阴可见睍耳，其治胸痹心痛诸方率以薤白白酒为君，以通阳之义也。若胸中之阳不亏，可损其有余，则用枳术汤足矣，用枳必与术各半，可过损乎？识此，以治胸中之病宁不思过半乎。人身神藏五，形藏四，和为九藏，而胸中居一焉。胸中虽不藏神，反为五神之主。孟子之善养，浩然原思之歌声若出金石，其得全于天，不受人损为何？如今人多暴其气而不顾，迨病成，复损其气，以求理，如《本草》云：枳壳损胸中至高之气。亦有明言，何乃恣行无忌耶？总由未识胸中为生死第一关耳，特论以明之。

又曰，凡治病，伤其胸中正气，致令痞塞痹痛者，此为医咎，虽自昔通弊，限于不知，今特著为戒律，不可犯罪于冥冥矣。

妄投补剂论

有邪不解，淹缠日久，必致尪羸，庸医望之，辄用补剂。殊不知无邪不病，邪去而正气得通，何患乎虚之不复也。今投补剂，邪气益固，正气日郁，转郁转热，转热转瘦，转瘦转补，转补转郁，循环不已，乃至骨立而毙，犹言服参几许，补之不及，天数也。病家止误一人，医者终身不悟，不知杀人无算。

尚友山人曰：妄投补剂，《内经》所谓盛盛遗人夭殃，历引先哲之案以广发明。虞天民云：一男子，年二十九，三月间房事后骑马渡溪，过深渊沉没，幸得马健无事，连湿衣行十五里抵家；次日憎寒壮热、肢体烦痛、似疟非疟之状，一医作虚证，治用补气血药服之，月余不效；又易一医，作劳瘵，治用四物汤加知、柏、地骨皮之类，及丹溪大补阴丸倍加紫河车，服至九月，反加满闷不食，乃雇倩有乳妇人在家，只吃人乳汁四五杯，不吃米粒；召余诊视，六脉皆洪缓，重按若牢，右手为甚，余作湿郁处治，用平胃散倍苍术加半夏、茯苓、白术、川芎、香附、木通、砂仁、防风、羌活，加姜煎服，黄昏服一帖，一更时又进一帖，至半夜，遍身发红斑如瘾疹，片时随没而大汗，索粥，与稀粥二碗，由是前病除减能食，仍与前方服三帖，后以茯苓渗湿汤倍加白术，服二十帖平安。

祝橘泉治给事毛宏病伤寒，汗已不解，医与之补剂，旬日病大作，盗汗唇裂，召橘泉诊视，曰伤寒无补法，此余热不解也，与芩、连、山栀、石膏之剂，一服而愈。

《广笔记》曰：姚平子，伤寒头痛身热，舌上苔，胸膈饱闷，三四日热不解，奄奄气似不属者，一医以其体素弱，病久虚甚，意欲投参少许，缪仲醇叱曰：参一片入口，死矣。亟以大黄一两、瓜蒌二枚、莲子切片、黄连、枳实下之，主人惊疑，不得已减大黄之半，二剂便通，热立解遂愈。

谈薮云：张知阁久病疟热，时如火年余，骨立，医用茸附诸药，热益甚。孙琳投以小柴胡汤，三服脱然。琳曰：此名劳疟，热从髓出，加以刚剂，气血愈亏。热有在皮肤、在脏腑、在骨髓，在骨髓者，非柴胡不可，若得银柴胡只须一服，南方者力减，故三服乃效也。李时珍曰：观此则得用药之妙矣。

张景岳"虚损门"辨似损非损曰：凡似损非损之证，惟外感寒邪者乃有之，盖以外邪初感，不为解散而误作内伤，或用清凉，或用消导，以致寒邪郁伏，久留不散，而为寒热往来，或为潮热咳嗽，其证则全似劳损，若用治损之法以治此证，则滋阴等药愈以留邪，热蒸既久，非损成损矣。余尝治愈数人，皆其证也。欲辨此者，但当详查表里而审其致病之由。盖虚损之证，必有所因，而外感之邪，其来则骤，若或身有疼痛而微汗，则热退，无汗则复热，或见大声咳嗽，脉虽弦紧而不甚数，或兼和缓等证，则虽病至一两月而邪有不解，病终不退者，本非劳损，毋误治也，柴胡饮酌宜用之。

喻嘉言曰：病劳，有一种真脏虚损复受邪热者，如《经验方》中，治劳热青蒿煎丸，用柴胡，正合宜耳。热去即须急已，若无邪热不死何待。

谢在杭《五杂俎》有曰：善医者不视方，盖方一定而病无定也。

余在东郡，室人产后虚悸，每合眼即有气一股从下部上攻，直至胸膈，闭急而寤，如是五昼夜殆矣。诸医拟方惟以补气血投之，益甚。庠生马尔骐者晓医，语之曰：此火也。急则治标，何暇顾气血，投以胡黄连，一进而熟寐，一昼夜诸症脱然。万历辛亥九月，在家侍儿，忽病气逆不可卧，一僧善方者曰：此气不归元耳，六味丸可立愈也。投之久而如故，且吐出原药。僧悸曰：胃有寒痰，不受药矣，非附子不能下也。余信且疑。时有良医薛子勉者，家芊江距城二十里，病且亟，乃飞骑迎之至诊，视笑曰：易与耳。投以苏子、萝卜子、栀子、香附等少许饮之贴然。且告之故，薛大惊曰：凡气逆者，皆火也，附子入口必死无疑。僧亦愧服。

喻嘉言《寓意草》祥述陆平叔伤寒危证治验一案曰：陆平叔文学，平素体虚气怯，面色萎黄，药宜温补不宜寒凉，固其常也。秋间偶患三疟，孟冬复受外寒，虽逗寒热而未至大寒大热，医者以为疟后虚邪，不知其为新受实邪也，投以参术，反致奄奄一息，迁延两旬间。有从外感起见者，用人参白虎汤，略无寸效，混混默默；吾用防风通圣散减白术，当晚连服二剂，第一剂殊若相安，第二剂大便始通，少顷睡去，体间津津有汗，次早再诊，筋脉不为牵掣，但阳明胃脉洪大反加，遂用大剂白虎汤，石膏知母每各两许，次加柴胡、花粉、芩、柏、连翘、栀子，一派苦寒，连进十余剂，神识始得渐清，粥饮始得渐加，经半月始起坐于床，经一月始散步于地，人见其康复之难，或忧其虚，抑且略一过啖，即尔腹痛便泄，俨似虚证，吾全不反顾，但于行滞药中加用柴胡、桂枝升散余邪，不使下溜而变痢，以取愈，然后改用葳蕤二冬，略和胃气，间用人参不过五分，前后用法一一不违矩规，乃克起九死于一生也。缘平叔所受外邪不在太阳，而在阳明，不但不恶寒，且并无传经之壮热，有时略显潮热，又与内伤发热相似，误用参术补之，邪无出路，久久遂与元气混合为一，如白银中倾入铅铜则不成银色。夫天包地外，地处天中，以生以长，以收以藏，元穹不尸其功，而功归后土。平叔之病未经汗下，举外邪而锢诸中土，则其土为火燔之焦土，而非膏沐之沃土矣；其土为灰砂打和之燥土，而非冲纯之柔土矣。焦土燥土全无生气，而望其草木生之也，得乎？吾乘一息生机，大用苦寒，引北方之水，以润泽其枯槁，连进十余剂，其舌始不向外咂哑，所谓水到渠成，乃更甘寒一二剂，此后决不置力者，知日饮食入胃，散精于脾，如灵雨霡霂，日复一日，优渥沾足，无藉人工灌溉而中土可复，稼穑之恒耳。必识此意，乃知吾前此滥用苦寒，正以培生气也，生气回而虚者实矣，夫岂不知其素虚而反朘其生耶。

妄投寒凉药论

疫邪结于膜原，与卫气并，因而昼夜发热，五更稍减，日晡益甚，此于瘅疟相类。瘅疟热短，过时如失，明日至期复热；今瘟疫热长，十二时中首尾相接，寅卯之间乃其热之首尾也，即二时余焰不清，似乎日夜发热，且其始也。邪结膜原，气并为热，胃本无病，误用寒凉，妄伐生气，此其误者一。及邪传胃，烦渴口燥、舌干苔刺、气喷如火、心腹痞满、午后潮热，此应下之证，若用大剂芩、连、栀、柏专务清热，竟不知热不能自成，其热皆由邪在胃家，阻凝正气，郁而不通，火亦留止，积火成热。但知火与热，不知因邪而为火热，智者必投承气逐去其邪，气行火泄，而热自已，若概用寒凉，何异扬汤止沸。每见今医好用黄连解毒汤、黄连泻心汤，盖本《素问》热淫所胜，治以寒凉以为圣人之言，必不我欺，况热病用寒药最是捷径，又何疑乎？每遇热甚反指大黄能泄而损元气，黄连清热且不伤元气，更无下泄之患，且得病家无有疑虑，守此以为良法，由是凡遇热证，大剂与之，二三钱不已，增至四五钱，热又不已，昼夜连进，其病转剧，至此技穷力竭，反谓事理当然。又见有等日久腹皮贴背，乃调胃承气汤证也，况无痞满，亦不敢议承气，惟类聚寒凉专务清热，又思寒凉之最者莫如黄连，因而再倍之，日近危笃。有邪不除耽误至死，犹言服黄连至几两热不能清，非药之不到，或言不治之证，或言病者之数也。他日凡遇此证，每每如是，虽父母妻子不过以此法毒之。盖不知黄连苦而性滞，寒而气燥，与大黄均为寒药。大黄走而不守，黄连守而不走，一燥一润，一通一塞，相去甚远，且疫邪首尾以通行为治，若用黄连又招闭塞之害，邪毒何由以泄？病根何由以拔？既不知病原，焉能以愈疾耶。问曰：间有进黄连而得效者，何也？曰：其人正气素胜，又因所受之邪本微，此不药即愈之证，医者误投温补，转补转郁，转郁转热，此以三分客热转加七分本热也。客热者因客邪所郁，正分之热也，此非黄连可愈；本热者因误投温补，正气转郁反致热极，故续加烦渴、不眠、谵语等症，此非正分之热，乃庸医添造分外之热也，因投黄连，于是烦渴、不眠、谵语等症顿去。要之黄连但可清去七分无邪本热，又因热减而正气即回，所存三分有邪客热气行即已，医者不解，遂以为黄连得效也，他日藉此，盖治客热则无效矣，又以昔效而今不效，疑其病原本重，非药之不到也。执迷不悟所害更不可胜计矣。

问曰：间有未经温补之误，进黄连而疾愈者，何也？曰：凡元气胜病为易治，病胜元气为难治。元气胜病者，虽误治未必皆死；病胜元气者，稍误未有不死者。此因其人元气素胜，所感之邪本微，是以正气有余足以胜病也,虽少于黄连不能抑郁正气,此为小逆,以正气犹胜而疾幸愈也。医者不解,窃自邀功,他日设遇邪气胜者,非导邪不能疗其疾,误投黄连反招闭塞之害,未有不危者。

尚友山人曰:有发扬之火,有遏抑之火。发扬者势已尽,达于外,可用黄连扑灭;遏抑者或风寒束于表,或痰食阻于中,皆郁也,外郁须以羌防辈升散之,内郁须以大黄辈通利之,然后火势达于外而自去矣,不可用黄连以增遏抑。疫邪之阻不逐疫而第清热,热可除耶?又可此条为能洞见底里。然刘河间之取用黄连者,不一而足又何也?不知河间非单用黄连、骤用黄连也。《伤寒直格》云:无问风寒暑湿,有汗无汗,但有可下诸证,或表里两证俱不见,而病日深,但目睛不了了者,或腹满实痛者,或烦渴,或谵妄,或狂躁喘满者,或蓄热极深而将死者,通宜大承气汤下之,或三乙承气汤下之尤良。伤寒大发汗,汗出不解,反无汗,脉尚浮者,苍术白虎汤再解之;或中暑大汗自出,脉虚弱,头痛口干,倦怠烦躁,或时恶寒,或畏日气,无问表里 通宜白虎汤;或里热甚,腹满而脉沉,可下者,宜大承气汤,或三乙承气汤尤妙。伤寒表热极甚,身疼头疼不可忍,或眩,或呕,里有微热,不可发汗吐下,拟以小柴胡、天水凉膈之类和解。恐不能退其热势之甚者,或大下后,或再三下后,热势尚甚而不能退,本气损虚而脉不能实,拟更下之。恐下脱而立死,不下之则热极而死,寒温诸药不能退其热势之甚者,或湿热内余,下利不止热不退者;或因大下后,湿热利不止而热不退,脉弱气虚不可更下者;或诸湿热内余,小便赤涩,大便溏泄,频并少而急痛者,必欲作痢也,通宜黄连解毒汤以解之也。或里热极甚而恐承气不能退者;或已下后而热不退者;或蓄热内甚,阳厥极深,以致阳气怫郁不能营运于身表四肢,以致通身清冷、痛甚不堪、项背拘急、目赤睛疼、昏眩恍惚、咽干或痛、燥渴虚汗、呕吐下利、腹满实痛、烦冤闷乱、喘急郑声，脉须疾数，以其极热蓄甚而脉道不利，及至脉沉细而欲绝，俗未明其造化之理而反谓传为寒极阴毒者；或始得之，阳热暴甚而便有此证候者；或两感势甚者，通宜解毒加大承气汤下之，热不退者，宜再下之。然虽古人皆云三下之热未退即死矣，亦有按法以下四五次，利一二行热方退而得活者，免致不下退其热而必死也。下后热少退而未愈者，黄连解毒汤调之；或微热未除者，凉膈散调之；或失下热极，以致身冷脉微而昏冒将死者，急下之则残阴暴绝而死，盖阳气后竭而然也，不下亦死，宜凉膈散或黄连解毒汤养阴退阳，蓄热渐以宣散，则心胸复暖，脉渐以生。至于脉复而有力方可以三己承气汤下之，或解毒加大承气汤尤良。若下后微热不解，凉膈散调之，愈后常宜服愈热之药，忌发热诸物。按诸条中或云大下后，或云再三下后，方用解毒汤，则疫邪已为大黄逐去，所剩者惟疫邪所郁之火方张耳，非骤用黄连也，或云通宜解毒加大承气下之，或云凉膈散调之。夫解毒而加大承气，热未除而用凉膈散，则皆有大黄以逐疫邪，非单用黄连也，何至反招闭塞之害乎？故知刘氏非妄投寒凉药者。

王养吾《痧症全书》曰：世人只知痧之热而服大寒之剂，然大凡痧证，必无食积血滞于中，方可服寒剂而得效，一有食积血滞而服大寒，则食不消，积不行，血不散，毒气反为凝阻。

又曰：《素问》热淫所胜，治以寒凉，此或在外六淫中之火，或在内心肝中之火，初无抑遏，故当以寒凉直折之，即伤寒之热致表里俱盛，狂躁烦心、口燥咽干、干呕、错语、吐血、衄血、不眠、发斑，皆火邪尽出，焰势甚，大用黄连、犀角尚何顾虑乎？且夫伤寒之为热病，即是本身之火为寒所郁而不得泄，一步反归一步，日久则纯热而无寒。夫本身之火是常气，非异气，即天地之寒亦是常气，非异气也。常气积久变火，第清火而热即除，有时可以硝黄泻下，即有时可以黄连扑灭。若夫疫邪是异气非常气，热由火盛，而火因疫致，疫能郁火，非火即是疫，吴氏为逐疫言之，故戒妄投，非一概摈斥黄连也，不然彼治痢之用香连丸，治发斑之用生犀饮，治暑之用香薷饮，治火之用解毒汤，治肝火之用左金丸，黄连之为功亦岂浅哉。而《广笔记》载，缪仲醇治火泄，每剂用黄连至四钱，又何其应如向也。

大　便

结热旁流，挟热下利，大便秘结，大肠胶闭，总之邪在里，其证不同者，在乎通塞之间耳。

挟热下利者，其人大便素不调，邪气忽乘于胃，便作烦渴，一如平时泄泻稀粪，而色不败，其色但焦黄而已，此伏邪传里不能稽留于胃，至午后潮热，便作泄泻，子后热退，泄泻亦减，次日不作潮热，利亦止，为病愈。潮热未除利不止者，宜小承气汤以撤其余邪而利自止。

利止二三日后，午后忽加烦渴潮热，下泄仍如前证，此伏邪未尽，复传到胃也，治法同前。

尚友山人曰：仲景《伤寒论》太阴篇：至七八日，虽暴烦下利，日十余行，必自止，以脾家实，腐秽当去故也。又可云次日不作潮热，利亦止，为病愈，即仲景腐秽当去意。因胃气充盈，有以逐邪，不使之在内也。

又曰：许叔微治一人，病伤寒下利、身热、神昏多困、谵语不得眠，或者见下利，便以谵语为阴虚证。予曰此亦小承气证，众骇曰：下利而服小承气，仲景之法乎？予曰：此仲景之法也。仲景曰下利而谵语者，有燥粪也，属小承气汤而得解。予尝读《素问》，歧伯曰：塞因塞用，通因通用。王冰注云：大热内结，注泻不止，热宜寒疗，结复须除，以寒下之，结散利止，则通因通用也。正合于此，又何疑焉？

又曰：李士材治王月怀伤寒至五日下利不止，懊恼目胀，诸药不效，有以山药、茯苓与之，虑其泻脱也。余诊之六脉沉数，按其脐则痛，此挟热自利，中有结粪，小承气倍大黄服之，果得结粪数枚，利遂止，懊恼遂安。

又曰：仲景少阴篇有云：少阴病，自利清水，色纯青，心下必痛，口干燥者，急下之，宜大承气汤。

又曰：《素问》病机十九条有云：暴注下迫，皆属于热。此火性急速，不容停留。刘河间所谓邪热不杀谷也。《广笔记》载缪仲醇治一泄泻，弹响大泄，粪门恍如火灼，一阵甫毕，一阵继之更番，转厕逾时方得离厕。谛视所泄俱清水盈器，白脂上浮，药粥及蔬菜俱不化而出，甚至梦中大遗，了不收摄，诸医或云停滞，或云受暑，或云中寒，百药杂投竟如沃石，约月余，大肉尽脱，束手待毙。余诊其脉洪大而数，知其为火热所生病，为疏一方，用黄连三钱、白芍药五钱、橘红二钱、车钱子三钱、白扁豆三钱、白茯苓三钱、石斛三钱、炙甘草一钱，嘱其煎成将井水澄冷，加童便一杯始服。甫一剂，夜卧达旦，洞泻顿止，连服三剂，大便已实。又载缪仲醇痧疹论有云：痧疹乃肺胃热邪所致，初发时多泄泻，慎勿止泻，惟用黄连、升麻、干葛、甘草则泻自止。疹家不忌泻，泻则阳明之邪热得解，是亦表里分消之义也。痧后泄泻及便脓血，皆由热邪内陷故也，大忌止涩。万密斋《痘疹心法》有云：初发热时，有吐利者，不可骤止，令邪气上下得出。自利青绿水或黄色者，皆热也，黄芩汤主之，不可误用理中汤，反增内热。喻嘉言《寓意草》一案云：吴吉长乃室，新秋病洒淅恶寒，寒已发热，渐生咳嗽，然病未甚也，服表散药不愈，体日尪羸，延至初冬，饮以参术补剂，转觉厌厌欲绝，食饮不思，有咳无声，泻利不止，危在旦暮。医家议以人参五钱、附子三钱，加入姜、桂、白术之属，作一剂服，以止泻补虚而收背水之捷。吉长彷徨无措，延仆诊毕，未及交语，前医自外踵至，见仆在坐，即令疏方，仆飘然而出。盖以渠见既讹，难与语至理耳。吉长辞去前医，坚请用药。仆因谓曰：是病总由误药所致，始先皮毛间，洒淅恶寒、发热，肺金为时令之燥所伤也，用表散已为非法，至用参术补之，则肺气闭锢，而咳嗽之声不扬，胸腹饱胀，不思饮食，肺中之热无处可宣，急奔大肠，食入则不待运化而直出，食不入，则肠中之垢污，亦随气奔而出，是以泻利无休也。今以润肺之药兼润其肠，则源流俱清，寒热、咳嗽、泄泻，一齐俱止矣，方用黄芩、地骨皮、甘草、杏仁、阿胶，初进一剂，泻即少止，四剂而寒热俱除，再数剂而咳嗽俱全愈矣。

按：此皆火热下利，清火即以除热，故不必取用大黄。若疫传里下利，逐疫方能去热，故无所需于黄连，然其不可误认虚寒，而施温补则一也，故广引之以资发明。李子建《伤寒十劝》有伤寒自利，当看阴阳证，不可例服补药、止泻药之条。

大便秘结者，疫邪传里，内热壅郁，宿粪不行，蒸而为结，渐至黑硬，下之，结粪一行，瘀热自除，诸症悉去。

热结旁流者，以胃家实，内热壅闭，先大便秘结，续得下利纯臭水，全然无粪，日三四度，或十数度，宜大承气汤，得结粪而利立止。服汤不得结粪，仍下利纯臭水并所进汤药，因大肠邪胜，失其传送之职，知邪犹在也，病必不减，宜更下之。

大肠胶闭者，其人平素大便不实，设遇疫邪传里，但蒸作极臭之物如粘胶，然至死不结，愈蒸愈闭，以致胃气不能下行，疫毒无路而出，不下即死，但得粘胶一去，下证自除，霍然而愈。

瘟疫愈后三五日或数日，反腹痛里急者，非前病原也，此下焦别有伏邪所发，欲作滞下也。发于气分则为白积，发于血分则为红积，气血俱病红白相兼，邪尽利止；未止者，宜芍药汤（方见前）。

尚友山人曰：下焦大肠事也。然大肠连于胃府，胃中余热不尽，因溜于大肠之间，则作滞下，必谓非前病原，亦恐未当。昔人治疹后泄利，不妄施涩剂，若下鲜血者，用当归梢、生地黄、白芍药、炒条芩、炒黄连、生甘草、乌梅肉，里急后重者，可加大黄；日久虚弱者，可加人参，服此药多效。惟呕吐不能食者，成噤口，更肠滑不止，或纯鲜血，或如尘水者，则死证也。

愈后大便数日不行，别无他症，此足三阴不足，以致大肠虚燥，此不可攻。饮食渐加，津液流通，自能润下也。觉谷道夯闷，宜作蜜煎导，甚则宜六成汤。

病愈后脉迟细而弱，每至黎明或夜半后作泄泻，此命门真阳不足，宜七成汤。亦有杂证属实者，宜大黄丸下之立愈（此证万中之一耳）。

尚友山人曰：刘河间《伤寒直格》云，迟为病寒，然热盛自汗吐利过极，则亦为迟，气液损虚而不能数也。可见迟脉并非定主病寒，而此以为命门真阳不足者，则以黎明或夜半后之泄泻也，故《直格》又云：以外证标本参之。

六成汤方

当归一钱五分 白芍药一钱 地黄五钱 天门冬一钱 肉苁蓉三钱 麦门冬一钱

照常煎服。日后更燥者，宜六味丸，少减泽泻。

七成汤方

补骨脂炒香捣碎三钱 热附子一钱 辽五味八分 白茯苓一钱 人参一钱 甘草炙五分

照常煎服。愈后更发者，宜八味丸倍加附子。

小 便

热到膀胱，小便赤色；邪到膀胱，干于气分，小便胶涩；干于血分，溺血蓄血；留邪欲出，小便急数；膀胱不约，小便自遗；膀胱热结，小便闭塞。

热到膀胱者，其邪在胃，胃热灼于下焦在膀胱，但有热而无邪，惟令小便赤色而已，其治在胃。

邪到膀胱者，乃疫邪分布下焦膀胱，实有之邪不止于热也，从胃家来治，在胃兼治膀胱。若纯治膀胱，胃气乘势拥入膀胱，非其治也。若肠胃无邪，独小便急数或白膏如马遗，其治在膀胱，宜猪苓汤。

猪苓汤方

邪干气分者宜之

猪苓一钱 泽泻一钱 滑石五分 甘草八分 木通一钱 车钱二钱

灯心煎服。

桃仁汤方

邪干血分者宜之。

桃仁三钱研如泥　丹皮一钱　当归一钱　赤芍一钱　阿胶二钱　滑石五钱

照常煎服。小腹痛，按之硬痛，小便自调，有蓄血也，加大黄三钱，甚则抵当汤，药分三等，随其病之轻重而施治。

尚友山人曰：《伤寒绪论》云：伤寒小便不利，以脉浮者属气分，五苓散；脉沉者属血分，猪苓汤。而温热病之小便不利，脉浮者属表证，猪苓汤；脉沉者属里证，承气汤。伤寒自气分而传入血分，温热由血分而发出气分，不可以此而疑彼也。

仲景太阳篇云：脉沉结，少腹硬，小便不利者，为无血也。小便自利，其人如狂者，血证谛也。又云：所以然者，以太阳随经瘀热在里故也。夫脉沉结，小腹硬，属在下焦，小便不利则为蓄溺，用五苓散利之；小便自利则为蓄血，桃核承气或抵当汤攻之。此里为膀胱之里，非胃腑之里。随经者随太阳肌表之经，入于膀胱之里，所谓传本是也，亦非从胃腑而来。若疫邪从口鼻入伏于膜原，外传肌表，内传胃腑，即邪到膀胱，其原由于胃腑，无太阳随经传本之理，故五苓散不可用也。

仲景猪苓汤有茯苓、阿胶，又可去茯苓者，盖茯苓虽不温热，然渗去阴津亦为燥剂。瘟疫在胃已耗阴津，更用茯苓渗之，是重耗也；去阿胶者，以血未伤，无取于润也；加入甘草、木通，有钱乙导赤之二味；加入灯心即导赤淡竹叶之变通；车钱子利水而不伤精气，与茯苓属燥剂者不同。加减仲景原方一一入妙，盖缘瘟疫与伤寒有别，此为善师仲景，当为叔微许学士之所深契耳。

前后虚实

病有先虚后实者，宜先补而后泻；有先实后虚者，宜先泻而后补。假令先虚后实者，或因他病先亏，或因年高血弱，或因先有劳倦之极，或因新产亡血过多，或旧有吐血及崩漏之证，时疫将发，即触动旧疾，或吐血、或崩漏，以致亡血过多，然后疫气渐渐加重，以上并宜先补而后泻。泻者谓疏导之剂，并承气下药，概而言之也。凡遇先虚后实者，此万不得已而投补剂一二帖后，虚证少退，便宜治疫。若补剂连进，必助疫邪祸害随至。假令先实而后虚者，疫邪应下失下，血液为热搏尽，原邪尚在，宜急下之；邪退六七，宜急补之；虚回五六，慎勿再补，多服则前邪复起。下后必竟加添虚证者，方补。若以意揣度其虚，不加虚证误用补剂，贻害不浅。

脉 厥

瘟疫得里证，神色不败，言动自如，别无怪证，忽然六脉如丝，微细而软，甚至于无，或两手俱无，或一手先伏，察其人不应有此脉，今有此脉者，皆缘应下失下，内结壅闭，荣气逆于内，不能达于四末，此脉厥也。亦多有过用黄连、石膏诸寒之剂，强遏其热，致邪愈结，脉愈不行。医见脉微欲绝，以为阳证得阴脉，为不治，委而去之，以此误人甚众。若用人参生脉散等剂，祸不旋踵，宜承气缓缓下之，六脉自复。

尚友山人曰：刘河间云，微脉者，若有若无，极细而软也，多兼于迟，主于阴寒。然或热甚、汗泄、吐利、气血损虚者，或阳厥极深者，或热极将死，脉欲绝者，脉亦有微、沉、缓、涩、迟、伏、濡、弱诸阴脉见也，不寒便言为寒，须以标本明之。先病为本，根本也；后病为标，稍末。又为病之气，为本；受病之脏腑经络，为标。世俗至此更不明其阳极热证，但以执其阴脉为寒，内外急救于阳，则残阴暴绝而反致死亡者，不少也。且察色、听声、问证、切脉为神圣工巧别病之四法，而脉最为下，则安可执巧之一法而去其神圣工之三法耶？又云：蓄热内甚，脉须疾数，以其极热蓄甚而脉道不利，反致脉沉细而欲绝，俗未明造化之理，反谓传为寒极阴毒者；或始得之，阳热暴甚而便有此证候者；或两感热甚者，通宜解毒加大承气下之。下后热稍退而未愈者，黄连解毒汤调之；或微热未除者，凉膈散调之；或失下热极，以致身冷脉微而昏冒将死，若急下之，则残阴暴绝而死，盖阳气后竭而然也，不下亦死，宜凉膈散或黄连解毒汤养阴退阳，积热渐以宣散，则心胸再暖而脉渐以生。又云：阳病热证不退，反见阴脉者死，脉近于绝故也。又云：脉暴出者死。阴衰欲绝而阳暴独胜，则脉暴出，少间阴气先绝，则阳气后竭而死矣。又云：逆冷脉沉细者，不过一日死。又云：脉阴阳俱虚，热不止者死。

壶仙翁治张文学病风热不解，时疫疠大行，他医诊其脉，两手俱伏，曰阳证见阴脉不治，欲用阳毒升麻汤升提之。壶曰：此风热之极，火盛则伏，非阴脉也，升之则死矣，卒用连翘凉膈之剂，一服而解。

唐志曰：袁州天庆观主首王自正，病伤寒旬余，四肢乍冷乍热，头重气塞，唇寒面青，累日不能食，势已甚殆。袁惟一医徐生，能调治此病，诊之曰：脉极细虚，是为阴证，必服桂枝汤乃可。观宇去城三里，徐居在城内，留药而归。未及煮，若有语之曰：何故不服竹叶石膏汤？王回顾不见。观中但有一老道士，适入市，只小童子在，呼问之曰：恰何人到此？曰：无人。自正惑焉。急遣邀徐医还，告曰：或教我服此如何？徐曰：寒燠如冰炭，君子之疾状已危，果饵前药立见委顿，他日杀人之谤非吾所能堪也。自为煮桂枝汤一碗，曰：姑饮之，正使不对病，犹未至伤生若已，发躁狂眩旋，用师所言未为晚。方酬答，次复闻耳旁人云：何故不肯服竹叶石膏汤？自正亦悚，俟命徐去，即买见成药两付，付童使煎，又闻所告如初，于是断然曰：神明三告我，殆是赐以便生，安得不敬听？即尽其半。先时所不能举，若载物千斤，攸而轻清，唇亦见暖，咽膈通畅，无所疑，悉服之，少顷汗出如洗，径就睡及平旦，脱然常时。自正为人谨饬常茹，素与人斋醮尽诚，姑为神所佑如此。

刘复真曰：暑脉虚而微弱，按之无力。又脉来隐伏，弦细芤迟皆暑脉也。脉虚身热，得之伤暑中暍，脉虚而微者是也。寒病传经，故脉日变；温热不传经，故脉不变。寒病遥洪有力者易治，芤细无力者难治，无脉者不治。若温热则不然，温有一二部无脉者，暑热有三四部无脉者，被火所逼勒而藏伏耳，非绝无也，于病无妨，攻之亦易。医人一切惊走，不知照经用辛寒药，火散而脉起，脉起而病愈，徒骇何益乎？要在辨之详耳。盖温热病，有中一二经始终只在此，一二经更不传遁别经者，其一二经或洪数，则别经弱且伏，依经络调之，则洪者平，伏者起，乃愈征也。昔在万历丁未三月间，予寓京师备员太仓库差，忽一日吏部同乡刘蒲亭驰报曰病剧求救。予就其寓，吏部同僚诸公环守之，已备后事。谵语抹衣、不寐者七八日，已御院吴思泉名医也，偕医数人治之。予诊脉，只关脉洪大，其余皆伏，乃书方竹叶石膏汤，诸公皆惊曰：吴等已煎附子理中汤，何冰炭如是？予诘之，吴云：阳证阴脉，故用附子。予曰：两关洪大，此阳脉也，其余经为火所伏，非阴脉也。吴厉声相争，予亦动色，自任诸公从之一剂，甫时即止谵语抹衣，就寐。片时，予视其脉已洪者平，而伏者起，诸公相视曰：此真张仲景也。又用辛凉药调理痊愈。脉证有相合者易知，有相左者难知，脉明而后可以辨证，证真而后可以施药，要在虚心细察，不可执己见而以百药尝试，令命在反掌间也。慎之慎之！

李士材曰：《伤寒论》中以一手脉伏为单伏，两手脉伏为双伏，不可以阳证见阴脉为例。火邪内郁不得发越，乃阳极似阴，故脉伏者，必有大汗而解。正如久旱将雨，必先六合隐晦，一回雨后，庶物咸苏也。

又曰：社友韩茂远伤寒九日以来，口不能言，目不能视，体不能动，四肢俱冷，众皆曰阴证。比余诊之六脉皆无，以手按腹，两手护之，眉皱作楚，按其趺阳大而有力，乃知腹有燥屎也，欲与大承气汤，病家惶惧不敢进，余曰：吾郡能辨是证者，惟施笠泽耳。延至诊之，与余言若合符节，遂下之，得燥屎六七枚，口能言，体能动矣。故按手不及足者，何以救此垂绝之证耶。

又曰：徽州太学方曾儒精神疲倦，腰膝异痛不可忍，医者皆曰肾主腰膝，乃用桂附之剂，缠绵两月，愈觉四肢痿软，腰膝寒冷，遂恣服热药，了无疑惧。比余视之，脉伏于下，极重按之振指有力，因思阳盛格阴，乃火热过极，反兼胜己之化，欲用苦寒之药，骇而弗从。又半月而寒愈甚，复来求治。余曰：寒势日增，乃热毒愈甚也，小便当赤，必畏沸汤，询之果然，方能信悦。余以黄柏三钱、龙胆草二钱、芩、连、栀子各一钱五分，加生姜七片为之向导，乘热顿服，移时便觉腰间畅快，三剂而痛苦失，用人参固本丸二两，一月而痊安。

张令韶曰：予治一妇人，伤寒九日，发狂面白，谵语不识人，循衣摸床，口目瞤动，肌肉抽搐，遍身手足尽冷，六脉皆无，死证悉具。诸医皆辞不治，予因审视良久，闻其声重且长，句句有力，乃曰：此阳明内实，热郁于内，故令脉道不通，非脱也。若真元败绝而脉无，必气息奄奄，不久即死，安得有如许气力大呼疾声久而不绝乎？遂用大承气汤，启齿而下，夜间解黑粪满床，脉出，身热神清，舌燥而黑，更服小陷胸汤二剂而愈。因思此证大类四逆，若误投之立死，及死之后，必以为原系死证，服之不效数也，不知病人怀恨于九原矣。

王养吾《痧症全书》曰：一老人陡发寒战，四肢厥冷，胸额焮热，冷汗如倾，六脉全无，气喘胀急欲绝，延医四五辈，有摇头不言者，有教以灌姜汤者，有用参苓以治之者，因其无脉故耳。先吃姜汤一碗，遍体筋抽疙瘩块起，余适至，幸未服药，随放血稍苏，投以药散不受，即吐酸水痰涎约有盆许，即索冷水，以矾水与之，又吐如前。煎丸并进，次晨脉见，但烦躁、发渴、作呕，急用温中药二剂而痊，治其多饮冷水之故耳。可见参苓不可妄投，服则大误。

王明德曰：腹痛脉伏，热极似寒，为医中之秘，自非高年老医不能辨其微，投附子理中即亡。秦皇士曰：痛极郁遏，脉反沉伏；痧胀腹痛，痛极而结，脉反停歇。

尚友山人曰：痧证腹痛，霍乱之证，往往肢冷无脉，误认寒而用姜附，误认虚而用参术，则祸不旋踵，以其皆非阳证见阴脉也。

滑伯仁、虞天民谓：斑疹脉多沉伏或绝无。吕沧州治一人，伤寒十日余，两手脉尽伏案（见前发斑条之内）。

仲景谓：阳病见阴脉者死。即《内经·平人气象论》所云：风热而脉静，难治。《灵枢·热病篇》所云：身热甚，阴阳皆静者，勿刺也。所谓勿刺者，有死征也。又热病七日八日，脉微小，病者溲血，口中干，一日半而死，脉代者一日死。华元化所云：温病发热甚，脉反小者，死。王叔和《脉经》所云：伤寒热盛，脉浮大者生，沉小者死。此与又可所谓脉厥相去天渊，速用大剂人参以救根本，或者可救十中之一。张景岳云：凡伏脉之见，虽与沉微细脱者相类，而实有不同。盖脉之伏者，以其本有如无，而一时隐蔽不见耳。此有胸腹痛剧而伏者，有气逆于经脉道不通而伏者，有偶因气脉不相接续而伏者，然此必暴病暴逆者乃有之，调其气而脉自复矣。此数种之外，其有积因延绵，脉本细微而渐至隐伏者，此自残炉将绝之兆，安得尚有所伏耶？又云：阳证阳脉，阴证阴脉，本为顺证，可以无虑，惟阳证阴脉则逆候也，为伤寒之最难，故古人直谓之死，余所为切与补者，正在此也。今以余所经验，凡正气虚而感邪者，多见阴脉。盖证之阳者，假实也；脉之阴者，真虚也。余于此必舍证从脉，所以十全其九。万密斋论疹脉云：凡出疹，自热起至收完，但看右手一指，洪大有力，虽有别证，亦不为害，此定存亡之要法也。景岳谓：按此即阳证得阳脉之义，若细软无力，则阳证得阴脉矣。元气即弱，安能胜此邪毒，是即安危之基也。

脉证不应

表证脉不浮者，可汗而解，以邪气微不能牵引正气，故脉不应。里证脉不沉者，可下而解，以邪气微不能抑郁正气，故脉不应。阳证见阴脉，有可生者，神色不败，言动自如，乃禀赋脉也。再问平日无此脉，乃脉厥也。

下后脉实亦有病愈者，但得证减，复有实脉，乃天年脉也。夫脉不可一途而取，须以神气形色病证相参，以决安危为善。

张崑源之室，年六旬，得滞下后重窘急，日三四十度，脉常歇止，诸医以为雀啄脉，必死之候，咸不用药。延余诊视，其脉三五不调，或二动一止，或三动一止，而复来，此涩脉也。年高血弱，下利脓血，六脉短涩，故非所能任。询其饮食不减，形色不变，声音烈烈，言语如常，非危证也，遂用芍药汤加大黄三钱，大下纯脓成块者两碗许，自觉舒快，脉气渐续而利亦止。数年后又得伤风咳嗽，痰涎涌甚，诊之又得前脉，与杏桔汤二剂，嗽止脉调，方知此妇凡病俱作此脉。大抵治病，务以形色脉证参考，庶不失其大段？方可定其吉凶也。

尚友山人曰：吕沧州东莱先生之后，治一贵客患三阳合病，脉皆长弦以方，涉海为风涛所惊，遂吐血一升许，且胁痛、烦渴、谵语，适是年岁运，左尺当不应，诸医以为肾绝。公曰：此天和脉，无忧也。遂投小柴胡汤减参加生地半剂，后俟其胃实，以承气汤下之，得利而愈。

止无定数为促结，有定数为代，三脉各有虚实轻重，不必执定促结轻而代重也，全要看形气之衰旺、为病之新久，以决其死生。滑伯仁《诊家枢要》云：气血食积痰饮，一有留滞于其间，脉必因之而止节矣，但当求其有神，何害之有？李士材《诊家正眼》云：惟伤寒心悸，怀胎三月，或七情太过，或跌打重伤，及风家、痛家俱不忌代脉，未可断其必死。

《内经·脉要精微论》曰：数动一代者，病在阳之脉也，泄及便脓血。仲景辨脉篇云：脉来缓时一止，复来者，名曰结；脉来数时一止，复来者，名曰促。脉阳盛则促，阴盛则结，此皆病脉。此有积滞，因而阻格之促结代也。"脉要精微论"曰：代则气衰。《伤寒论》曰：伤寒脉结代，心动悸，灸甘草汤主之。此气血弱不能接续之代脉也。李士材《诊家正眼》云：夫人身之气血，贯注于经脉之间，绵绵不息，脏气乖违则稽留凝滞，阻其运行之机，因而歇止者，其止为轻。若真元衰惫，则阳驰阴涸，失其揆度之常，因而歇止者，其止为重。张景岳云：留滞郁结等病，亦结脉之证应。然必其形强气实而举按有力，此多因郁滞者也。又有无病而一生脉结者，此其素禀之异常，无足怪也。舍此之外，凡病有不起而渐见脉结者，此必气血衰残，首尾不续之候，速宜培本，不得妄认为留滞。

体　厥

阳证脉闭，身冷如冰，为体厥。

施幼声，卖卜颇行，年四旬，禀赋肥甚，六月患时疫，口燥舌干、苔刺如锋、不时太息、咽喉肿痛、心腹胀满、按之痛甚、渴思冰水、日晡亦甚、小便赤涩、得涓滴则痛甚，此下证悉备，但通身肌表如冰、指甲青黑、六脉如丝，寻之则有，稍按则无，医者不究里证热极，但引陶氏《全生集》以为阴证。但手足厥逆，若冷过于肘膝，便是阴证，今已通身冰冷，比之冷过肘膝更甚，宜其为阴证一也；且陶氏以脉分阴阳，二证全在有力无力中分，今已脉微欲绝，按之如无，比之无力更甚，宜其为阴证二也。阴证而得阴脉之至，有何说焉？以内诸阳证竟置不问，遂定附子理中汤。未服延予至，以脉相参，表里互较，此阳证之最者，下证悉具，但嫌下之晚耳。盖因内热之极，气道壅闭，乃至脉微欲绝，此脉厥也。阳郁则四肢厥逆，况素禀肥盛，尤其壅闭，今六阳已极，以至通身冰冷，此体厥也。六脉如无者，群龙无首之象，证亦危矣，急投大承气汤，嘱其缓缓下之，脉至厥回，便得生矣。其妻闻一曰阴证，一曰阳证，天地悬隔，疑而不服。更请一医，指言阴毒，需灸丹田。其兄叠延三医续至，皆言阴证，妻乃惶惑。病者自言，何不卜之神明。遂卜得从阴则吉，从阳则凶，更惑于医之议阴证者居多，乃进附子汤。下咽如火，烦躁顿加，乃叹曰吾已矣，药之所误也。言未已更踯躅，逾时乃卒。嗟乎！向以卜谋生，终以卜谋死，误人还自误，可为医巫之鉴。

尚友山人曰：仲景阳明篇云：三阳合病，腹满身重，难以转侧，口不仁，面垢，谵语遗尿。发汗则谵语下之则额上生汗、手足逆冷。若自汗者，白虎汤主之。少阳篇云：伤寒五六日，额汗出、微恶寒、手足冷、心下满、口不欲食、大便硬、脉细者，此为阳微结，不得为少阴病。少阴篇云：少阴病，四逆，其人或咳、或悸、或小便不利、或腹中痛、或泄利下重者，四逆散主之。厥阴篇云：厥深者热亦深，厥微者热亦微，厥应下之。又云：伤寒脉滑而厥者，里有热也，白虎汤主之。按脉细即脉厥之渐，手足逆冷即体厥之渐，因阳微结故如此。若结甚则细者，或且至于无手足逆冷者，或且至于通身医不合内证，参之见厥，即以为寒，是杀人惨于用刃也。王太仆云：病人身寒厥冷，其脉滑数，按之鼓击于指下者，此名阳盛拒阴，非寒也。庞安常云：愚医昧于冷热之脉，但见足胫冷，多行四逆辈，如此死者，医杀之耳。李子建云：伤寒手足厥冷，当看阴阳，不可例作阴证。朱丹溪云：经曰恶寒战栗，皆属于热；又曰禁栗如丧神守，皆属于火。《素问玄机原病式》曰：病热甚而反觉自冷，此为热病，实非寒也。古人遇战栗之证，有以大承气下燥粪而愈者。恶寒战栗明是热证，但有虚实之分耳。

许叔微云：癸丑年，故人王彦龙作毗陵仓官，季夏时病胸项多汗、两足逆冷、谵语，医者不晓，杂进药，已经旬日。予诊之，其脉关前濡，关后数，予曰：当作湿温治之。盖先受暑后受湿，暑湿相搏，是名湿温，先以白虎加人参汤，次白虎加苍术汤，头痛渐退、足渐温、汗渐止，三日愈。

孙兆治保庆门外有酒家姓姜者，善歌唱，孙爱之。忽数日不见，使人问之，则曰病久将命绝。孙诊之遍身皆润，两足冷至膝，小腹满，不省人事，六脉皆小弱而急，问其所服药，取而视之，皆阴病药也。孙曰：此非受病重，药能重病耳。遂用五苓散、白虎汤十余帖，病少苏，再服痊愈。姜氏既按诣孙谢，因请问曰：其得病剧，蒙赏药一治而苏，愿闻治法。孙曰：汝病伤暑也，始则阳微厥而脉小无力，众医谓阴病，遂用阴药，其病愈厥。予用五苓散大利小便，则腹减；白虎解利邪热，则病愈。凡阴病胫冷，两臂亦冷，汝今胫冷臂不冷，则非下厥上行，所以知是阳微厥也。

王宇泰案云：余云衢太史，形气充盛，饮啖兼人，辛卯夏六月，患热病，肢体不甚热，而间扬掷手足如扰躁状，昏愦不知人事，时发一二语不可了而非谵也，脉微细如欲绝，有谓是阴证宜温者，有谓当下者，时座师陆葵日先生与曾植踏、冯琢庵二太史皆取决于予，予谓是阳病见阴脉，在法为不治，然素禀如此，又值酷暑外烁，酒灸肉炎，宜狂热如焚、脉洪数有力，而此何为者？岂热气怫郁不得伸而然耶，且不大便七日矣，姑以大柴胡汤下之，时大黄只用二钱，又熟煎。而太医王雷庵力争，以为太少不若用大承气，余曰：如此脉证岂宜峻下，待大柴胡不应而后用调胃承气，调胃承气不应而后用小承气以及大承气未晚也。已服药，大便即行，脉已出，手足温矣。余谓雷庵曰：设用大承气能免噬脐之悔哉？继以黄连解毒汤数服而平。七月初遂与陆先生同殿试南京，不复发矣。明年予请告归田，偶得刘河间《伤寒直格》读之，然后抚卷而叹曰：古人先得我心矣，余太史所患，正失下热极，以致身冷脉微而昏冒欲绝者也。下与不下、大下与微下，死生在呼吸间，不容发。呜呼！可不慎哉！宜表而出之，以为世鉴。

喻嘉言《寓意草》案云：黄长人犯房劳，病伤寒，守不服药之戒，身热已退十余日外，忽然昏沉、浑身战栗、手足如冰，举家忙乱，亟请余至。一医已合就姜附之药矣，余适见而骇之。姑俟诊毕，再三辟其差谬。主家自疑阴证，言之不入，又不可以理服，只得与医者约曰：此一病药入口中，出生入死，关系重大，吾与丈各立担承，倘至用药差误，责有所归。医者曰：吾治伤寒三十余年，不知什么担承。余笑曰：有吾明眼在此，不忍见人活活就毙，吾亦不得已也，如不担承，待吾用药。主家方才心安，亟请用药。余以调胃承气约重五钱，煎成，热服半盏，少顷又热服半盏，其医见厥渐退、人渐苏，知药不误，辞去。仍与前药服，至剂终，人事大清。忽然浑身壮热，再与大柴胡一剂，热退身安。门人问曰：病者云系阴证见厥，先生确认为阳证而用下药，果应其理，安在？答曰：凡伤寒病初起发热，煎熬津液，鼻干、口渴、便秘，渐至发厥者，不问而知为热也。若阳证忽变阴厥者，万中无一，从古至今无一也。盖阴厥得之阴证，一起便直中阴经，唇青面白、遍体冷汗、便利不渴、身蜷多睡、醒则人事了了，与伤寒传经之热邪，转入转深、人事昏惑者，万万不同。如此病先犯房室，遂成伤寒病者，始能无药，阴邪必轻，旬日渐发，尤非暴证，安得以阴厥之例为治也耶？且仲景明言，热深发厥之旨，原未论及阴厥，至于阳分之病，而妄汗、妄吐、妄下以致势极，如汗多亡阳，吐利烦躁，四肢逆冷者，皆因用药差误所致，非以四逆、真武等汤挽之，则阳不能回，亦原不为阴证立方也。盖伤寒才一发热发渴，定然阴分先亏，以其误治阳分，比阴分更亏，不得已从权用辛热先救其阳，与纯阴无阳、阴盛格阳之证相去天渊，后人不窥制方之意，见有成法，转相效尤，不知治阴证以救阳为主，治伤寒以救阴为主。伤寒纵有阳虚当治，必看其人血肉充盛，阴分可受阳药者，方可回阳。若面黧舌黑、身如枯柴，一团火邪内燔者，则阴已先尽，何阳可回耶？故见厥除热，存津液元气于什一，已失之晚，况敢助阳劫阴乎？因为子辈详辨，并以告后之业医者。

王养吾《痧症全书》云：痧证气血不流，脉息沉伏，四肢厥冷，不省人事，陡发寒战，冷汗如倾，不比伤寒直中三经阴证，遂用桂附参芪也。

仲景《伤寒论》阳明有急下之三条，少阴有急下之三条，而又可脉厥条曰缓缓下之，体厥条亦曰缓缓下之。喻嘉言案以调胃承气汤约重五钱，煎成，热服半盏，少顷又热服半盏，亦缓缓下之也。盖阴气未残，可胜急下；阴气已残，而急下则恐阴阳离散耳，非刘河间不能达此微妙之理，其用凉膈散，大黄用酒浸，且不煎汤而为散，又每服只三钱，其缓为何如哉。夫古人之处事也，有当用急者不可不神其断，如孔子之诛少正卯，是已而迟留则愈以养奸；有当用缓者不可不巧其施，如孔子之亦猎较是已，而疾骤则反以致乱；至于急中之缓，缓中之急，无不动合机宜而善识时势。孰谓医虽小，道不其然乎。

凉膈散

连翘_{四两} 大黄_{酒浸} 芒硝 甘草_{二两} 栀子_{炒黑} 黄芩_{酒炒} 薄荷_{一两}

为末，每服三钱，加竹叶、生蜜煎。叶生竹上，故治上焦。

尚友山人曰：一医治伤寒发狂月余，以丸药数钱下之，去黑粪无数，奄奄一息，徐以人参膏灌之瘳。此亦以久病元气已惫，不胜大下、速下，故取用丸药之数钱，丸者缓也，与河间用凉膈散之意同。

乘　除

病有纯虚纯实，非补即泻，何有乘除？设遇既虚且实者，补泻间用，当详孰先孰后、从少从多、可缓可急，随其证而调之。

吴江沈青来室，少寡，素多郁怒，而有吐血证，岁二、三发，吐后即已，无有他证，盖不以为事也。三月间病，并非旧证，但小发热、头疼身痛、不恶寒而微渴。夫恶寒不渴者，乃感冒风寒，今不恶寒微渴者，疫也。至第二日，旧证大发，吐血胜常，更加眩晕、手振、烦躁，种种虚状，饮食不进，且热渐加重，医者病者，但见吐血，以为旧证复发，不知其为疫也，故以发热认为阴虚，头疼身痛，认为血虚，不察未吐血前一日，已有前证，非吐血后所加之证也。诸医议补，问余可否？余曰：失血补虚，权宜则可，盖吐血者内有结血，正血不能归经，所以吐也。结血牢固，岂能吐乎，能去其结，于中无阻，血自归经，方冀不发。若吐后专补，补则血满，既满不归，血从上溢也。设用寒凉，尤误投补剂者，只顾目前之虚，用参暂效，不能拔去病根，日后又发也。况又兼疫，今非昔比，今因疫而发，血脱为虚，邪在为实，是虚中有实，若投补剂，始则以实填虚，沾其补益，既而以实填实，灾害立至。于是暂用人参二钱，以茯苓、归、芍佐之，两剂后，虚证咸退，热减六七，医者病者，皆谓用参得效，均欲速进。余禁之不止，乃恣意续进，便觉心胸烦闷，腹中不和，若有积气，求哕不得，此气不时上升，便欲作呕，心下难过,遍体不舒,终夜不寐,喜按摩捶击,此皆外加有余之变证也。所以然者,只有三分之疫,只应三分之热,适有七分之虚,经络枯涩,阳气内陷,故有十分之热,分而言之,其间是三分实热,七分虚热也。向则本气空虚,不与邪搏,故无有余之证,但虚不任邪,惟懊恼郁冒,眩晕而已,今投补剂,是以虚证减去,热减六七,所余三分之热者,实热也,乃是病邪所致,断非人参可除者。今再服之,反助疫邪,邪正相搏,故加有余之变证,因少与承气微利之而愈。按此病设不用利药,宜静养数日亦愈,以其人大便一二日一解,则知胃气通行,邪气在内,日从胃气下趋,故自愈。间有大便自调而不愈者,内有湾粪,隐曲不得下,下之得宿粪极臭者,病始愈。设邪未去,恣意投参,病乃益固,日久不除,医见形体渐瘦,便指为怯证,愈补愈危,死者多矣。要之,真怯证世间从来罕有,今患怯证者,皆是人参补药酿成。近代参价若金,服者不便,是以此证不死于贫家,多死于富室也。

尚友山人曰:王宇泰云,血从下出者,顺;从上出者,逆。一应血上溢之证,苟非脾虚泄泻、羸瘦不禁者,皆当以大黄醋制和生地黄汁及桃仁泥、牡丹皮之属引入血分,使血下行,以转逆而为顺,此妙法也。不知此而日从事于芩连栀柏之属,辅四君而行之,使气血俱伤,脾胃两败,今医治血证,百岂有一生者耶。

李士材云:古人用大黄治虚劳吐血,意甚深微。盖浊阴不降,则胃阳不升;瘀血不去,则新血不生也。

史搢臣云:人或偶尔吐血,不可概作虚劳而论,其中有因伤寒而吐血者,有因伤暑而吐血者,有因伤力而吐血者,有因跌扑而吐血者,有因过服补药而吐血者,有因恼怒伤肝而吐血者,有因呕吐损破胃脘而吐血者,有因澡堂洗浴过暖而吐血者,皆非房劳肾虚吐血者比。今人一见吐血，便用劳瘵寒凉之药，明非虚劳而逼为虚劳，及至脾损胃败，多不可救。人有此病，当分别门类而治，不可遽用虚劳之药，为害匪轻。

又云：人知参能补人，不知亦能害人。贵介之家，平昔淫欲日有，一旦有病，即疑为虚，重投以参，大寒大热俱伏在内。始以参医病，既用药医参病，可医参难医，是两病也，虽扁鹊莫措其手，慎之慎之！

王明德云：吾邮向有一邢姓者，家素封，其妻将产，逾三日不下，闷晕，已无生理，惟胸前尚暖，诸医丛集，莫之所措，急问计于愚。愚酌而药之，嘱令先以所煎薰其鼻，得嚏则可苏，俟其欲饮，渐以服之，但能服及半，其胎即可立生；但于既生后，便当尽倾其余，恐误令再服，则不救。维时西蜀未通车书，芎䓖腾贵，其值越乎参之数倍，愚更赠以家所素蓄，其夫感甚，濒行更再嘱之。比如法以治，果为得嚏而苏，其妻知方之从愚得，且赠以真剂也，急索长饮，移时其胎立下，则已息而腐矣。妻以生还自幸，命夫焚香遥谢，其夫亦以喜出望外，焚谢其祖若宗，遂竟亡愚所谆嘱，举家又各出司其他，其伺于产妇侧者，惟妇之母而已。目击剂效甚，且念参为补剂，所用甚多，合计所值约十余金，不忍舍以服他人，复举以饮其女，其女亦自谓得效最殊，复一饮而尽。及其夫入户，则忽胀满不能卧，其神渐昏晕，复问计于愚，愚曰：此必产后又服其余，否则不当如是。令急归察之，倘果如是，则急为备，无再计也。既而果然。按此未产前，藉人参之力，以壮气而逐朽胎即产，后误人参之补以助气而固恶血，故未产而服人参，既产则有宜有不宜，朱丹溪大补气血一语岂可执煞乎。

又可谓虚中有实最妙。蒋仲芳《医宗说约》治法册有虚中实议论，医案附录之以与吴论共相发明。蒋云：虚中实者，本虚而标实也。如年老久病、气血两虚，若兼内有所积，外有所感，补之不应也。至于伤寒热病后元气虽虚，补之必复热。若多食食复，尤宜消导。疟后痢后中气脾元未复，饮食易伤，风寒易袭，最宜细察。产后发热血虚者多，若兼恶露不行，腹有块痛，其热也血滞无疑；若兼胸腹满闷、咽酸恶心，其热也停食无疑，若不用行瘀消导而概施补血之品，其能愈乎？小儿痘后惟当补虚，倘兼他病，亦宜察风食而调理之。盖表虚则风易入，脾虚则食易伤也。

周忠介公夫人年六十余，患痰喘五六年，医药无效，士材先师诊之曰：右寸浮洪，肺有实邪，须用麻黄、石膏、半夏、防风、细茶、生姜等件，药虽峻而病当之无畏也，投之果愈。但麻黄只可用二三分，服后兼须避风耳。

山塘吴氏母年六十余，外患腹痛，日泻四五行已三四年矣，遍治不愈。予诊之二尺沉紧，予曰：内有沉积也。用熟大黄三钱入本病药中煎服，一剂而病如失。

管于谏夫人小产后恶露不止，屡发昏晕、面色㿠白、恶心不食、自汗、六脉微细而数，治以四物汤加参、术、姜灰，服数剂，虚证稍退而血亦止，但大便秘结、腹痛不食如故，而咽酸发热尤甚，诸医束手。予于前方中加酒蒸大黄二钱，大便始润而发热咽酸渐愈。

崇明萧氏寄居吴门之西山，有妇二十余岁，素虚弱，患热病将一月，医者满堂弗愈，一夕忽死，其父叩门求救，予曰：已死矣，又何救焉？彼曰：死其分也，若得一决尤所甘心。不得已而往至其家。帐已揭，帛已焚，恸哭之声彻于中外。予就视之，脉虽无，重按尚存，心口微温，予曰：似有生机。即用竹沥灯心生姜汤灌之，咽下一口，少顷微动，细察之腹痛甚，问其大便，云二十日不食亦不行矣。予以大黄一两、芒硝五钱、桃仁、当归各三钱与之，众骇曰：素有弱证，且病久，何能堪此？予曰：更有法在。强与之，遂去黑粪半桶，即用人参五钱煎汤补之。盖因其素弱，急下后不得不峻补也，调理月余而愈，今连生三子。此诸医因其虚而不治其实，几误矣。从此亦可例推。

一新产发热，投之四物及童便姜灰之类不应，予诊其脉，右弦滑、左微细，予曰：是必咽酸饱闷停食故也。以神曲、山楂、厚朴等治之而愈。

尚友山人曰：按沈青来室之案云，素有吐血证，是虚也，而忽发热、头疼身痛、微渴，外感微疫，则虚中实也，此时宜治其实，无如，至第二日旧病大发，吐血胜常，眩晕手战，则又实中虚矣，此时又宜先治其虚，故服人参、归、芍、茯苓甚效，两剂后虚证咸退，则虚已变实，此时又宜逐疫以治其实，是以续进补剂便觉心胸烦闷云云，而少与承气微利之则愈也。昔贤论证治虚实分途，然有虚中实、实中虚、虚变实、实变虚、虚似实、实似虚种种微妙之处，非因时制宜，鲜有不坏事者。又可云补泻间用，当详孰先孰后、从少从多、可缓可急，随其证而调之，岂非大药王之立训哉。

病之实中虚者，人第见其实，而智者独虑其虚，故起手即用补法，如仲景脉浮紧者，法当身疼痛，宜以汗解之，假令尺中迟者，不可发汗，何以知之然？以营气不足血少故也诸条是已。病之虚中实者，人每虑其虚，而智者先去其实，故虽久不惮攻法，如仲景大病差后劳复者，枳实栀子汤是已。予因此而悟，恒言"虚热"二字，有虚即是热者，治虚而热自退，不必治热，如肾水枯衰以致命火亢厉，用六味地黄汤；劳倦过动以致虚阳不敛，用人参归脾汤；失血之后大渴烦躁，用当归补血汤。有虚而又热者，此热或外感、或内郁，治虚须兼治热，拘用东垣甘温除大热、丹溪虚火可补参术之属。单治其虚，热必不除，如仲景生姜泻心汤用人参、甘草，又用黄芩、黄连是也，此虚中有火之为热。如虚中有滞以致热，则当泻滞不当泻火，风寒滞用羌防，食滞用麦芽，气滞用枳槟，痰滞用橘半，血滞用桃仁，疫滞用大黄。世人将虚热二字串看，不知有合有分，是一是二，因于此而明辨之。

又可谓真怯证世间从来罕有，今患怯证者皆是，人参补药酿成，此非理道之言也。夫五劳六极以至传尸之瘵，天下之患真怯者不少，岂从来所罕有乎？又岂皆人参所酿成乎？惟王节斋云：凡酒色过度，损伤肺肾真阴者，不可过服参芪，盖恐阳旺而阴消也。张景岳云：有一等元阴亏乏而邪火烁于表里，神魂躁动，内外枯热，若王节斋云阳旺则阴愈消，及节要云阴虚火动者，勿用。

又曰：肺热还伤肺等说固有此理，亦不可谓其尽非。赵养葵云世之用寒凉者固不足齿，间有知用参芪者，不知先壮水以制火，而遽投参芪以补阳，反使阳火旺而金益受伤，此不知后先之着者也。然景岳又云：扁鹊曰：损其肺者益其气，须用人参以益之，肺气既旺，余脏之气皆旺矣。赵养葵又云：自节斋一言而世之受病、治病者，无问阳虚阴虚而并弃之，若砒毒冤哉。盖天地之理，阳统乎阴，血随乎气，故治血必先理气，血脱必先益气，古人之妙用也。凡内伤暴吐血不止，或劳力过度其血妄行，出如涌泉，口鼻皆流，须臾不救即死，急用人参一两或二两为细末，入飞萝面一钱，新汲水调如稀糊，不拘时啜服，或用独参汤亦可。古方纯用补气，不入血药何也？盖有形之血不能速生，无形之气所当急固，无形自能生有形也。若有真阴失守，虚阳泛上，亦大吐血，又须八味地黄汤固其真阴，以引火归元，正不宜用人参，不欲其上浮也，及火既引之而归矣，人参又所不禁。阴阳不可不辨，而先后之分，神而明之，存乎人耳。喻嘉言云：虚上加虚而至于损元气。索然，丹溪每用人参膏至十余斤，多有得生者，其见似出东垣之右。观诸公之治怯证，正恃人参以回生，故古今验方如琼玉膏、大造丸、三才封髓丹、人参固本丸之类，不一而足，而乃谓皆是人参补药酿成可乎哉。因误补，痰证成怯之一端，而遂以概虚劳致怯之别项，故曰非理道之言也。

杂气论

日月星辰，天之有象可睹；水火土石，地之有形可求；昆虫草木，动植之物可见；寒热温凉，四时之气往来可觉。至于山岚瘴气，岭南毒雾，咸得地之浊气，犹或可察，而惟天地之杂气种种不一，亦犹天之有日月星辰，地之有水火土石，气交之中有昆虫草木之不一也。草木有野葛巴豆，星辰有罗计荧惑，昆虫有毒蛇猛兽，土石有雄硫砒信，万物各有善恶不等，是知杂气之毒，亦有优劣者。然气无形可求，无象可见，况复无声无臭，何能得睹得闻。人恶得而知其气，又恶得而知其气之不一也。是气也，其来无时，其着无方，众人有触之者，各随其气而为诸病焉。其为病也，或时众人发颐，或时众人头面浮肿，俗名为大头瘟是也；或时众人咽痛，或时声哑，俗名为虾蟆瘟是也；或时众人疟痢，或为痹气，或为痘疮，或为斑疹，或为疮疥疔疡，或时众人目赤肿痛，或时众人呕血暴亡，俗名为瓜瓤瘟、探头瘟是也；或时众人瘰疬，俗名为疙瘩瘟是也。为病种种，难以枚举，大约病偏于一方，沿门阖户，众人相同者，皆时行之气，即杂气为病也。为病种种，是知气之不一也，盖当时适有其气专入某脏腑、某经络，专发为某病，故众人之病相同，是知气之不一，非关脏腑经络或为之证也。夫病不可以年岁四时为拘，盖非五运六气所能定者，是知气之所至无时也。或发于城市，或发于村落他处，截然无有，是知气之所着无方也。疫气者，亦杂气中之一，但有甚与他气，故为病颇重，因名之疠气。虽有多寡不同，然无岁不有，至于瓜瓤瘟、疙瘩瘟，缓者朝发夕死，急者顷刻而亡，此又诸疫之最重者，幸而几百年来罕有之证，不可以常疫并论也。至于发颐、咽痛、目赤、斑疹之类，其时村落中偶有一二人所患者，虽不与众人等，然考其症甚合某年某处众人所患之病，纤悉相同，治法无异，此即当年之杂气，但目今所钟不厚，所患者希少耳，此又不可以众人无有，断为非杂气也。况杂气为病最多，而举世皆误认为六气。假如误认为风者，如大麻风、鹤膝风、痛风、历节风、老人中风、肠风、厉风、癫风之类，概用风药未尝一效，实非风也，皆杂气为病耳；至又误认为火者，如疔疮、发背、痈疽、疡毒、气毒、流注、流火丹毒与夫发斑、痘疹之类，以为诸痛疮疡皆属心火，投芩连栀柏未尝一效，实非火也，亦杂气之所为耳；至于误认为暑者，如霍乱、吐泻、疟痢、暴注腹痛、绞肠痧之类，皆误认为暑，因作暑证治之未尝一效，与暑何与焉。至于一切杂证无因而生者，并皆杂气所成，从古未闻者，何耶？盖因诸气来而不知，感而不觉，惟向风寒暑湿所见之气求之。既已错认病原，未免误投他药。《大易》所谓或系之牛，行人之得，邑人之灾也。刘河间作《原病式》，盖祖五运六气，百病皆原于风寒暑湿燥火，谓无出此六气为病，而不知杂气为病更多于六气。良以六气有限，现在可测；杂气无穷，茫然不可测也。专务六气不言杂气，焉能包括天下之病欤。

尚友山人曰：陶尚文云，疫气之中人轻重不一，仲景无治法，后人用败毒散治，甚得理，然亦有愈不愈者。盖疫气有浅深，资禀有壮怯。怯而受戾气之深者,虽智者尚不能,况庸劣之士乎。若资禀壮实,所感又浅,则庶几可愈,切不可作伤寒正治而大汗大下也,但当从乎中治,而用少阳阳明二经药,看所中阴阳经络脉证而以二方加减和治之,殊为切当,学者亦详察之,毋忽。王养吾云:《伤寒论》中不及瘟疫,心窃疑焉,何况后世所云痧胀乎。不知其间详者义例甄别,略者指趣该洽,散之若截然殊科,统之则约于一贯,在读而用之者何如耳。按此皆谓仲景未论瘟疫,然喻嘉言瘟疫论中引《伤寒论》平脉篇内一条以为阐发奥理,全非伤寒中所有事,乃论疫邪从入之门,变病之总,余细译之,自然不易,何以前人俱未窥见,宜林北海称之眼光如电也。又考喻嘉言之论曰:春无愆阳,夏无伏阴,秋无凄风,冬无苦雨,乃至民无夭札,物无疵疠,太和之气,弥满乾坤,安有所谓瘟疫哉?然而,周礼傩以逐疫方相氏掌之,则瘟疫之由来古有之矣。乡人傩孔子朝服而致其诚敬,盖以装演巨像为傩神,不过仿佛其形,圣人以正气充塞其间,俾疫气潜消乃位育之实功耳。古人元旦汲清泉以饮芳香之药,上巳採兰草以袭芳香之气,重涤秽也。后汉张仲景著《伤寒论》欲明冬寒、春温、夏秋、暑热之证,自不能并入疫病以混尝法,然至理已毕具于脉法中。夫四时不正之气,感之者因而致病,初不名疫也,因病致死,病气尸气混合不正之气,斯为疫矣。以故鸡瘟死鸡,猪瘟死猪,牛马瘟死牛马,推之于人,何独不然。所以,饥馑兵凶之际,疫病盛行,大率春夏之交为甚。盖温暑热湿之气,交结互蒸,人在其中,无隙可避,病者当之魄汗淋漓,一人病气足充一室,况于连床并榻,沿门阖境,共酿之气,益以出户,尸虫载道,腐壦燔柴,掩席委壑投崖,种种恶秽,上溷苍天清净之气,下败水土物产之气,人受之者,亲上亲下病从其类,有必然之势。如世俗所称大头瘟者,头面腮颐肿如瓜瓠者是也；所称虾蟆瘟者，喉痹失音、颈筋胀大者是也；所称瓜瓤瘟者，胸高胁起、呕汁如血者是也；所称疙瘩瘟者，遍身红肿、发块如瘤者是也；所称绞肠瘟者，腹鸣干呕、水泻不通者是也；所称软脚瘟者，便清泄白、足重难移者是也。小儿痘疮尤多以上疫证，不明治法，咸委劫运，良可伤悼。大率瘟疫痘疹，古昔无传，不得圣言，折衷是以堕落坑堑，曾不若俗见摸索病状，反可顾名思义也。昌幸微窥仲景一斑，其平脉篇中云：寸口脉阴阳俱紧者，法当清邪中于上焦，浊邪中于下焦。清邪中上名曰洁也，浊邪中下名曰浑也。阴中于邪必内栗也，表气微虚，里气不守，故使邪中于阴也。阳中于邪必发热头痛、项强颈挛、腰痛胫酸，所谓阳中雾露之气，故曰清邪中上，浊邪中下。阴气为栗，足膝逆冷，便溺妄出，表气微虚，里气微急，三焦相溷，内外不通，上焦怫郁，脏气相薰，口烂食龂也；中焦不治，胃气上冲，脾气不转，胃中为浊，荣卫不通，血凝不流，若卫气前通者，小便赤黄，与热相搏，因热作使，游于经络，出入脏腑，热气所过，则为痈脓；若阴气前通者，阳气厥微，阴无所使，客气入内，嚏而出之，声嗢咽塞，寒厥相逐，为热所拥，血凝自下，状如豚肝；阴阳相厥，脾气孤弱，五液注下，下焦不阖，清便下重，令便数难，脐筑湫痛，命将难全。凡二百六十九字，所谓赤文绿字，开天辟地之宝符，人自不识耳。篇中大意谓人之鼻气通于天，故阳中雾露之邪者，为清邪，从鼻息而上入于阳，入者发热头痛、项强颈挛，正与俗称大头瘟、虾蟆瘟之说符也；人之口气通于地，故阴中水土之邪者，为饮食浊味从口舌而下入于阴，入则其人必先内栗、足膝逆冷、便溺妄出、清便下重、脐筑湫痛，正与俗称绞肠瘟、软脚瘟之说符也。然从鼻从口所入之邪，必先注中焦，以次分布上下，故中焦受邪因而不治，中焦不治则胃中为浊，营卫不通，血凝不流，其酿变即现中焦，俗称瓜瓤瘟、疙瘩瘟等证，则又阳毒痈脓、阴毒遍身青紫之类也，此三焦定位之邪也。若三焦邪溷为一，内外不通，脏气薰蒸，上焦怫郁，则口烂食龂。卫气前通者，因热作使，游行经络脏腑，则为痈脓；营气前通者，因召客邪嚏出声嗢咽塞，热拥不行，则下血如豚肝，然以营卫渐通故非危候。若上焦之阳、下焦之阴两不相接，则脾气于中难以独运，斯五液注下，下焦不阖而命难全矣。伤寒之邪先行身之背，次行身之前，次行身之侧，由外廓而入。瘟疫之邪则直行中道，流布三焦，上焦为清阳，故清邪从之上入；下焦为浊阴，故浊邪从之下入；中焦为阴阳交界，凡清浊之邪，必从此区分，甚者三焦相溷，上行极而下，下行极而上，故声嗢咽塞、口烂食龂者，亦复下血如豚肝，非定中上不及下，中下不及上也。伤寒邪中外廓，故一表即散；疫邪行在中道，故表之不散。伤寒邪入胃府则腹满便坚，故可攻下；疫邪在三焦散漫不收，下之复合，此与治伤寒表里诸法有何干涉。奈何千年愦愦试折衷以圣言，从前谬迷宁不涣然冰释哉。治法，未病前预饮芳香正气药，则邪不能入，此为上也。邪既入，急以逐秽为第一义，上焦如雾升而逐之，兼以解毒；中焦如沤疏而逐之，兼以解毒；下焦如渎决而逐之，兼以解毒。营卫既通，乘势追拔，勿使潜滋。喻论如此，而其讥吴又可以为疏里则下早可知，战汗则失表可知，只是自呈败阙，不知非疏里则表不透，非战汗则病不解。吴又可自为疫邪之传内者言之，非下早也；里气通，向来郁于肌肉一半传外之邪，然后尽达肤表，非失表也。不细绎其意旨而妄为之訾议，岂九原不复作遂，可厚诬乎。且谓人之鼻气通于天，清邪从鼻息而上入于阳；人之口气通于地，浊邪从口舌而下入于阴，非吴又可邪从口鼻而入之旨耶。谓从鼻从口所入之邪必先注中焦，以次分布上下，非吴又可邪伏膜原表里分传之旨耶。谓疫邪行在中道，故表之不散，非吴又可表虽有汗，徒损真气，邪气深伏，何能即解及表而再表之说耶？谓疫邪在三焦散漫不收，下之复合，非吴又可里而再里，复瘀到胃之说耶。谓此与治伤寒表里诸法有何干涉，非吴又可辨明伤寒时疫之说耶。至于大头、虾蟆、瓜瓢、疙瘩等瘟，吴又可已一一言之，虽喻嘉言检出仲景平脉篇中清邪中于上焦一段，以为瘟疫立论，可谓千古只眼，然亦见吴又可杂气论因而触发出来，奈何取其义而反摘其非乎，殊非平情。第又可既著杂气论诸如大头、虾蟆等瘟，非人中黄、连翘、牛蒡、板蓝根等解毒不可，而集中之方，其外散者，太阳用羌活，阳明用葛根，少阳用柴胡，清热用黄芩、知母，大渴大汗用石膏；其内泄者，用大小三承气，并无解毒一二味，勿惑乎。喻嘉言议其究竟所指之疫，仍为伤寒、伤温热之正病也。然周禹载又谓：吴又可皆论寻常所有疫疠，喻嘉言只论天地不正之大疫，各极快畅，不可执一。余谓大头、虾蟆等瘟非兼普济消毒饮、人中黄丸、运气五瘟丹等，何以为善治乎？集中总未之及，终为漏义，故选集诸方以补之。张路玉纂《伤寒绪论》云：夫瘟疫证类多端，岂可一律而论，若伤于气则头项肿胀，伤于血则肢体疙瘩，伤于胃则呕汁如血，伤于肠则水泄不通，至入脏则不知人，不待就药则毙矣。大法以证为则，无以脉诊，其伤之轻者，二三日尚能行动，至四五日后忽然大热，慎勿误认伤寒而与表药发汗，不惟不解，其热转甚而危殆矣。其初病恶寒、发热、头痛，宜败毒散；躁热不得汗，通解散；头痛如破，十神汤；兼瘴疠脚膝疼软，独活散，此皆为表证多者立方也。若一病便壮热无寒、多汗、神昏、呕逆、痞满等症，又当从凉膈、双解、三黄石膏、黄连解毒两解表里法治之。古人以普济消毒饮治大头瘟，荆防败毒散治捻颈瘟,生犀饮治瓜瓤瘟,清热解毒汤下人中黄丸并刺块出血治杨梅瘟,三棱针刺入委中三分出血及服人中黄散治疙瘩瘟,苍术白虎汤治软脚瘟,双解散探吐治绞肠瘟,此皆昔人已验之方,足补仲景之未逮也。

又曰,杂气即伤寒,序例所谓异气也。虞天民《医学正传》云:或问庞安时《伤寒总病论》所载时行瘟疫,谓春有青筋牵证,其候颈背双筋牵急、先寒后热、腰强急、脚缩不伸、胫中欲折,或眼黄、项背强直;夏有赤脉拂证,其候口干舌裂、咽塞战掉、惊动不定;秋有白气狸证,其候经络壅滞、皮毛坚竖、发泄体热、生斑、气喘引饮、心腹膨胀;冬有黑骨瘟证,其候腰痛欲折、胸胁如刀刺切痛;心腹膨胀四季有黄肉随证,其候颈下结核、头重项直,或皮肉强硬而隐隐发热。尝闻医有贤愚,疾无今古,近年以来,未尝有以上诸证,何今古之不同欤?请明言其故。幸甚曰:瘟疫之证,素无定体,或气运之变迁,或世情之不古,愧予年逾八秩略未见此异证,或世有之而予未之见欤,抑亦见之而予未之识欤。安时禀出类拔萃之资,为一代名世之士,著述方书以为后学之矩范,岂好为异说以欺世罔俗哉,姑录之以俟达者再论。按虞氏所引庞安时论,青筋五证即杂气之谓。又安时曰:疫气之发,大则流行天下,次则一方,次则一乡,次则偏着一家,悉由气运郁发,有胜有伏,乃正退位之所致也。视斯疾者,其可不推运气而治之乎?

又曰:王养吾《晰微补化书》所论痧证,亦即杂气为病,其言曰:痧证寒热不由外感,其毒从鼻吸而入,搏击肌表。又云:痧亦时行之气所钟,所称大头瘟者,下部非不病也,惟上部独甚耳;所称疙瘩瘟者,内非不病也,特现于外耳;所称虾蟆瘟者,腹非不病也,特痹于喉耳。他证多端,惟以清热解毒治之,先上先下、从内从外，因病而施方，能中病以上诸证，用普济消毒饮最妙。又云：痧筋不同，有现者，有微现者，有乍隐乍现者，有伏而不现者。其现者，毒入于血分者多；乍隐乍现者，毒入于气分者多；微现者，毒阻于气分者多；伏而不现者，毒结于血分者多。现者人知刺放矣。微现者毒阻于肠胃，痧筋不能大显，虽刺无血，即略有血，点滴而不流，治疗之法但宜通其肠胃，痧筋自现，从而刺之可也。乍隐乍现者，不知待现而放之矣。至伏而不现者，虽欲放而无可放，必从脉不合证，辨之孰为所发之病在缓，孰为所见之症甚急，即证与脉相合，又须细辨其何。痧治法，结于血者散其瘀，结于食者消其食，结于痰积者祛其痰积，待结散之后，痧筋必然复现，然后刺放，则病可得而理也。又谓痧证最多，因广集诸杂证兼痧者，与又可此条杂气为病更多于六气之说相符也。

又曰：万密斋云：天有五星，地有五行，人身中之五脏应之，五疫之鬼，其五者之变化乎。曾有病疫，死者遊魂不散，随气往来，乘人之虚而中之，致有天亡曰尸疰、曰伏连、曰殗殜，皆此类也。

又云：病疫之人，所出之汗、所出之便溺，无非恶毒之气，或有触犯者，从鼻而入上至脑中，流于诸经之中，令人染病矣。又曰：按礼记，月令季冬之月命有司大傩，季春之月命国傩。傩之事，在周官则方相氏掌之，所以逐疫也。盖季冬之月日，在虚危二宿中有四司坟墓之气；季春之月日，在胃昴二宿中有大陵积尸之气，厉鬼随之而行，恐其将来为灾，故傩以禳除之也。夫周公、孔子大圣人也，周公作周礼有方相氏掌于天官，孔子于乡人傩必朝服立于阼阶。然则疫鬼之事，理或有之，摄生慎病者，不可不知避也。

又曰：《灵枢》热病不可刺者有九，五日汗不出、呕下血者，死。王叔和《脉经》十逆死证，其九逆十逆皆有呕血之文，九逆云：

热病瘛疭、狂走不能食、腹满胸痛、引腰脐背、呕血，九逆见一时死。十逆云：热病呕血、喘咳、烦满、身黄、其腹鼓胀、泄不止、脉绝，十逆见一时死。又《万氏痘书》云：发热三日之内，不问口鼻大小便，但出血者，三日后决死，勿治，以毒之横肆，五脏沸腾也。比类观之，则瓜瓤瘟之呕血暴下，其为逆可知。

又曰：痘证有疙瘩块拥突如桃形，如疔毒，由毒火枭烈，不受气领血载，故先涌发，如此万氏云：发热三五日内，痘形未报，胸背手足先有，团聚成块者，坚硬红肿，似痛非痛，此名痘母，乃逆证也，十发九死。比类观之，则疙瘩瘟之成块流走，其为逆可知。而市井间有拿猴之说，多系妇人能之，此括痧之变相，亦异气之所为，即疙瘩瘟耳。人有猝然恶心、烦扰闷乱，或喉中痰响，或四肢厥逆，甚且昏愦不知人者，此非中风，亦非中痰，捻其胸腹背颈有核即猴也，用手拿住其核，以针刺之出血，凡有核即刺，至无为止，少顷人即苏醒如常。其名猴者，猴性不定，此核流走不定如之，故取以名。余亲见垂死，以此治之获安者不一矣。读书之士每笑其鄙俚，或以为妄诞不知天下，不过一理事之所有者，必非理之所无，此系疫毒陡入而不得泄，杀人迅速，刺之出血者，泄其毒也。疫毒属火热，觜宿猴火也。诸疮毒属心，心亦火也，则以猴名者，岂第义取流走不定哉。闻之拿猴者，谓最忌抓心，若不速治，内入于心，顷刻人亡，无可救援；次忌抓颡，毒涎结聚，气道不通，水饮难下，亦死。又窜至巅顶谓之猴上山，则狡捷难制，以头诸阳之会，毒火得阳助，其势愈盛，岂不类痘证之毒参阳位耶。且头内为脑髓，枭毒外邪直入泥丸，为真头痛，朝发夕死，夕发朝死，无法救治，与真心痛等。见有瘟证，不现斑疹，不为疮痢，独头痛如破，解散之、清利之、滋润之，总无一愈，缠绵二十余日，终至昏迷不能言而死者二人，安知非猴上山之说耶。瘟毒盘踞巅顶，既不外散，复难下泄，无路以出，不归脑则归心，势所必至耳。凡此皆确有至理第言之不文，岂可谓其街谈巷议而忽之，然后知圣人之时引谚语古帝之必察迩，言良有以夫。

又曰，《景岳全书》心腹痛括痧案云：予荆人，年及四旬，于八月冬初寒之时，偶因暴雨后中阴寒痧毒之气，忽于二鼓时，上为呕恶，下为胸腹搅痛，势不可挡，时值幕夜，药饵不及，因以盐汤探吐之，痛不为减，遂连吐数次，其气愈升，则其痛愈剧，因而上塞喉嗌，甚至声不能出，水药毫不可入，危在顷刻间矣。余忽忆先年曾得秘传括痧法，乃择一光滑细口磁碗，别用热汤一钟，入香油一二匙，却将碗口蘸油汤内，令其暖而且滑，乃两手覆执其碗于病者背心，轻轻向下括之，以渐加重，碗干而寒，则再浸再括，良久觉胸中胀滞渐渐有下行之意，稍见宽舒，始能出声；顷之，忽腹中大响，遂大泻如倾，其痛遂减，幸而得活，泻后得睡；一饭顷，复通身搔痒之极，遂发出疙瘩风饼如钱大者，不计其数，至四鼓而退。愈后细究其义，盖以五脏之系，咸附于背，故向下括之则邪气亦随而降。凡毒气上行则逆，下行则顺，改逆为顺，所以得愈。虽近有两臂括痧之法，亦能治痛，然毒深病急者，非治背不可也。至若风饼疙瘩之由，正以寒毒之气充塞表里，经脏俱闭，故致危剧，今其脏毒既解，然后经气得行而表里俱散也。可见寒邪外感之毒，凡脏气未调，则表亦不解，表邪未散，则脏必不和，此其表里相关，义自如此，故治分缓急，权衡在人矣。继后数日，一魏姓者，亦于二鼓忽患此症，治不得法，竟至五鼓痛极而毙。遇与不遇，此其所以为命也。

又曰：《史记》历书谓：茂气至民无夭疫。明至天启乾纲失坠，魏忠贤乱政以致天怒人怨，遂与崇祯之朝流贼四起，饥馑频仍，河南、山东、湖广、四川数省民之死于兵、死于岁者不可胜纪矣，积尸之气薰蒸成秽，遂为异常疫疠，流于某方，此方之人共相传染，求茂气之几微渺不可得，恶乎！不死亡载道哉。近刻《说铃》一书，有载灾异云：崇祯壬午岁大，饥民多病疫，死者枕籍，杭城尤甚。是时疫气传染，虽戚里无敢吊问者。又有载之者云：崇祯十六年八月至十月，京城内外病称疙瘩，贵贱长幼乎，病即亡，不留片刻，沿街小户收掩十之五六，凡楔杆之下更甚，街坊间的儿为之绝影，有棺无棺九门计数已二十余万，大内亦然。天师张真人辑瑞入都出，春明不久急追。再入谕，其施符、喷咒、唪经、清解，眠宿禁中一月，而死亡不减。发内帑，四千三千买棺、一千理药竟不给。十月初，有闽人补选县佐者，晓解病由，看膝弯后有筋肿起，紫色无救，红则速刺出血可无患，来就看者，日以万计，后霜雪渐繁，势亦渐杀。又有载之者云：崇祯癸未，京师疫，时病起，必有红点在背中包羊毛一缕，无得活者，疫死至数百万。王养吾《痧症全书》云：明末时，京师大疫，患者有胸腹胀满、生白毛如羊者；头大如斗、眼鼻俱没者；有两腮红肿、痰喘壅塞者，呼吸之间死以万计，识者曰此痧证也，但有羊毛瘟、大头瘟、虾蟆瘟之别名耳，挑之以针，血出病除，顷之变为咳嗽症，虽稍轻不日仍毙，识者曰此亦痧也，用前法挑之复苏。可见痧之为病已多于前，即挑痧之法亦盛于昔矣。然挑括多系妇人，故为医者所不道，因而求人信之者益寡，变证多端，难以名状，或似伤寒、伤风，及投以伤寒伤风药不效；或似疟痢、霍乱，及投以疟痢药又不效；或似心疼、胃脘痛，及投以心疼、胃脘痛药而益不效；本来自汗，及用发散药汗反不出，令人躁闷烦满；虽觉饱胀，及用消导剂反觉撑胀；身热用芩连而不退，头痛用羌芎而勿灵，如斯相反，医者全无把柄，日遂以药试病，遂使轻者变重，重者立死，其故何也？皆因认病不真，误治之耳。历观诸家，所记杂气为病之害如此。愚按红点在背包羊毛一缕无得活者，盖五脏之系，咸附于背，此红点必在心之俞，犹所谓膏肓也。心为君主，不易受邪，邪入则无可治。然而白色之毛多矣，其为羊毛者何义？予私臆度之，瘟疹属火而发现于皮毛之金，火心也，金肺也，心之畜为羊，《大易说卦》传兑为羊，兑肺金也，旺于酉，此所以不为他物之毛而为羊毛欤。至其为白，则金之本色矣。其无得活者，羊之宿为鬼金，人死则为鬼，而鬼宿旁有积尸气、有大陵以见，人之死，其尸多若丘陵。然而心包络之穴有名大陵者，气类固必相应，疫邪犯心俞故死速，若散见胸腹，不正当心俞者，或可治疗。王养吾《痧症全书》有专治羊毛痧奇法，烧酒，罐头泥打碎筛细，即烧酒和成一团，带潮随其痛处滚之，少顷即有细细羊毛滚在团上，痛即止，屡验有效。又云：羊毛痧腹胀，浑身板痛，连背心或连腰胯，如芒刺痛，治之或胸前或腰后，用小针挑出毛自愈（只照痛处有毫毛竖起者便是，用涤痧丸、普济消毒饮治之）。

大头瘟

（俗云大头天行，亲戚不相访问，染者多不救。）

大头瘟者，其热伤高巅，必多汗气蒸，初觉憎寒壮热、体重，次传头面肿盛、目不能开、上喘、咽喉不利、口渴舌燥，不速治，十死八九，宜普济消毒散。如大便硬，加酒蒸大黄一二钱，缓缓服，作丸噙含化尤妙；若额面焮赤肿，脉数者，属阳明，本方加石膏，内实加大黄；若发于耳上下前后，并额角旁红肿者，此少阳也，本方加柴胡、花粉，便实亦加大黄；若发于头脑项下并耳后亦肿，此太阳也，荆防败毒散加芩连，甚者砭针刺之。

泰和四月间多有病此者，医以承气加蓝根下之，稍缓，翌日如故，下之又缓，终莫能愈，渐至危笃。东垣视之曰：夫身半以上天之气也，身半以下地之气也。此邪热客于心肺之间，上攻头而为肿盛，以承气泻胃中之实热，是为诛伐无过，病以适至其所为，故遂处此方，用黄连、黄芩味苦寒，泻心肺热以为君；橘红味平，元参味苦寒，生甘草甘寒泻火补气以为臣；连翘、鼠黏子、薄荷叶苦辛平，板蓝根味甘寒，马屁勃、白僵蚕味苦平，散肿消毒定喘，以为佐；升麻、柴胡苦平，行少阳阳明二经之不得伸，桔梗味苦温为舟楫，不令下行。共为细末，半用汤调时时服之，半用蜜为丸噙化之，服尽良愈。凡他所有病者，皆书方以贻之，全活甚众。时人皆曰此方天人所制，遂刊于石以传永久。

王海藏曰：大头瘟者，虽在身半以上，热伏于经，以感天地四时非节瘟疫之气所成，至于溃裂脓出而又染他人，所以谓之疫疠也。大抵足阳明邪热太盛，实资少阳相火而为之炽，多在少阳或在阳明，甚则逆传，视其肿势在何部分，随其经而取之。湿热为肿，木盛为痛，此邪发于首，多在两耳前后，所先见出者为主、为根，治之宜早，药不宜速，恐过其病所，谓上热未除，中寒已作，有伤人命矣。此疾是自内而之外者，是为血病。况头部分受邪，见于无形之处至高之分，当先缓而后急。先缓者，邪气在上既着，无形所传无定（头面空虚之分既着，空处则无所不至也），若用大剂重泻之，则其邪不去反过其病所矣，虽用缓药，若又急服之，或食前或顿服，咸失缓体，则药不能除病矣，当徐徐渍无形之邪，药性、味、形、体据象服饵，皆须不离缓意，及寒药必须酒炒浸之类皆是也（先缓者且与清热解毒，如虚人兼益元气，胃虚食少者兼助胃皆是也。待其内实热甚大便结，方以酒浸大黄下之也）。后急者，谓前缓剂已经高分泻，邪气入于中，是到阴部染于有形质之所，若不速去，反损阴也，此却为客邪，当急去之，是治客以急也。凡阳分受阳邪，阴分受阴邪，主也，治主当缓。阴分受阳邪，阳分受阴邪，客也，客者必急去之。少阳为邪者，出于耳前后也；阳明者，首面大肿也。

罗谦甫治中书右丞姚公茂，六旬有七宿，有时毒至，元戊辰春因酒再发，头面耳肿而疼，耳前后肿尤甚，胸中烦闷、咽嗌不利、身半以下皆寒、足胫尤甚，由是以床相接作炕，身半以上卧于床，身半以下卧于炕，饮食减少，精神困倦而体弱，命罗治之。诊得脉浮数按之弦细，上热下寒明矣。《内经》云：热盛则肿。又曰：春气者，病在头。《难经》云：蓄则肿热，砭射之也，盖取其易散故也。遂于肿上约五十余刺，其血紫黑如露珠之状，顷时肿痛消散；又于气海中大艾炷灸百壮，乃助下焦阳虚退其阴寒；次于三里二穴各灸三七壮，治足胕冷，亦引导热气下行故也，遂处一方名曰既济解毒汤。

吴仁斋曰：若先发于鼻额红肿，以至两目盛肿不开，并额面燉赤而肿者，阳明也，壮热气喘、口干舌燥、或咽痛不利、脉数大（普济消毒饮），内实热甚（防风通圣散增损）；若发耳上下前后并头角红肿者，少阳也，肌热、日晡潮热、往来寒热、口苦咽干、目疼、胸胁满闷（小柴胡加消毒药）；若发于头上脑海下项并耳后赤肿者，太阳也（荆防败毒散）；若三阳俱受邪并发于头面鼻耳者（普济消毒散或通圣散增损之可），外用（清凉救苦散涂之）。此毒从鼻先肿，次肿于目，又次肿于耳，从耳至头上络后脑结块则止，不散必作脓而愈。

喻嘉言曰：头为一身之元首，穹然居上，乃主脏而不奉脏者也。虽目通肝、耳通肾、鼻通肺、口通脾、舌通心，不过借之为户牖，不得而主之也。其所主之脏则以头之外壳包藏脑髓，脑为髓之海，主统一身骨中之精髓，以故老人髓减即头倾视深也。《内经》原有九脏之说，五脏加脑、髓、骨、脉、胆、女子胞。神藏五、形藏四，共合为九，岂非脑之自为一脏之主耶。吾谓脑之中虽不藏神，而脑之上为天门，身中万神集会之所，泥丸一宫，所谓上八景也。惟致虚之极者，始能置溟上通。凡伤寒显头痛之症者，用轻清药撤其邪从上出，所谓表也；用搐鼻药搐去脑中黄水，所谓里也。若势已平复，当虑热邪未尽，用下药时大黄必须酒浸，藉酒力以上达，所谓鸟巢高巅射而取之之法也。今世治大头瘟一证，皆从身之躯壳分表里，不从头之躯壳分表里，是以死亡莫救，诚知脑之自为一脏，而颛力以攻之，思过半矣。

尚友山人曰：疫邪自口鼻而入固已，然又要细为分疏以尽妙义。鼻通天气，口通地气，本乎天者亲上，本乎地者亲下。故自鼻入多者轻清之意胜，则只上布头面而不下入胃腑，此东垣普济消毒饮之以用承气为诛伐无过也；自口入多者重浊之意胜，故先伏膜原而次传内里，此吴又可之以三承气为逐邪要着也。因见证之不同，故治法之各异，非相悖也。况吴又可但表不里之说，即东垣、谦甫，普济、既济意。而东垣普济方有大便硬加酒蒸大黄之法，谦甫既济方有酒煨大黄一钱。海藏染于有形质之所，若不速去反损阴议论，即又可传里用三承气意。凡读古人书，于异同处当洞悉其所以然，辨其同中之异而得其异中之同，则先圣后圣易地同揆，东海北海心源若符耳。

又曰：吴又可治疫邪到胃者，以大黄为主，所以逐疫也。故元耶律楚材于元灭夏之日，独取书数部，大黄两驼，既而军士病疫，用以愈之，所活万人。东垣、丹溪治大头、虾蟆等瘟，只升散解毒为务，无取承气之下，以邪不在胃也，即又可但表不里之证，只随经升泄亦然。然东垣普济消毒饮后附加减法云：大便硬加酒煨大黄一钱或二钱微和之。丹溪漏芦汤戒勿用降药，然未尝不用酒大黄随病加减。至人中黄丸首君尿浸大黄三两；消毒丸君大黄；代天宣化丸大黄三倍他药；救苦丹用九制大黄二两，倍于他药；救急解毒丸有酒大黄一两，盆消五钱；大青丸有大黄八钱；生犀饮大便结加大黄；双解散有大黄、芒硝各五钱，取用大黄者不一而足信乎。大黄之能逐疫，而吴又可所以为传里之主药欤。

普济消毒饮

黄芩半两酒炒 黄连半两酒炒 人参三钱 陈皮去白二钱 甘草二钱生 连翘一钱 僵蚕七分白者炒 黑参二钱 升麻七分 柴胡八分 桔梗五分 板蓝根取兰叶或真青五分代之 马勃 鼠黏子各一钱

一方无人参有薄荷，一方无陈皮有白芷一钱。

上为末，服如上法，或加防风、川芎、薄荷、归身，细切，五钱，水煎，时时稍热服之。如大便燥结加酒蒸大黄一二钱利之；肿势甚者砭针刺之。

既济解毒汤

黄芩一钱酒炒 黄连一钱酒炒 桔梗一钱 甘草五分生 柴胡五分 升麻七分 连翘一钱 归身一钱酒洗 大黄一钱酒煨

水二盏，煎一盏，徐徐温服。

论曰：热者寒之。然病有高下，治有远近，无越其制度，以黄芩、黄连苦寒，酒制、炒以为因用，以泻其上热，以为君。桔梗、甘草辛甘温上升，佐诸苦药以治其热；柴胡、升麻苦平，味之薄者，阴中之阳，散发上热以为臣。连翘苦辛平，以散结消肿；当归辛温，和血止痛；酒煨大黄苦寒，引苦性上行至巅，驱热而下，以为使。投剂之后肿消痛减，大便利，再服减大黄。慎言语，节饮食，不旬日良愈。林北海赞此方曰：见过于师故论，得更精，不愧东垣弟子。

捻颈瘟

捻颈瘟者，喉痹失音，颈大，腹胀如虾蟆者是也，宜荆防败毒散。

荆防败毒散

羌活 独活 前胡 柴胡 人参 甘草_{人中黄更妙} 枳壳 桔梗 茯苓 川芎 牛蒡子_{炒研} 薄荷 荆芥 防风

上，诸药各一钱，惟防风加五分，水煎，缓服，加金汁一杯尤效。

瓜瓤瘟

瓜瓤瘟者，胸高胁起，呕血如汁是也，宜生犀饮。

生犀饮

犀角_{二钱镑} 苍术_{泔浸麻油炒} 川连_{各一钱} 黄土_{五钱} 岕茶叶_{一大撮} 金汁_{半盏}

水煎去渣，入金汁搅和，日三夜二服。

虚加盐水炒人参，大便结加大黄，渴加括蒌根，表热去苍术、黄土加桂枝、川连，便脓血去苍术倍黄土加黄柏，便滑以人中黄代金汁。

杨梅瘟

杨梅瘟者,遍身紫块,忽然发出黴疮者是也,清热解毒汤下人中黄丸并刺块出血。

人中黄丸

大黄_{三两尿浸} 人中黄_{如无坑垢代之} 苍术_{麻油炒} 桔梗 滑石_{各二两} 人参 川连_{酒洗} 防风_{五钱} 香附_{姜汁拌勿炒一两五钱}

神曲丸,气虚四君子汤送,血虚四物汤送,痰甚二陈汤送,热甚童便送,通用清热解毒汤送二三服。

清热解毒汤

川连_{酒洗} 黄芩_{酒洗} 白芍_{酒洗} 生地 人参_{各三钱} 石膏_{鸡子大碎} 羌活 知母_{各二钱} 生甘草_{一钱五分} 升麻 葛根_{各一钱} 生姜_{切二钱}

上,水一斗,煮取五升,每服一升,日三夜二服。

疙瘩瘟

疙瘩瘟者,发块如瘤,遍身流走,旦发夕死者是也,三棱针刺入委中三分出血,及服人中黄散。

人中黄散

辰砂 雄黄_{要透明者各一钱五分} 人中黄_{一两}

上为末,薄荷桔梗汤下二钱,日三夜二服。

消毒丸

大黄 牡蛎_煅 僵蚕_{炒各一两} 内加桔梗,蒡子尤妙。

上为末,蜜丸弹子大,新汲水化下壹丸,无时。

林北海曰：谦甫最妙之方。

绞肠瘟

绞肠瘟者，肠鸣干呕，水泄不通者是也，探吐之，宜双解散。

双解散

防风　麻黄　薄荷　川芎　连翘　当归　芍药生　大黄酒洗　芒硝各半两　石膏　黄芩酒洗　桔梗各一两　甘草二两灸　白术姜汁拌勿炒　荆芥　山栀各二两半　滑石三两

上为散，每服三钱，加生姜三片，水煎，去渣，温服。

尚友山人曰：汗吐下三者，邪出之路也。疫邪在内不逐之出，徒用寒凉清热，不惟无益，反抑遏疫邪深伏矣。绞肠瘟者，即干霍乱也，得吐泻即解，以邪从吐泻而出之，故此云探吐，疫从吐去；用双解散，疫又从汗下去矣。即治大头瘟之普济消毒散、治杨梅瘟之清热解毒汤，其开手即用黄连，无虞抑遏邪气者，以邪气已经尽发头面、尽发遍身，非如瘾疹初萌之未透，骤服黄连反冰毒不出也，况又兼升麻柴葛之发散乎。至于瓜瓤瘟之用犀角、黄连者，以疫毒之直入胃中，大呕血汁，非将欲达肌表者，又无庸虑及抑遏矣。

又曰：荆防败毒散、人中黄丸皆有人参在内，此双解则无人参，而云宜者，盖绞肠痧忌补，吃谷食米饮一口即死，则人参之补亦然，故未探吐之先忌之，即探吐之后亦不可轻用也。

又曰：杨梅瘟之遍身紫块，疙瘩瘟之遍身流走，绞肠瘟之肠鸣，皆属中下二焦，以降为顺，故治杨梅瘟之人中黄丸，治疙瘩瘟之消毒丸，皆君大黄；治绞肠瘟探吐后之双解散，必用大黄也。若大头瘟、捻颈瘟只在上焦之上，惟用升散解毒，最忌大黄，其普济消毒散或用大黄者，因大便硬，以酒煨过微利之，仍是为中焦而用之耳。

软脚瘟

软脚瘟者，便清泄白，足腫难移者是也，即湿温，宜苍术白虎汤（即白虎汤加苍术）。

尚友山人曰：便清泄白，最易认为寒胜而用姜附，孰知其为瘟乎，此证之疑似，宜辨也。

尚友山人曰：一友人传予急救异症良方不下二十种，证名为翻，皆各处针刺见血得愈。谓之翻者，系彼处土语，亦取搅乱不宁之义，犹南方之所谓痧，北方之所谓猴，皆杂气入人也。方下注云：命悬呼吸，急按法救治，无不立效。予录之备用，不以其言欠雅驯而忽之。

一名乌鸭翻，头痛恶心、两手发搐、指甲色青、上吐下泻、小腹沉痛，甚至六脉不起、身出冷汗、牙关紧闭，用箸分开视舌下有红黑紫青泡者，急用针刺破见血，点雄黄末，再用白滚水调雄黄末服之，盖棉被出汗，忌风三日。

一名长蛇翻，肚腹胀痛、就地打滚，先刺肚脐三针，顶门一针，左右脚心各一针，见血即愈。

一名缠丝翻，肚胀头疼、心烦、前后心有紫黑黄眼，以针刺破，用醋擦之，如遍身麻木无此眼者，以心痧法治之，刺手腕足腕各一针，炒盐煎汤服之即愈。

一名白眼翻，两目反白上视，用艾丸灸顶门三壮，如未愈，再灸三壮即痊。

一名哑吧翻，得病不语，用鞋履蘸凉水轻打头顶，女人有孕者将发分开，手蘸凉水扑顶门即愈。

一名母猪翻，得病头拱地，先刺舌根一针，再除二大指外八指，在指甲边肉上各刺一针，后用猪食盆内剩泔水灌一大碗。

一名虾蟆翻，肚腹胀痛，将脐周围挑七针，小腹三针即愈。

一名兔儿翻，得病直走荒郊，脚步不停，急用炮药水灌之，只可走着治之，不可令卧，或用湿土埋其头，使闻土气亦愈。

一名野雀翻，遍身发红、前后心有红黑紫眼、头疼胁胀，腋下三针，发际一针，见血即愈。

一名鹁鸽翻，肚疼、头晕眼黑、心胀，用白矾水灌之，再用针挑前后心及两耳，稍见血即愈。

一名黄鹰翻，肚腹之下反搅疼痛，搋出胁脖，用红丝绳捆住，两大指甲各指甲边肉上俱刺一针，见血即愈。

一名海青翻，头疼打滚，用带将头箍住，以针在耳根、眉际、咽喉窝、前后心挑之，忌风三日。

一名鹰嘴翻，浑身发烧热不可忍，心口一块滚上滚下，针挑脐下并两乳各一针，见血即愈。

一名老鼠翻，唇黑紫肿、咽喉疼痛，或胸中膨胀，挑鬓角眉心，见血即愈。

一名雀子翻，胸背肿痛、小腹胀满、见食即呕、心中跳跃，挑两大腿腋摺，见血即愈。

一名羊眼翻，肚腹胀满、似倦似睡、眉眼不睁、转身呼吸俱痛，挑尾巴骨，见血即愈。

一名狐狸翻，头昏仰、干哕、不思饮食、遍身出汗、张口乱呼，用针挑咽喉前后心，见血即愈。

一名猿猴翻，坐卧不宁、心胸胀满、口舌指甲青色、小腹疼痛，挑阴囊即愈。

　　一名奔牛翻，肚腹胁胀、心疼，将唇掀起，挑沿唇上牙花，见血愈。

补注瘟疫论卷之二终

卷 三

锁 肚

小儿大小便闭，腹胀欲死，令妇人以温水漱口，吸咂小儿前后心并脐下、手足心共七处，每一处凡三五次，漱口吸咂取红赤为度，须臾自通。凡儿有此症，知此法可得再生。

旺 河

人无病，或坐、或卧、或酒席间、或酒后陡然即死者，为旺河。将本人口用铁物撬开，以簪刺舌上两旁小青筋，血出即活，且不宜刺舌下正中处。

棺材疔

起于舌下，见宜早治，迟则杀人，皂矾一味，不拘多少为末，吹之即愈。

喉管伤寒

凡喉中作痒难过，不可吃茶酒汤水，将薄荷二分、麝香一分作极细末，吹入喉中，待其气通，吐出涎水碗许，然后吃陈黄米汤半茶杯即愈。若不知者，竟吃茶酒，便不可救。

一友人云：山东某县，春月染一种异症，人一时冷战闹心，即刻而毙，竟无治法，死者累累。后遇一人云：此名闹心内疔，传一方，用银珠一钱、白矾一钱为细末，老葱三根、黄酒一大盅，以酒熬葱，滚开冲调银珠、白矾细末，温服之。

尚友山人曰：凡人之忽而暴亡者，非痧即疔，其毒深入中人，即吴又可杂气之说，人多不知而失于救治。《丹台玉案》书载螺蛳疔一条云：恶寒发热、胸膈作闷、身发红点如蚊迹者，类乎伤寒。此点起之于手，沿至于心前，其人发狂闷乱而毙。不知者，但以伤寒发斑治之，百无一生也。治法以三角针刺其红点之首尾处出血，外用绣铁钉磨水敷之，内服犀角地黄汤立愈。予因此知牙痛之极有起疔毒者，不知有疔急为挑破出血，而第以为胃火，大剂石膏清热，因至疔毒炽盛入心，往往致毙。史搢臣《愿体集书》有云：痈疽宜灸，疔毒宜针；明疔易治，暗疔难疗。生于口耳眉目鼻者，显而易见；生于身体四肢者，令人难防。及至发作，每每误认伤寒，半日不治，毒必走黄入心，人即昏愦。若知觉早者，急用披针或磁锋入二三分许，挤去恶血，当挿立马回疔丹于针孔之内，恐立马回疔丹一时难觅，可用蜗牛连壳捣烂敷之，或家菊花根捣烂敷之，内服梅花点舌丹或蟾酥丸一二服，俱用菊根汁和热酒送下，出汗即愈。屡见患此症者，多畏疼痛不肯针刺，殊不知一染疔毒，皮肉即僵，虽针亦不觉痛，须放胆速针，且勿迟延而误时刻也。予见一书有云：凡疔之起，必有其根，其根除去，其疮自愈矣。其根在肩骨下四寸许，用水洗净，细看即有黑点子，用针扎破出紫血，或黄水亦可，其疮用带须葱捣烂敷之。凡疔毒不治之，必走心者，《内经》云：诸痛疮疡，皆属于心。况心为丁火，而毒以疔名，犹有气类应求之义，《易》谓水流湿火就燥，不其然乎。

蒋仲芳《医宗说约》有黄耳、赤膈类伤寒二症，吴门戈氏专司伤寒，有《补天石集》，集中惟此二条类伤寒秘而不传，予于张孟如处得之。

黄耳伤寒

耳中策策痛，恶寒发热，脊强背直，荆防败毒散再添蝉蜕、黄芩、白芍、紫金皮，外治用苦参磨水，或用猴姜根汁，或用苦薄荷汁、土木香汁滴入耳中。

赤膈伤寒

胸赤肿痛，发热恶寒，头疼体痛，荆防败毒散加入黄芩、黄连、瓜蒌、元参、赤芍、升麻、紫金皮；大便燥实加大黄；外治用三棱针刺肿出血。

尚友山人曰：瘟有大头、捻颈等类，此黄耳病，即疫气由鼻传入之聚毒于耳者。耳为肾之开窍，而耳之前后属少阳部位，肾火为相火，少阳亦为相火，毒流注于此，与火合势，故病耳肿痛。赤膈病即疫气由口鼻传入之聚毒于膈者。疫气可注于头而为大头瘟，可注于颈而为捻颈瘟，安必不可注于耳而为黄耳瘟、注于膈而为赤膈瘟乎？全要得其理，则活泼泼地不必尽出昔人之所论及，而无不可为昔人之所心印。朱子濂溪赞云：书不尽言，图不尽意，其诏后来者岂浅鲜哉。

青筋证

江含征曰：青筋证面青唇黑，手足厥冷，气逆血冲使然。医者意中不先有此一证，鲜不认作阴经伤寒也。

王明德曰：青筋胀一证，即俗所谓之乌痧胀。倘误认为阴证，药而投之则断于不救，且为症甚速。凡得此等证候及阴证之不救者，两手足指甲皆青暗或尽青紫，甚则头面及通身皆紫暗，缘其血败，积而成色故也。

龚云林曰：青筋之证，原气逆而血不行，俾恶血上攻于心，须臾不救，未有退血之法，不得不刺曲池，其穴在两手腕中青筋头上，男左女右，用砭针打之，出去黑瘀之血即愈，不须去血，即服白虎丹神效。

千年古石灰不拘多少，刮去杂色泥土，为细末，水飞过，晒干，量可丸如梧桐子大，每服五十丸，看轻重加减，烧酒送下。此药能顺气散血、化痰消滞，治青筋初觉头痛恶心，或腰痛，或腹疼，或遍身作痛，不思饮食，即进一服，当时血散；若过三五日，青筋已老，多服取效。又治心腹痛及妇人崩漏、带下，或因气恼致病，或久患赤白痢疾，或打扑损伤、血不能散，服之大效。歌曰：南方有痧证，北地患青筋；多由七情起，或是六淫成；使气不运用，致血不通行；心慌痰喘急，噎塞气上升；胸中痞满闷，心腹痛无停；眩晕眼黑暗，头痛耳常鸣；憎寒复壮热，唇黑面颜青；四肢沉困倦，百节苦酸疼；浑身麻木痹，手足厥冷并；饮食全不纳，恶心慌不宁；莫把青筋打，瘀血自然行；专治心腹痛，又医带下崩；不拘赤白痢，大扑瘀血凝；仙方名白虎，一服效通灵。

王养吾《痧症全书》云：己巳年，不拘老幼男妇，素常无病，辄僵仆厥冷，呼吸脉息俱无，口噤目翻，须臾而死矣；有陡然心腹大痛，滚地叫号，面青唇黑，不半日而死矣；又有正在做活，无端手足麻痹、舌缩涎流，欲语不能出声，筋抽冷汗而死矣；更有希奇怪病，其症耳所未闻，目所未睹，满身青红紫黑而死矣。此外种种情状，难以悉举，任他老手名医，何能识认？谁敢用药？有不束手待毙者乎？若此者不治，固死；治不如法，更速其死。予书既成针药佐理，虽不敢拟上工十全其九，亦得如中工之全六七。俾世人咸知痧胀之利害，不致投剂之乖方，庶使大地春回，天工人代，宁不快哉。按此即杂气之至，毒而中藏者。

王明德曰：闽粤多瘴疠，凡为瘴头所中之人，自知身为受病，急令人以磁锋代刺，或于额上，或于眉丛，或于两臂膊，立出血升余则瘥。若其所出之血，病而浅者红而多，病而深者紫而少；若紫黑而极少，则染病极深，乃幸而仅救者耳。凡其土人每以得血称贺，如或不得其血，或得之艰涩，最甚，则咸谓不治及其死也。其尸头面或多青暗，或尽紫黑，其手足指甲亦然。若未死之前吐出恶物，或泻下黑血，谷道肿突，或大肠突出等项症，则又肺痈、肠风及中脏诸证所必然，岂为中砒鸩毒耶？按此谓瘴疠之毒，非砒鸩也，而无异于砒鸩。在闽粤为瘴疠，在他方为杂气，但有甚、有不甚耳。

阴阳毒

《金匮要略》曰：阳毒之为病，面赤斑斑如锦文，咽喉痛，吐脓血，五日可治，七日不可治，升麻鳖甲汤主之。阴毒之为病，面目青，身痛如被杖，咽喉痛，五日可治，七日不可治，升麻鳖甲汤去雄黄蜀椒主之。

升麻鳖甲汤

升麻 鳖甲 当归 甘草 雄黄 蜀椒

上六味，以水四升，煮取一升，顿服之，老小再服取汗。

《千金》阳毒升麻汤，升麻半两，当归、川椒、雄黄、桂枝各一两，每服五钱，水一盏半，煎一盏，温覆手足，取汗得吐亦佳。阴毒甘草方，甘草、升麻各半两，当归、川椒、鳖甲各一两，服同前。

王安道曰：所叙证不过面目青、身痛如被杖、咽喉痛而已，并不言阴寒极甚之症，所治方亦不过升麻、甘草、当归、鳖甲而已，并不用大温大热之药，是知仲景所谓阴毒者，非阴寒之病，乃是感天地恶毒异气，入于阴经，故曰阴毒。后人所叙阴毒，只是内伤冷物，或不正暴寒所中，或过服寒药所变，或内外俱伤于寒而成，非天地恶毒异气所中，与仲景所叙自是两般，岂可混论。

赵以德曰：按方书，阳毒尽治以寒凉，阴毒尽治以温热，药剂如冰炭之异，何乃仲景用一方治之？盖病形虽由阴阳发证，论邪则一，属热毒与血病也。在阳经络，则面赤斑斑如锦文、吐脓血；在阴经络，则面青身如被杖，此皆阴阳水火动静之本象，如此岂是寒热之邪乎？所以不分表里，俱以升麻解热毒为君，当归和血为臣，余者佐之而已。五日乃土之生，数热未极也，尚可以治；七日为火之成，数热之极，不惟灭其阴，且火极亦自灭，不可治矣。

赵养葵曰：此与《伤寒论》阳毒阴毒特异，是感天地疫疠非常之气，沿家传染，所谓时疫证者是也（观方内老小再服可见）。

李士材曰：二证俱用升麻鳖甲汤，在阳毒之热反加蜀椒，在阴毒之寒反去蜀椒。其叙阳毒不过曰面赤咽疼、唾脓血而已，并不言亢阳极热之状也；其叙阴毒不过曰面青咽痛、身如被杖而已，并不言至阴极寒之状也。其所用药不过升麻、甘草、鳖甲、当归而已，并不用大热大寒之剂也，乃知仲景所谓阳毒者，感天地恶毒之异气，入于阳经则为阳毒，入于阴经则为阴毒，故其立方但用解毒之品，未尝以桂、附、姜、萸治阴，芩、连、硝、黄治阳也，后世名家不深察仲景之旨，遂以阳毒为阳证之甚者，而用寒凉；阴毒为阴证之甚者，而用温热。殊不知仲景论疗阳，症状极其热而药极其寒，论疗阴，症状极其寒而药极其热，已无遗蕴，而何必别出名色乎？至其治阳毒反投蜀椒者，椒本解毒之物，从其类而治之也；阴毒反去蜀椒者，为升麻、鳖甲既属清凉，只觉蜀椒为赘矣。若以阳毒为极热，何不投凉剂而反入蜀椒耶？若以阴毒为极寒，何不投温剂而反去蜀椒耶？故必深思明辨，庶入仲景之室耳。

尚友山人曰：蒋仲芳云，此证过五日不治，极为重证。先师李士材发前人所未发，活人多矣。因忆昔年人多吐血而暴亡者，医终不识何证，岂为不善读书者误耶。愚谓吐血暴亡，即所谓瓜瓤瘟耳。若知其为疫毒而仿仲景此方速为救治，安知不可全活？然谓士材发前人所未发，独不观王安道之言乎。

尚友山人曰：后人大头瘟、虾蟆瘟、瓜瓤瘟等皆从此二条推广以识病，普济消毒饮、人中黄丸、青黛消斑饮等皆从此汤推广以备治。椒乃玉衡星之精，辟疫伏邪，故岁旦饮椒柏酒，仲景用蜀椒之意如此。然辛热纯阳，或非热毒者所宜，则相时制宜，通变自在后人。夫古人先事创始，有后人不能为者；而后人踵事增华，有古人思不到者，必谓事事皆古为佳，亦惑已。许叔微曰：吾读仲景书，得仲景法，未尝拘仲景方。昌黎之论文曰：师古人之意，东坡之论，画曰出新意于法度之中。武穆之论兵曰：运用之妙存乎一心，妙哉！会心人古今岂数数遘耶。

人参败毒散

人参 羌活 独活 柴胡 前胡 川芎 枳壳 桔梗 茯苓各一钱 甘草半钱 人中黄更佳

上，用生料作一剂，加生姜二片，水煎去渣，日二服。本方加陈仓米，名仓廪汤，治疫痢。

张路玉曰：此治时疫初起，烦热痞闷之证，然服之多有毒邪骤发，其势转甚者。盖骤则毒易传化，但不知者以为反增，其困耳。又寒疫屡发不解，亦咸用之，以正虚不补则邪终不化，所以昔人有云：败毒散主治在时疫之先，又可用于寒疫之后。诚格言也。

喻嘉言发明表散药中所以用人参之故，明白痛快，其论已录于前。然人之元气未虚者，又不必用，故人参败毒散有除人参加荆芥、防风者，或加连翘、金银花者，或加黄芩，或加大黄、芒硝者，或除人参加黄芩、干葛、花粉，名十二味败毒散。邱文庄公用此治人云最效。凡诸般时行疫证，但内渴者，即宜服之。

漏芦汤

漏芦二钱 升麻 兰叶 黄芩各一钱半 元参 蒡子 连翘 桔梗 生甘草各一钱 大黄酒浸量轻重用

一方肿热甚加芒硝。

治脏腑积热，发为肿毒、时疫、疙瘩、头面浮肿、咽喉填塞、水药不下及一切危恶疫疠。

救苦丹

皂角　元参　干葛各一两　大黄九制二两

水法丸，白汤下。

大青丸

薄荷　栀子　黄芩　黄连各三钱　连翘六钱　甘草三钱　大黄　白龙粉各八钱

右为末，用青蒿自然汁为丸，绿豆大，雄黄为衣。每服五六十丸，白汤送下。

运气五瘟丹

黄芩　黄柏　黄连　山栀　香附　紫苏　甘草梢　大黄

上八味，生用，于冬至日为末，将大黄三倍，煎滚汤，去渣，和药丸如鸡子大，朱砂、雄黄为衣，再贴金箔。一丸，取泉水七碗浸化，可服七人。前药，乙庚年黄芩为君，丁壬年山栀为君，丙辛年黄柏为君，戊癸年黄连为君，甲己年甘草梢为君。为君者多一倍也，余四味与香附、紫苏为臣者，减半也。

林海北曰：每年热病改为小丸救人甚妙。

韩氏五瘟丹，又名代天宣化丸，即此方，而以连翘、山豆根、牛蒡子易香附、紫苏、大黄，共为细末，于冬至日修合，取雪水煮升麻汁，打面糊为丸，辰砂为衣，竹叶煎汤下。

万密斋《痘疹心法》曰：嘉靖甲午春，痘毒流行，病死者什八九，乃一厄也。时有预服三豆子汤、丝瓜辰砂散者，凡方书所载预解痘毒之法，靡不用之，未见效者。予窃思，痘疹疫疠之毒，因岁运灾害之变，难以药解而人事未尽，又不可诿之天数也，于是检阅古方，乃于《韩氏医通》得五瘟丹，以五运为主，喜曰此解毒神药也。依方修合施售于人，但服之者莫不轻疏，人皆神之，因命之曰代天宣化丸。

清凉救苦散

芙蓉叶 桑叶 白蔹 白芨 紫河车 大黄 黄芩 黄连 黄柏 白芷 雄黄 赤小豆 芒硝_{等分}

为末，蜜水调涂。咽喉肿痛，浓磨点入喉中亦良，治证同漏芦汤。

鸡子汤

生鸡子_{七枚} 芒硝_{一两}

井花水一大升搅千遍，服取微利。

治时气热盛，狂妄欲走。

腊月雪

瓷器盛收，遇时疫热毒，与服下最良。

雄黄丸

雄黄_{一两研} 赤小豆_{炒熟} 丹参 鬼箭羽_{各二两}

共为细末，炼蜜为丸，如桐子大，每日空心以温水下五丸，虽同床共屋亦不相染。

万密斋曰：恶毒之气自鼻入，经云五气入鼻藏入心肺，未病之人不知回避之法，或生疑惧之心，邪即中之，先入脑令人昏闷，急用搐鼻法嚏而去之，此奇方救苦散主之，不知用此则成病矣。

救苦散

川芎 藿香 黎芦_{各三钱} 牡丹皮_{去心} 元胡 朱砂_{水飞各二钱} 雄黄_{水飞} 白芷 牙皂_{各四钱}

上为细末，每用一些先噙水在口中，以竹筒吹两鼻，嚏出清涕佳。治伤风、伤寒、头目不清，如被疫气所侵之人，少觉头昏脑闷，急取嚏之，毒气随散，永无染着，真仙方也。

透顶清瘟散

北细辛　白芷　黎芦　元胡　川芎各一两　牙皂五钱去子弦净　朱砂一钱　雄黄二钱

共为细末，吹鼻。

此三丰祖师刻在贵州礼斗岩上方。癸亥夏热异常，人死无数，以此药陆续吹入人之鼻中数次，俱下黑血，得活救者无数。

杨氏一字散

雄黄　蝎梢　白枯矾　黎芦　牙皂灸焦各等分

为细末，每用一豆大纳鼻内搐之，立效。治时行缠喉，风渐入咽塞，水谷不下，牙关紧急，不省人事者。

二圣救苦丸

大黄四两酒蒸　牙皂二两

糊丸子，绿豆冷汤送二钱。

治疫仙方

僵蚕一两　大黄二两

姜汁为丸，如弹子，井花水和蜜研开送之。

拔毒散

生绿豆不拘多少磨为极细末，醋调敷，干以醋润之。

敷贴耳前后红肿甚效。

尚友山人曰：余见一旅壁粘治瘟疫方，中有贯仲、雄黄。夫贯仲曰浸水饮，雄黄曰擦鼻中，皆可避疫，则用之入药，或汤或丸，甚为有理，取之。

万密斋曰：疫疠之病，乃天地之害气也。天地有斯害气，还以天地所生之物以防备之。盖天食人以五气，地食人以五味，合气味而服之，可以祛邪，可以解毒，古有预防疫病之方，不可不知也。

一法于春分之日，用远志去心，以水煮之，日未出时面东饮二盏，吐之则疫疾不生矣。

一法于谷雨日后，用川芎、苍术、白芷、藁本、零陵香各等分煎汤，三浴之以泄其汗，汗出臭者无疫也；或用摩风膏常摩其身。

一法用五瘟丹服之，或丹溪加味三黄丸。

其素有内伤虚弱之人，宜补中益气汤，随时令加减服之，使正气常强，则邪气不能侵矣。

又曰：凡瘟疫之家，自生臭秽之气，所谓：伤寒无种，气味相传者是也。当取光明雄黄不拘多少细研，以笔浓点鼻孔内两旁陷中，则疫气不能入，虽与病人同床亦不相染也，五更洗面后及临卧点之。设若鼻中闻其气，即便以纸纫入鼻中，嚏出之为佳；不尔，邪气上入泥丸宫，遂百脉成斯病也。以雄点之，则自不闻其气，并辟诸恶怪梦，神良。

尚友山人曰："刺法论"帝曰，余闻五疫之至皆相染易，无问大小，病状相似，不施救疗，如何可得不相移易者？岐伯曰：不相染者，正气存内，邪不可干。避其毒气，天牝从来，复得其往，气出于脑，即不干邪。气出于脑，即先想心如日。欲将入于疫室，先想青气自肝而出，左行于东，化作林木；次想白气自肺而出，右行于西，化作戈甲；次想赤气自心而出，南行于上，化作焰明；次想黑气自肾而出，北行于下，化作水；次想黄气自脾而出，存于中央，化作土。五气护身之毕，以想头上如北斗之煌煌，然后可入于疫室。此《内经》御疫之法也。张景岳释云：胆属少阳，为中正之官，少阳气壮则脏气赖以俱壮，而邪不能入矣。然喻嘉言记范文正公守饶，冬温，吏请礼雪，公取薄冰置座，默坐良久，瑞雪满空，顷刻三尺，蟊贼疫鬼何地潜踪耶？可见先儒退藏于密，借凝冰为影草，已摄大地于清冷之渊矣。余谓圣贤至诚感通，何事虚文祈祷，其一身皆正气充塞，岂屑于想青气云云乎。隋岷州刺史辛公义，岷俗畏疫，一人病阖家避之，病者多死。公义命皆舆置厅事，暑月厅廊皆满，公义设榻昼夜处其间，以秩禄具医药，身自省，问病者即愈。乃召其亲戚谕之曰：死生有命，岂能相染？若能相染，吾死久矣。皆惭谢而去。其后人有病者，争就使君，其家亲戚固留养之，始相慈爱风俗遂变。朱子小学载晋咸宁中大疫，庚衮二兄俱亡，次兄毗复危殆。疠气方炽，父母诸弟皆出次于外，衮独留不去，诸父兄强之，乃曰：衮性不畏病。遂亲自扶持，昼夜不眠，复抚柩哀临不辍，如此十有余旬，疫势既歇，家人乃返，毗病得差，衮亦无恙。父老咸曰：奇哉！此子守人所不能守，行人所不能行，岁寒然后知松柏之后凋，始知疠疫之不能相染也。近见《说铃》书载，顺治巳亥三月，江陵间时疫势甚盛，转相传染，有一家数口俱毙者，有巷不留人者，令人神悸，病者亲戚不敢过问。有熊礼者娶钱氏女为媳，妇宁母家，闻翁姑得是疾，欲趋视，父母力阻之，妇曰：夫之娶妇，原为翁姑生死大事，今翁姑俱笃，忍心不归，与禽兽何异？吾往即死，不敢望父母顾也。只身就道。翁姑见鬼物相语曰：诸神皆卫孝妇归矣，吾等不速避被谴不小，翁姑疾瘳而阖门俱不传染。语曰：孝为百行先。一念之诚，众邪远之，神灵卫之自能转祸为福也。按三案俱不避疫而疫不能侵，故诚可以感天地、动鬼神而护卫之乎。然内实者外不能入彼，夫节欲、省劳、勿忍肌、以探病，所以使内之实也；然其实在躯壳之形，将入疫室想心如日等法，亦所以使内之实也。然其实非坚久之事，惟如辛公满腹仁爱之心，庚衮、孝妇一腔孝友之义，其实不在躯壳，斯自可以坚久。彼苏子卿虏庭啮雪白首犹得生还，刘元城瘴海投荒大耄弥觉神旺。夫非此之故哉，或者第谓其骨体坚强，所禀过人。浅已文文山正气歌所云，如此再寒暑，百沴自辟易，自属至理耳。是知至性之发，或出于本来，或成于学问，则盛大之气且可塞两间，何况充肢体。吾于论疫而不禁鼓舞，于正心术、立人品亦犹严君平卖卜，与为臣之谈忠，为子者谈孝云。万密斋曰：其在疫家，常正其心，妄念勿兴，恭敬谨慎，如对大宾，敬疫神也。美色艳妆视如不见，歌讴笑谑听如不闻，美酒香飧勿先下箸，堆金积玉目如浮云，行住坐卧勿近臭秽，言语呼喧厉色高声，见怪莫怪，闻惊莫惊，妄诞莫答，祷祀必钦，请事斯语，疫病不侵，此亦正心术、立人品之说也。

论气盛衰

其年疫气盛行，所患皆重，最能传染，即童辈皆知其为疫。至于微疫，似觉无有，盖毒气所钟不厚也。

其年疫气衰少，里闾所患者不过几人，且不能传染。时师皆以伤寒为名，不知者固不言疫，知者亦不便言疫，然则何以知其为疫？盖脉证与盛行之年所患之证纤悉相同，至于用药取效毫无差别，是以知瘟疫四时皆有，常年不断，但有多寡轻重耳。

疫气不行之年，微疫转有，众人皆以感冒为名，实不知为疫也。设用发散之剂，虽不合病原，然亦无大害，疫自愈，实非药也，即不药亦自愈。至有稍重者，误投发散，其害尚浅；若误用补剂及寒凉，反成痼疾，不可不辨。

论气所伤不同

所谓杂气者，虽曰天地之气，实由方土之气也，盖其气从地而起，有是气，则有是病，譬如所言天地生万物，然亦由方土之产也，但植物借雨露而滋生，动物借饮食而颐养，必先有是气，然后有是物，推而广之，有无限之气，因有无限之物也。但二五之精未免生克制化，是以万物各有宜忌。宜者益而忌者损，损者制也，故万物各有所制，如猫制鼠，如鼠制象之类，既知以物制物，即知以气制物矣。以气制物者，蟹得雾则死，枣得雾则枯之类，此有形之气，动植之物皆为所制也。至于无形之气，偏中于动物者，如牛瘟、羊瘟、鸡瘟、鸭瘟、岂当人疫而已哉？然牛病而羊不病，鸡病而鸭不病，人病而禽兽不病，究其所伤不同，因其气各异也。知其气各异，故谓之杂气。夫物者气之化也，气者物之变也，气即是物，物即是气，知气可以制物，则知物之可以制气矣。夫物之可以制气者，药物也，如蜓蚰解蜈蚣之毒，猫肉治鼠瘘之溃，此受物气之为病，是以物之气制物之气，犹或可测。至于受无形杂气为病，莫知何物之能制矣，惟其不知何物之能制，故勉用汗吐下三法以决之，嗟乎！即三法且不能尽善，况乃知物乎。能知以物制气，一病只有一药药到病已，不烦君臣佐使，品味加减之劳矣。

蛔厥

疫邪传里，胃热如沸，蛔动不安，下既不通，必反于上，蛔因呕出，此常事也。但治其胃，蛔厥自愈。每见医家妄引经论，以为脏寒，蛔上入膈，其人当吐蛔。又云"胃中冷必吐蛔"之句，便用乌梅丸或理中安蛔汤，方中乃细辛、附子、干姜、桂枝、川椒皆辛热之品，投之如火上添油，殊不知疫证表里上下皆热，始终从无寒证者。不思现前事理，徒记纸上文辞，以为依经傍注，坦然用之，无疑因此误人甚众。

尚友山人曰：《内经·口问》云，胃中有热则虫动。戴元礼云：亦有阳证吐蛔者，盖胃中空虚，既无谷气，故蛔上而求食，至咽而吐。又看别证如何，不可专以胃冷为说。曾记一人阳黄吐蛔，又大发斑，阳毒证，口疮咽痛，吐蛔，皆以冷剂取效。

张令韶云：一男子新婚患伤寒，吐蛔发热，医以为阴证，用理中汤而吐愈甚。予诊其脉缓而长，一日夜吐蛔十余条，予以为风木生虫，湿热相交，顿然而生，随生随吐，欲用黄连等清湿热之药，彼不信。复易一医，以为虚，用归芍玉竹之类，吐益甚，虫愈多，复延予。予曰：必欲治，非黄连不可。遂用黄连、厚朴、枳实、广皮、半夏各等分煎服，其吐稍止；再服不吐，神清，虫从大便而出，约有数十余根，大小不等；后加白术等以补之，即胀不安；共用黄连、枳实二十剂而愈。此乃千百中偶见之证，不可以为常有也。

尚友山人曰：蛔者胃之虫，人所皆有，胃和则蛔安，胃冷蛔不安，胃热蛔亦不安，故皆吐蛔也。至于病久，胃虚不食，蛔无以养，蛔遂上吐，或数条，或十数条，频频不已，此类倾囊而出，实属大凶之兆。仲景所谓肤冷，其人躁无暂安时者，此为脏厥，非蛔厥也。说脏厥何故入非蛔厥句，必亦吐蛔，故明辨之。厥者尽也，五脏之精华皆取资于胃之津液，病久胃气已败，五脏无所取资，故精气神皆离散而将尽也。其吐蛔者，正东坡所谓主人枯槁，则客自弃去意。非胃或寒或热致蛔不安之谓，言蛔厥之吐蛔可治，而脏厥之吐蛔不可治，以蛔厥句相形，正非无意耳。然不必吐也，下利多蛔，亦是胃败征验，治此万一之想，惟大进人参连连不已，能致思食，或者其回春乎。虫喜甘，素日恐蛔动而忌甘者，至此又惟恐蛔之去而以甘恋之，虫不尽去，胃不遽亡而可及，此时以图功耳。

郑在莘曰：按瘟疫吐蛔，初病皆属胃热，以邪热骤发，蛔不能安，断非中寒。若已汗已下，身无大热，不渴时烦，或病久不食而吐蛔者，定属虚寒，理中辈又所必需。

呃 逆

胃气逆则为呃逆。吴中称为冷呃，以冷为名，遂指为胃寒。不知寒热皆令呃逆，且不以本证相参，专执俗语为寒，遂投丁、茱、姜、桂，误人不少。吾愿执辞害义者临证猛省。

治法各从其本证而消息之，如见白虎证则投白虎，见承气证则投承气，膈间痰闭则宜导痰，如果胃寒，丁香柿蒂散宜之，不若四逆汤功效殊捷。要之，但治本证，其呃自止，其他可以类推矣。

尚友山人曰：张路玉云，凡久病而见呃逆者，此真气已衰。不治呃逆，脉散舌短灰黑，及头汗不得，尿与大便自利而腹满者，皆死。又张景岳《伤寒逆证赋》云：干呕出气，骨节痛而呃逆，弗已。

又曰：有哕者，其声浊恶而长，有虚实寒热死生之辨。张路玉曰：哕而二便不通者属实热；厥逆自利为虚寒；兼呕逆者为停饮。设非此三种，则为胃气垂绝之候，多难治。热病汗不出，大颧发赤，哕者死。凡腹满不尿，脉散头汗，目瞪而哕者，不治。

似表非表似里非里

时疫初起，邪气盘踞于中，表里阻隔，里气滞而为闷，表气滞为头痛身痛，因见头疼身痛，往往误认为伤寒表证，因用麻黄、桂枝、香苏、葛根、败毒、九味羌活之类，此皆发散之剂，强求其汗，妄耗津液，经气先伤，邪气不损，依然发热也。更有邪气传里，表气不能通于内，必壅于外，每至午后潮热，热甚则头胀痛，热退则已，此岂表实者耶。以上似表，误为表证，妄投升散之剂原邪愈实，火气上升，头疼转甚，须下之，里气一通，经气降而头疼立止。若果感冒头疼，无时不痛，为可辨也，且有别证相参，不可一途而取。

尚友山人曰：此似表非表之实者也。前证邪伏膜原，宜用达原饮。后人见及无汗之证，非肺家必有壅遏，则胃家必有凝滞，不疏利而但升散，何能通透作汗？往往于羌柴中加杏仁、桑皮、枳壳、厚朴，亦此意也。后证邪已入里，宜用承气汤。仲景太阳篇中所云：伤寒不大便六七日，头痛有热者，予承气汤。是已。

若汗若下后，脉静身凉，浑身肢节反加痛甚，一如被杖，一如坠伤，少动则痛苦呼号，此经气虚，荣卫行涩也，三四日内经气渐回，其痛渐止，虽不药必自愈。设妄引经论以为风湿相博，一身尽痛不可转侧，遂投疏风胜湿之剂，身痛反剧，似此误人甚众。

尚友山人曰：此似表非表之虚者也。仲景太阳篇云：发汗后，身疼痛，脉沉迟者，桂枝加芍药生姜各一两人参三两新加汤主之。正此之谓。

伤寒传胃，即便潮热谵语，下之无辞。今时疫初起，便作潮热，热甚亦能谵语，误认为里证，妄用承气，是为诛伐无辜。不知伏邪附近于胃，邪未入腑，亦能潮热；午后热甚，亦能谵语，不待胃实而后能也。假令常疟，热甚亦作谵语，瘅疟不恶寒，但作潮热，此岂胃实者耶。以上似里证误投承气，里气先虚，及邪陷胃，转见胸腹胀满，烦渴益甚，病家见势危笃，以致更医。医见下药病甚，乃指大黄为砒毒，或投泻心，或投柴胡、枳、桔，留邪在胃，变证日增，神脱气尽而死。向则不应下而反下之，今则应下而反失下，盖因表里不明，用药前后失序之误。

尚友山人曰：戴复庵云，有虚人感冒发热，才得一日，热不为久又不为重，便见谵语，此乃虚不禁热，不可遽用十分冷剂。

又曰：条中不应下而下，即仲景《伤寒论》下早而成结胸也；应下而反失下，即仲景结胸当大陷胸汤主之也。

论　食

时疫有首尾皆能食者，此邪不传胃，切不可绝其饮食，但不宜过食耳。有愈后数日微渴微热不思食者，此微邪在胃，正气衰弱，强与之即为食复。有下后一日便思食，食之有味，当与之。先与米饮一小杯，加至茶瓯，渐进稀粥，不可尽意，饥则再与。如忽加吞酸，反觉无味，乃胃气伤也，当停谷一日，胃气复，复思食也，仍如渐进法。有愈后十数日，脉静身凉，表里俱和，但不思饮食者，此中气不苏，当与粥饮迎之，得谷后即思食觉饥。久而不思食者，一法以人参一钱，煎汤与之，少引胃气，忽觉思，食便可勿服。

尚友山人曰：张景岳云，凡伤寒，饮食有宜忌者，有不宜忌者。若病伤寒而食不断者，以邪犹在表，未深入也；及其稍深而在半表半里之间，则食渐减矣；再入胸膈胃口，则全不食矣。邪即在胃，则胃口不饥，所以伤寒不食者，或十日，或二十日，皆无足虑者，亦以胃气不馁，则不败也。第不饮食者，不可强食，强食则助邪；或新愈之后，胃气初醒，犹不可纵食，纵食则食复，此皆大忌也。至有不宜忌者，则如劳倦内伤之人，偶感寒邪，亦必发热，此多以劳伤中气，本非真正伤寒外邪内陷之病，所以外虽发热，而内则饥馁，每多思食。奈何庸昧之辈，但见发热则曰饿不死，伤寒不论虚实，一概禁之。常见欲食者索之不得，而且加以克伐寒凉之药，嗟嗟！饥肠受剥，虚者益虚，内外夹攻，苦无所诉，及胃气皆脱，反不欲食矣，即欲救之已无可及。余尝治此证，每借食为药，所活多人，而见禁食受毙者，亦已不少，故详言之。若病人时时觉饥而索食者，此其邪不在脏，胃中空虚而然，必不可禁，但不宜纵耳。且因此可察虚实，关系非小，不可忽也。

又曰：热即入里，离表已远，驱出为难，故就大便通泄其热，从其近也。得汗而经热，从汗解，非汗为害而欲祛之也。便矢而腑热，从矢出，非矢为难而欲攻之也。医不察此，专与糟粕为敌，自始至终，但知消克泻下之法，禁绝饮食，惟求一便矢以毕，其能事夭人生命如是者，曰矢医。

张令韶曰：《素问·五脏别论》云，水谷入胃，则胃实而肠虚，食下，则肠实而胃虚。胃者水谷之海，六腑之大源也。五味入口，藏于胃，以养五脏气。《平人气象篇》云：平人之常气禀于胃。胃者，平人之常气也。人无胃气曰逆，逆者死。人以水谷为本，故人绝水谷则死。《灵枢·五味篇》云：胃者，五脏六腑之海也。水谷皆入于胃，五脏六腑皆禀气于胃，谷不入半日则气衰，一日则气少矣。《决气篇》云：上焦开发，宣五谷味，熏肤，充身，泽毛，若雾露之溉，是谓气。谷入气满，淖泽注于骨，补益脑髓，皮肤润泽，是谓液。中焦取汁，变化而赤，是谓血。《平人绝谷篇》云：胃满则肠虚，肠满则胃虚，更虚更满，故气得上下。肠胃之中常留谷二斗、水一斗五升，一日中五升，七日五七三斗五升，而留水谷尽矣。故平人不食饮七日而死者，水谷精气津液皆尽故也。由此观之，人之脏腑血气皆禀胃之水谷而生。今之治伤寒者，不分表里、不察虚实，概执伤寒饿不死之说，一见外感便令人饿，使新谷之气不得入，复用峻剂以消其食，甚则急通其大便，使旧谷之气不复存，势必胃气先绝，脏腑血气皆无由以生，绝其生生之源而欲其不毙者，鲜矣。劳伤中气亦成阴证，不必房劳伤肾也。凡人资始于肾，资生于胃，盖以肾为先天，胃为后天，先天之气赖后天之水谷以生，先天虽伤，后天未败，治证投之而愈；先天已损，后天复绝，无以资其生者，安能资其始乎？

史揖臣曰：饿不死伤寒，吃不死痢疾，此二语医书无其说，不过相传俗语耳。今人一得痢疾，反纵口腹，殊不知痢疾者，由湿热积滞于肠胃中不能流通，故欲解不解、里急后重，只宜日啖薄粥扶助胃气，内服调理之剂，滞尽自愈。若不忌生冷、油腻，贪食无厌，势必腹痛不止，缠绵难治。至于伤寒要饿者，因患病之人延捱不药数日，后由表传里，滞结于胸，燥急谵语、黄斑、狂乱，惟其胃中有滞，方敢饿也。倘所感尚轻，知觉甚早，随即用药解散，寒邪一退，即可少进米汤，岂可以饿不死之伤寒概论哉。

张子和曰：胃为水谷之海，不可虚怯，虚怯则百邪皆入矣。或思荤茹，虽与病相反，亦令少食，图引浆粥，此权变之道也。若专以淡粥责之，则病人不悦而食减少，久则病增损命，世俗误人矣。

吕新吾先生曰：百药先胃，胃有所思，无以药禁，禁则胃虚食减，药益不行。药有应忌，如黄连忌猪肉，门冬忌鲤之类；病有宜忌，如水肿忌盐，黄疸忌酒之类，然当权其缓急，如病久不食，偶有所思，此胃气未绝，生机可望也。若以禁忌弗食，则脾胃益弱，无气行药矣。里有一人病蛊，忌盐数月而病益笃不治矣，恣食五味腥荤，又数月而病愈。余记之以为拘泥者之戒。

尚友山人曰：或谓禁食出之《内经·热病篇》，不知经云：诸遗者，热甚而强食之，故有所遗也。又云：病热少愈，食肉则复，多食则遗，此其禁也。明云强食则不可，非欲食不令其食也；明云多食则不可，非少少与之亦在所禁也。

论　饮

烦渴思饮，酌量与之，若引饮过多，自觉水停心下，名停饮，宜四苓散最效。如大渴思饮冰水及冷饮，无论四时皆可量与，盖内热之极，得冷饮相救甚宜。能饮一升，只与半升，宁使少顷再饮。至于梨汁、藕汁、蔗浆、西瓜，皆可备不时之需。如不欲饮冷，当易白滚汤与之，乃至不思饮，则知胃和矣。

四苓汤

白茯苓二钱　泽泻一钱五分　猪苓一钱五分　陈皮一钱

取长流水煎服。古方有五苓散，用桂枝者，以太阳中风，表证未罢，并入膀胱，用四苓以利小便，加桂枝以解表邪，为双解散，即如少阳并于胃，以大柴胡合表里而治。今人但见小便不利，便用桂枝，何异聋者之听宫商。胃本无病，故用白术以健中，今不用白术者，疫邪传胃而渴，白术性壅，恐以实填实也；加陈皮者和中利气也。

尚友山人曰：刘河间云，世俗或以妄为冷水寒药大损脾胃，隔却大汗，但令中外俱热而欲望其作大汗者，或大汗欲出，肠胃燥热烦渴，及汗已出，反虑水却大汗不与水者，或气弱久虚烦渴者，或吐泻烦渴者，或产妇烦渴，皆以妄为气虚，不可饮水也，此乃未知古人云：渴欲饮水，为热在里也。若夫正气既衰，邪热燥甚而烦渴者，若非水液寒药滋养救其残阴，退其邪热，则阳热暴甚而为害速矣。

张子和曰：劳疾多馋所思之物，但可食者，宜食疗本草，而与之菠菜、葵羹、冰水、凉物，慎不可禁，以图水谷入胃，脉道乃行也。若过忌慎则胃口闭，胃口闭则形必瘦，形瘦脉空乃死之候也。

张景岳曰：冷水禀天一之性，甘而不苦，故大能清热解烦，滋阴壮水。凡火盛水涸，大渴便结，营卫热闭，不能作汗者，最宜用之。若似乎只宜时邪，不宜于虚邪也。而不知虚证亦有不同，如阳虚无火者，其不宜水，无待言也；其有阴虚火盛者，元气既弱，精血又枯，多见舌裂唇焦，大渴喜冷，三焦如焚，二便闭结等症，使非天一之精何以济燃眉之急，故先宜以冰水解其标，而继以甘温培其本，人参、熟地之属，水药兼进无不可也。

又曰：凡瘟疫热甚而烦渴不宁者，宜雪梨浆时时与之，解渴退火最妙，大胜于益元散。

尚友山人曰，《评热病论》狂言不能食，病名阴阳交，交者死。不能食者，精无俾也。此言食之足重也。《热病论》水浆不入，不知人，六日死。此言饮之足重也。人知思食之有胃气，而不知思饮之亦有胃气，故序例云：凡得时气病，大渴欲饮水者，当依证与之，忽然大汗出，是为自愈。可见汗生于谷精之妙矣。

损　复

邪之伤人也，始而伤气，继而伤血，继而伤肉，继而伤筋，继而伤骨。邪毒既退，始而复气，继而复血，继而复肉，继而复筋，继而复骨。以柔脆者，易损亦易复也。

天倾西北，地陷东南，故男先伤右，女先伤左；及其复也，男先复左，女先复右。以素亏者易损，以素实者易复也。

严供甫室年三十，时疫后脉证俱平，饮食渐进，忽然肢体浮肿，别无所苦，此即气复也。

盖大病后血未盛，气暴复，血乃气之依归，气无所依，故为浮肿。嗣后饮食渐加，浮肿渐消，若误投行气利水药，则谬矣。

张德甫年二十，患噤口痢，昼夜无度，肢体仅存皮骨，痢虽减，毫不进谷，以人参一钱煎汤入口，不一时身忽浮肿，如吹气球之速，自后饮食渐进，浮肿渐消，肿间已有肌肉矣。

若大病后三焦受伤，不能通调水道，下输膀胱，肢体浮肿，此水气也，与气复悬绝，宜金匮肾气丸及肾气煎。若误用行气利水药，必剧。凡水气，足冷肢体常重；气复，足不冷肢体常轻，为异。

俞柱玉，年四十，时疫后四肢脱力，竟若瘫痪，数日后右手始能动，又三日左手方动。又俞桂岗子室所患皆然。

尚友山人曰：《内经》云，大肉已脱，九候虽调，犹死。张德甫案仅存皮骨，不亦大肉之脱乎哉。然《内经》为劳证久病，肌肉以渐脱者言之，决无生理，非所语于温病滞下之暴脱者也。暴脱易损，然饮食大进则亦易生。又仲景云：久而成痿。俞桂玉案竟若瘫痪，不亦痿之将成乎哉。然亦温病后暴虚无力，非若久病者之渐至枯干也。故元气来复，则血液自充周矣。又此皆不必用药，而气复则血自生也。若饮用药，浮肿者可以四物汤加益荣之味；瘫痪者可仿仲景与芍药甘草汤，其脚即伸之例。

标　本

诸窍乃人身之户牖也，邪自窍而入，未有不由窍而出。经曰：未入于腑者，可汗而已；已入于腑者，可下而已。麻征君复增汗吐下三法，总是导引其邪打从门户而出，可为治法之大纲，舍此皆治标云尔。今时疫首尾一于为热，独不言清热者，是知因邪而发热，但能治其邪，不治其热而热自已。夫邪之与热，犹形影相依，形亡而影未有独存者，若以黄连解毒汤、黄连泻心汤纯乎类聚寒凉专务清热，既无汗吐下之能，焉能使邪从窍而出，是忘其本，徒治其标，何异于小儿捕影。

行邪伏邪之别

凡邪所客，有行邪、有伏邪，故治法有难有易，取效有迟有速。假令行邪者，如正伤寒，始自太阳，或传阳明，或传少阳，或自三阳入胃，如行人经由某地，本无根蒂。因其浮游之势，病形虽重，若果在经，一汗而解；若果传胃，一下而愈，药到便能获效。先伏而后行者，所谓瘟疫之邪伏于膜原，如鸟栖巢，如兽藏穴，营卫所不关，药石所不及，至其发也，邪毒渐张，内侵于腑，外淫于经，营卫受伤，诸证渐显，然后可得而治之。方其浸淫之际，邪毒尚在膜原，此时但可疏利，使伏邪易出；邪毒既离膜原，乃观其变，或出表，或入里，然后可导邪而出，邪尽方愈。初发之时，毒势渐张，莫之能御，其时不惟不能即瘳，而病证日惟加重，病家见证反增，即欲更医，医家不解，亦自惊吒，竟不知先时感受邪甚则病甚，邪微则病微，病之轻重非关于医，人之生死全赖药，故谚有云：伤寒莫治头，劳怯莫治尾。若果正伤寒，初受于肌表，不过在经之浮邪，一汗即解，何莫治之。有此言盖指瘟疫而设也，所以疫邪方张之际，势不可遏，但使邪毒速离膜原便是，治法全在后段工夫。识得表里虚实，更详轻重缓急，投剂不致差谬，如是可以万举万全，即使感受之最重者，按法治之，必无殒命之理。若夫久病枯削，酒色耗竭，鳌耄风烛者，此等已是天真几绝，更加瘟疫，自是难支，又不可同日而语矣。

应下诸证

舌白苔渐变黄苔

邪在膜原，舌上白苔；邪在胃家，舌上黄苔，苔老变为沉香色也。白苔未可下，黄苔宜下。

尚友山人曰：杜清碧云，舌见白苔滑者，邪初入里也，丹田有热，胸中有寒，乃少阳半表半里之证也，宜小柴胡汤、栀子豉汤治之。又云：舌左白苔而自汗者，不可下，宜白虎加人参三钱服之。又云：舌右白苔滑者，病在肌肉，为邪在半表半里，必往来寒热，宜小柴胡汤和解之。又云：舌左见白苔滑，此脏结之证，邪并入脏，难治。又云：舌见四围白而中黄者，必作烦渴呕吐之证，兼有表者，五苓散、益元散兼服，须待黄尽方可下也。又曰，舌中见白苔，外则微黄者，必作泄，宜服解毒汤；恶寒者，五苓散。

成无己曰：若热聚于胃，则为之舌黄，是热已深矣。《金匮要略》曰：舌黄未下者，下之黄自去。

杜清碧曰：舌见微黄色者，初病即得之，发谵语者，由失汗，表邪入里也，必用汗下兼行，以双解散加解毒汤两停主之。又云：表证未罢，宜用小柴胡汤合天水散主之；可下者，大柴胡汤下之。临证审用。

又曰：舌见尖白根黄，其表证未罢，须宜解表，然后乃可攻之，如大便秘者，用凉膈散加硝黄泡服；小便涩者，用五苓散加木通，合益元散加姜汁少许，以白滚汤调。

又曰：舌见黄而尖白者，表少里多，宜天水散一服，凉膈散二服，合进之；脉弦者，宜防风通圣散。

又曰：舌见黄色者，必初白苔而变黄色也，皆表而传里，热已入胃，宜急下之；若下迟，必变黑色，为恶证，为亢害，鬼贼邪气深也，不治，宜用调胃承气汤下之。

又曰：舌见黄而涩有隔瓣者，热已入胃，邪毒深矣。心火烦渴，急以大承气汤下之；若身发黄者，用茵陈汤；下血用抵当汤；水在胁内，十枣汤；结胸甚者，大陷胸汤；痞用大黄泻心汤。

舌黑苔

邪毒在胃，薰腾于上而生黑苔。有黄苔老而变焦色者，有津液润泽作软黑苔者，有舌上干燥作硬黑苔者，下后二三日，黑皮自脱。又有一种舌上俱黑而无苔，此经气非下证也，妊娠多见此，阴证亦有此，并非下证。

下后里证去，舌尚黑者，苔皮未脱也，不可再下，务在有下证方可下。舌上无苔，况无下证，误下舌反见离离黑色者，危急，当补之（郑在莘曰此少阴虚寒证，宜人参四逆汤）。

尚友山人曰：成无己云，若舌上黑色者，又为热之极也，《针经》曰：热病口干舌黑者，死。以心为君主之官，开窍于舌，黑为肾色，见于心部。心部者火也，肾者水也，水之邪热已极，鬼贼相刑，故知必死也。

杜清碧曰：舌见红色而有小黑星者，热毒乘虚入胃，蓄热则发斑矣，宜用元参升麻葛根汤（即元参升麻汤加葛根）、化斑汤解之。

又曰：舌见红色，尖见青黑色者，水虚火实肾热所致，宜用竹叶石膏汤治之。

又曰：舌见淡红色而中有一红晕，沿皆纯黑，乃余毒遗于心胞络之间，与邪火郁结，二火亢极，故有是证也，以承气汤下之。

又曰：舌尖白苔二分，根黑一分，必有身痛恶寒，如饮水不至甚者，五苓散；自汗渴者，白虎汤；下利者，解毒汤，此亦急证也。

又曰：舌见白苔，中有黑小点乱生者，尚有表证，其病来之虽恶，宜凉膈散微表之，表退即当下之，下用调胃承气汤。

又曰：舌见黄而有小黑点者，邪偏六腑，将入五脏也，急服调胃承气汤下之，次进和解散，十救四五也。

又曰：舌见黄而黑点乱生者，其症必渴谵语，脉实者生，脉涩者死，循衣摸床者不治，若下之见黑粪亦不治，下宜大承气汤。

又曰：舌见红色，内有黑形如小舌者，乃邪热结于里也，君火炽盛反兼水化，宜凉膈散，大柴胡汤下之。

又曰：舌见红色，内有干硬黑色形如小长舌而有刺者，此热毒炽甚，坚结大肠，金受火制，不能平木故也，急用调胃承气汤下之。

又曰：舌见弦白心黑而脉沉微者，难治；脉浮滑者，可汗；沉实者，可下。始病即发此色，乃危殆之甚也，速进调胃承气汤下之。

又曰：舌见如灰色，中间更有黑晕两条，此热乘肾与命门也，宜急下之，服解毒汤下三五次，迟则难治。如初服量加大，黄酒浸泡。

又曰：舌见外淡红、心淡黑者，如恶风表未罢，用双解散加解毒汤相半微汗之，汗罢急下之；如结胸烦躁、目直视者，不治；非结胸者可治。

又曰：舌见四边微红、中央灰黑色者，此由失下而致，用大承气汤下之，热退可愈。必三四下方退，五次下之而不退者，不治。

又曰：舌见灰色尖黄，不恶风寒，脉浮者，可下之；若恶风恶寒者，用双解散加解毒汤主之。三四下之见粪黑，不治。

又曰：舌根微黑尖黄，脉滑者，可下之；脉浮者，当养阴退阳；若恶风寒者，微汗之，用双解散；若下利，用解毒汤，十生七八也。

又曰：舌见灰黑色而有黑纹者，脉实，急用大承气汤下之；脉浮，渴欲饮水者，用凉膈散解之，十可救其二三。

又曰：舌根微黑，尖黄隐见，或有一纹者，脉实，急用大承气汤下之；脉浮，渴饮水者，用凉膈散解之，十可救其一二也。

又曰：舌见黄中黑至尖者，热气已深，两感见之，十当九死；恶寒甚者，亦死；不恶寒而下利者，可治，调胃承气汤主之。

又曰：舌见红色，内有黑纹者，乃阴毒厥于肝经。肝主筋，故舌见如丝形也，用理中合四逆汤温之。

又曰：舌见黑色，水克火明矣，患此者，百无一治，治者审之（即纯黑色）。

薛立斋曰：余在留都时，地官主事郑汝东妹婿，患伤寒得此舌，院内医士曾喜谓当用附子理中汤，人咸惊骇，遂止，亦莫能疗，困甚治棺。曾与之邻往视之，谓用前药犹有生理，其家既待以死拼从之，数剂而愈。大抵舌黑之证，有火极似水者，即杜学士所谓薪为黑炭之意也，宜凉膈散之类以泻其阳；有水来克火者，即曾医士所疗之人是也，宜理中汤以消阴翳。又须以老生姜切片擦其舌，色稍退者可治，坚不退者不可治。

又曰：弘治辛酉，金台姜梦辉患伤寒亦得此舌，手足厥逆，呃逆不止，众医犹作火治，几致危殆；院判吴仁斋用附子理中汤而愈。夫医之为道，有是病必用是药，附子疗寒其效可数，奈何世皆以为必不可用之药，宁视人之死而不救，不亦哀哉！至于火极似水之证，用药得宜，效应不异，不可便谓百无一治而弃之也。

张景岳曰：伤寒诸书皆云心为君主之官，开窍于舌。心主火，肾主水，黑为水色，而见于心部是为鬼贼相刑，故知必死。此虽据理之谈，然实有未必然者。夫五行相制，难免无克，此其所以为病，岂因克为病便为必死，第当察其根本何如也。如黑色连地而灰暗无神，此其本原已败，死无疑矣；若舌心焦黑而质地红活，未必皆为死证。阳实者，清其胃火，火退自愈，何虑之有？其有元气大损而阴邪独见者，其色亦黄黑；真水涸竭者，其舌亦干焦，此肾中水火俱亏，原无实热之证，欲辨此者，但察其形气脉色，自有虚实可辨，而从补从清，反如冰炭矣。故凡以焦黑干涩者，尚有非实火之证，再若青黑少神而润滑不燥者，则无非水乘火位，虚寒证也，若认此为火而苦寒一投，则余烬随灭矣。故凡见此者，但当详求脉证，以虚实为主，不可因其焦黑而执言清火也。伤寒固尔，诸证亦然。

又曰：余在燕都尝治一王生，患阴虚伤寒，年出三旬而舌黑之甚，其芒刺干裂焦黑如炭，身热便结，大渴喜饮，而脉则无力，神则昏沉，群医谓阳证阴脉，必死无疑。余察其形气未脱，遂以甘温壮水等药，大剂进之以救其本，仍间用凉水以滋其标。盖水为天一之精，凉能解热，甘可助阴，非若苦寒伤气者之比，故于津液干燥、阴虚便结而热渴火盛之证，亦所不忌。由是水药并进，前后凡用人参、熟地辈一二斤，附子、肉桂各数两，冷水亦一二斗，然后诸证渐退，饮食渐进，神气俱复矣，但察其舌黑则分毫不减，余甚疑之，莫得其解。再后数日，忽舌上脱一黑壳，而内则新肉灿然，始知其肤腠焦枯死而复活，使非大为滋补，安望再生。若此一证，特举其甚者纪之。此外，凡舌黑用补而得以保全者，盖不可枚举矣。所以，凡诊伤寒者，当以舌色辨表里，以舌色辨寒热，皆不可不知也。若以舌色辨虚实，则不能无误。盖实固能黑，以火盛而焦也；虚亦能黑，以水亏而枯也。若以舌黄、舌黑悉认为实热，则阴虚之证万无一生矣。

张路玉曰：一种中黑而枯，或略有微刺，色虽黑而无积苔，舌形枯瘦而不甚赤，其症烦渴耳聋、身热不止、大便五六日或十余日不行、腹不硬满、按之不痛、神识不昏、昼夜不得睡，稍睡或呢喃一二句、或带笑、或叹息，此为津枯血燥之候，急宜炙甘草汤，或生料六味丸换生地，合生脉散加桂滋其化源，庶或可生；误与承气必死，误与四逆亦死。

又曰：屡经汗下消导，二便已通，而舌上灰黑未退，或湿润，或虽不湿亦不干燥者，不可因其湿而误认为寒，妄投姜附；亦不可因其不润，而误与硝黄，此因汗下过伤津液，虚火上炎所致，其脉必虚微少力，治宜救阴为急。虽无心悸、脉代，当用炙甘草汤主之，内有生地、阿胶、麻仁、麦冬之甘润，可以滋阴润燥。盖阳邪亢盛，则用硝黄以救阴；阴血枯涸，则宜生地以滋阴，可不辨乎。申斗垣曰：凡见瓣底黑者，不可用药，虽无恶候，亦必脉暴绝而死。

又曰：刺底黑者，言刮去芒刺，底下肉色俱黑也。凡见此，不必辨其何经脉、有无恶候，必死不治。

又曰：舌黑烂而频频嚼啮，必烂至根而死。虽无恶候怪脉，切勿药之。

舌芒刺

热伤津液，此疫毒之最重者，急当下。老人微疫无下证，舌上干燥，易生苔刺，用生脉散生津润燥，芒刺自失。申斗垣曰：白苔中生满干黑芒刺，乃少阳之里证也，不恶寒反恶热者，大柴胡加芒硝急下之，危证也。

又曰：舌苔老黄极而中有黑刺者，皆由失汗下所致，邪毒内陷已深，急下之，十可保一二。

舌裂

日久失下，血液枯极，多有此证。又热结旁流，日久不治，在下则津液消亡，在上则邪火毒炽，亦有此证，急下之，裂自满。

尚友山人曰：杜清碧云，舌见红色，更有裂纹如八字形，或亦有此人形者，乃君火燔灼，热毒炎上，故发裂也，宜用凉膈散。

申斗垣曰：伤寒胸中有寒，丹田有热，所以舌上白苔；因过汗伤营，舌上无津，所以燥裂；内无实热，故不黄黑，宜小柴胡加麦冬、花粉。

又曰：相火来乘君位，致令舌红燥而纹裂作痛，宜黄连解毒汤加麦冬润之。

又曰：土邪胜水而见灰黑纹裂之状，凉膈、调胃皆可下之，十可救二三。下后渴不止、热不退者，不治。

舌短、舌硬、舌卷

皆邪气盛，真气亏，急下之，邪毒去，真气回，舌自舒。

尚友山人曰：李士材云，凡舌硬、舌肿、舌卷、舌强者，十救一二；舌缩、神昏、脉脱者，死。

又曰：仲景云，声乱咽嘶，舌萎声不得前。夫舌萎即舌短也。《灵枢·热病篇》云：喉痹舌卷，口中干，舌本烂，热不已者，死。华元化云：舌卷卵缩者，死。汪讱庵云：舌卷囊缩，有寒极而缩者，宜附子四逆加吴茱萸汤，并灸关元、气海，葱熨等法；有阳明之热陷入厥阴经，阳明主润宗筋，宗筋为热所攻，弗荣而急引舌与睾丸，故舌卷囊缩，此为热极，当泻阳以救阴，承气汤急下之。予按舌为心苗，然舌根又属肾，《素问·热病论篇》曰：五日少阴受之，少阴脉贯肾系舌本。故舌尖黑犹轻，根黑最重，以及舌根强硬失音，或邪结咽嗌致不语而为死证者，正以肾水为邪热劫之将尽故也。夫肾肝同治，少阴有邪势必入于厥阴，《素问·热病论篇》曰：六日厥阴受之，厥阴脉循阴器而络于肝，故烦满而囊缩。李梴曰：囊缩，在女子则阴户急，痛引小腹。陈素中曰：此证热极危殆，男子则囊缩，妇人则乳头缩。夫热极至此，自宜急下，然真气不大亏者，下之可生；若脉涩无神、直视喘满、下利者，下之亦死，以真气大亏，正不能复，邪即不却也。然既知真气大亏，下之亦死，则何如大剂地黄汤加入生脉饮，为壮水制火之计，以或者万一之救乎。此张景岳之舌黑用补而得保全，正不可不知耳。

白砂苔

舌上白苔干硬如砂皮，一名水晶苔，乃自白苔之时津液干燥，邪虽入胃不能变黄，宜急下之。若白苔润泽者，邪在膜原也，邪微苔亦微。邪气盛，苔如积粉满布其舌，犹未可下，久而苔色不变，别有下证，服三消饮，次早舌即变黄。

尚友山人曰：按白苔为半表半里，未可以下。然干燥如砂皮，又未尝不可下，此通变之治法，不以白拘也。犹之黑燥为热，黑滑为寒，然黄苔而有黑滑者，阳明里证已具，虽不干躁，亦当下之，勿以滑拘，下后身凉脉静者生，大热脉躁者死。

杜清碧曰：舌见红色，热蓄于内也，不问何经，宜用透顶清神散治之。

透顶清神散

猪牙皂角 细辛 白芷 当归各等分

为细末，和匀，令病人先噙水一口，以药少许吹入鼻内，吐去水，取嚏为度，未嚏仍用药吹入。凡瘟疫之家，不拘已未患者，皆宜用之。

申斗垣曰：瘟疫之邪，初蓄于内，宜败毒散加减，或升麻葛根汤治之。

杜清碧曰：舌见淡红，中有大红星者，乃少阴君火热之盛也。所不胜者，假火势以侮脾土，将欲发黄之候也，宜用茵陈五苓散治之。

尚友山人曰：五苓散利湿之剂，非热盛者所宜，此汤尚须斟酌。

杜清碧曰：舌见红色，更有红点如虫蚀之状者，乃热毒炽甚，火在上，水在下，不能相济故也，宜用小承气汤下之。

申斗垣曰：红色紫疮，瘟疫多有此舌，宜解毒汤合益元散加元参、薄荷治之。尺脉无者死，战栗者亦死。

又曰：舌红短，有白疱口疮、声哑咽干、烦躁者，乃瘟疫强汗，或伤寒失汗而变此证，宜黄连犀角汤、三黄石膏汤选用。

又曰：舌尖上出血如溅者，乃心藏邪热壅盛所致，宜犀角地黄汤加大黄、黄连。

又曰：舌长大胀出口外，是热毒乘心也，内服泻心汤，外砭去恶血，再用片脑人中黄糁舌上。

又曰：舌频出口为弄舌，舐至鼻尖上下、口角左右者，恶候也，用解毒汤加生地黄，不效者死。

尚友山人曰：按阴阳易，舌出数寸者死。今云舐至鼻尖，则亦长矣，盖由心火无制而扰乱其苗；彼舌出数寸，由肾气已绝而不系其本也。

申斗垣曰：汗后食复，而舌见红尖紫刺，证甚危矣，急以枳实栀子豉汤加大黄下之。

又曰：舌痿软不能动者，心脏受伤也，当参脉证施治，然亦十难救一。

又曰：舌战者，颤掉不安蠕蠕瞤动也，因汗多亡阳或漏风所致，十全大补、大建中选用。

又曰：舌干红而长细者，乃少阴之气绝于内而不上通于舌也，虽无他证，朝夕变生难保矣。

又曰：汗下太过，津液耗竭，舌鲜红柔嫩如新生状者，望之似润而实涸燥，宜人参三白汤合生脉散。

杜清碧《金镜录》序曰：凡伤寒热病传经之邪，比杂病不同，必辨其脉证舌，表里汗下之庶不有误。况脉者，血之府，属阴，当其得病之初，正气相搏，若真气未衰，脉必滑数而有力；病久热甚气衰，脉必微细而无力，方数甚也，但可养阴退阳，此识脉之要也。或初病即恶寒发热，后必有渴水燥热之症；或逆厥而利，此热证传经之邪也；若始终皆热证，惟热而不恶寒。故伤寒为病，初则头痛，必无发热恶寒、渴水之症；一病便有逆厥泄利，或但恶寒而无发热，此寒证也，此识证之妙也。如舌本者，乃心之窍，于舌心属火主热象，离明人得病初在表，则舌自红而无白苔等色；表邪入于半表半里之间，其舌色变为白苔而滑见矣，切不可不明表证，故邪传于里未罢，则舌必见黄苔，乃邪已入于胃，急宜下之，苔黄自去而疾安矣。至此，医之不依次误用汤丸，失于迟下，其苔必黑，变证蜂起，此为难治。若见舌苔如漆黑之光者，十无一生，此心火自炎，与邪热二火相乘，热极则有兼化水象，故色从黑而应水化也。若乃脏腑皆受邪毒日深，为证必作热证，须宜下之，乃去胃中之热，否则其热散入络脏之中，鲜有不死者。譬如火之自炎，初则红，过则薪为黑色炭矣，此亢则害，承乃制。今以前十二舌明著，犹恐未尽诸证，复作二十四图，并方治列于左，则区区推源寻流，实可决生死之妙也。时至正元年。

薛立斋序曰：旧有《敖氏金镜录》一篇，专以舌色视病，既图其状，复著其情，而后别其方药，开卷昭然，一览俱在，虽不期乎仲景之书，而自悉合乎仲景之道。昔常刻之留都官舍，本皆绘以五采，恐其久而色渝，因致谬误，乃分注其色于上，使人得以意会焉。夫人之一身，皆受生于天，心名天君，故独为此身之主；舌乃心之苗，凡身之病岂有不见于此者哉。嘉靖丙辰。

又曰：敖君常著《点点金》《金镜录》二书，皆秘而不传。予正德戊辰，见一人能辨舌色，用药辄效，因叩之，彼终不言。偶于南得《金镜录》，归而检之，乃知斯人辨舌用药之妙皆出于此，故予因刻之官舍。

王宇泰曰：三十六舌，乃伤寒验证之捷，临证用心处之，百无一失。

又曰：看《金镜》三十六舌，当参其意而勿泥其法，然亦有三十六舌之所未及者，即以意通之。

张路玉曰：《金镜》三十六治法，举世宗之，后人条分缕析，舍本逐末，未免繁紊，使人无提纲挈领处。

陈素中曰：伤寒与温热病，舌色更是不同。伤寒自表传里，舌苔必由白滑而变他色，不似温病热病热毒自内达外，一发便见黄黑诸苔也。故温热病稍见黄白苔，无论燥润，即宜凉膈、双解散之类。

杜清碧三十六舌方，三十五属热，惟一舌属寒。大抵热证为多，寒证为少，三十六法已觉其繁，迨后观舌，广至一百有余，真属蛇足。

唇燥裂、唇焦色、唇口皮起、口臭、鼻孔如烟煤

胃家热多有此症，固当下。唇口皮起仍用别症互较。

鼻孔煤黑，疫毒在胃，下之无辞。

口燥渴

更有下证者，宜下之，下后邪去胃和，渴自减；若服花粉、门冬、知母冀其生津止渴，殊谬；若大汗脉长洪而渴，未可下，宜白虎汤，汗更出身凉渴止。

尚友山人曰：赵氏于伤寒口渴一症，谓以六味地黄大剂服之，其渴立止。肾水既虚，复经一下之后，万无可生之理，评之者曰：邪热入于胃府，消耗津液，故渴。恐胃汁干，急下之以存津液，仲景要旨在此。即传少阴燥实只三条，一则病二三日而燥干，此阳明急证，非久而传者，可待缓治也；一则自利清水，此热逼少阴，非少阴不上济也；一则腹胀不大便，此胃土实致肾水竭，非肾水竭而致胃实也，故皆宜急下。盖渴只是津液少耳，乃阳明阴亏也。但津液源于肾，胃阴亏则肾水救之亦涸，故初则当清火而存胃汁，久而败，乃当责之肾。赵氏六味地黄大剂用之，挽回败证之燥渴，多应手。若阳明实证初起，颇不得效。谓渴知其肾水干枯，亦甚言之。

秦景明论之曰：赵先生论伤寒一证，于口燥口渴条中独重地黄之滋阴，但伤寒末后之时为虚热，初起之时为实热，今以地黄腻膈之味施之，初起口渴症中则邪热凝滞，食气不消，其渴愈甚；且口干作渴，皆属阳明气分之病，今先生不分气分、血分之所属，竟云滋补肾中真阴，不知邪热未去，虽日进滋阴，无益于病。仲景不设滋阴补血之方于口燥咽干条内，良以滋阴之药治血虚发热之内伤证，非治热邪为患之外感法也。

又曰：渴有虚实，白虎、承气所治者实渴也；生脉饮、六味地黄汤所治者虚渴也，然此皆属真渴。若假渴，则无热而寒，如东垣治一人烦躁目赤而渴，脉七八至按之不鼓，此阴盛格阳于外，非热也，以姜附治之而安。但假渴之饮水，其情形与虚渴不但细察，自能辨之。

张路玉曰：少阴温热病二三日，便口燥、咽干，大承气汤；或里热燥甚，怫郁躁烦，留饮不散，大渴不止，则腹满高起，痛不可忍，但呕冷涎，大渴不能饮，饮亦不能止其渴，喘急闷乱欲死，大承气汤乘热下咽，其渴立止，似无病人，须臾大汗而解。往往有不利而汗出者，以邪随汗之宣通，故不利而愈也。

目赤、咽干、气喷如火、小便赤黑涓滴作痛、小便极臭、扬手顿足、脉沉而数

皆为内热之极，下之无辞。

潮热、谵语

邪在胃，有此证宜下。然又有不可下者，详载似里非里，热入血室，神虚谵语三条之下。

善太息

胃家实，呼吸不利，胸膈痞闷，每欲引气下行故然。

心下满

心下高起如块，心下痛，腹胀痛，腹痛按之愈痛，心下胀痛。以上皆胃家邪实，内结气闭，宜下之，气通则已。

头胀痛

胃家实，气不下降，下之头痛立止。若初起头痛，别无下证，未可下。

小便闭

大便不通，气结不舒，大便行小便立解，误服行气利水药，无益。

大便闭、转屎气极臭

更有下证，下之无辞。有血液枯竭者，无表里证，为虚燥，宜蜜煎导及胆导。

尚友山人曰：虚燥者之大便闭，脉或有沉弦。昔人云：洪弦类，实矣。而真阴大亏者，脉必关格倍常，是弦不可以概言实，可消伐乎。又虚燥者，舌未必无苔。张路玉曰：屡经汗下，舌虽干而有微薄苔，却无燥裂芒刺，此为津液耗亡，不可误认实热而攻之，攻之必致不救也。年偶斋曰：凡病舌上皆有浮薄黄苔，或如腐乳皮，或沉香色，盖缘有病之人，饮食少进，胃气熏蒸，舌必黄色，终不似瘟疫证先白后黄，或中黄而旁仍白色，或中黑而边有黄苔厚刺，并诊其脉不沉不浮，中按独数也。若但见舌上黄色薄苔，便指为疫证，辄用承气等汤下之，伤人元气，轻则致重，重则致死矣。予按虚燥者，用蜜胆导法固可，若服熟生二地、归、芍、人参、二冬之剂大生血液，又未尝不可。

大肠胶闭

其人平素大便不实，设遇疫邪传里，但蒸作极臭，状如黏胶，致死不结；但愈蒸愈黏，愈黏愈闭，以致胃气不能下行，疫毒无路而出，不下即死，但得黏胶一去，下证自除而愈。

协热下利、热结旁流

并宜下，详见大便条下。

四逆、脉厥、体厥

并属气闭，阳气郁内，不能四布于外，胃家实也，宜下之。下后反见此证者，为虚脱，宜补。

尚友山人曰：仲景云，伤寒，医下之，续得下利清谷不止，身疼痛者，急当救里，宜四逆汤。此下后之亡阳也，故须姜附。仲景云：脉浮数者，法当汗出而愈。若下之，身重、心悸者，不可发汗，当自汗出乃解。所以然者，尺中脉微，此里虚，须表里实，津液自和，便自汗出愈。此下后之亡阴也，故须地芍参芪。又可云：虚脱宜补，必大用参芪于四逆中，非第姜附所能胜任耳。

下后反见厥逆，此必其人素虚，宜补泻兼施者，与其挽救于既下之后，何如顾虑于未下之先，故凡微微见四逆脉厥，非必尽阳气郁内，即有正虚露征兆者，此则证属难治，即温病发于三阴，脉微足冷。《内经》所谓病温虚甚死；仲景所谓阳病见阴脉者死也。然于死中以求其活，仁人之心。而难治思为之，图利器之见，则方端倪之现，即为补助之谋，莫迟移，于藉寇兵而赍盗粮，尚或者正斯胜而邪以却乎。

发狂

胃家实，阳气盛也，宜下之。有虚烦似狂，有因欲汗作狂，并详见本条，忌下。

应补诸证

向谓伤寒无补法者，盖伤寒时疫均是客邪。然伤于寒者，不过风寒，乃天地之正气，尚嫌其填实而不可补；今感疫气者，乃天地之毒气，补之则壅里，其毒邪火愈炽，是以误补之为害尤甚于伤寒，此言其常也。及言其变，则又有应补者，或日久失下形神几脱，或久病先亏，或先受大劳，或老人枯竭，皆当补泻兼施。设因行，而增虚证者，宜急峻补（虚证散在诸篇，此不再赘）。补之虚证稍退，切忌再补（详见前虚后实）。补后虚证不退，反加变证者，危。下后虚证不见，乃臆度其虚，辄用补剂，法所大忌。凡用补剂，本日不见佳处，即非应补。盖人参为益元气之极品，开胃气之神丹，下咽之后，其效立见，若用参之后，元气不回，胃气不转者，勿谓人参之功不捷，盖因投之不当耳，急宜另作主张，若恣意投之，必加变证，变证加而更投之者，死。

尚友山人曰：娄全善《伤寒纲目·补养兼发散例》曰，此篇集丹溪、海藏诸贤治伤寒皆以补养兼发散之法，实本经成败。倚伏生于动，动而不已则变作，及风雨寒热不得虚，邪不能独伤人之旨也。盖凡外伤风寒者，皆先因动作烦劳不已而内伤体虚，然后外邪得入，故一家之中，有病者，有不病者，由体虚则邪入而病，体不虚则邪无隙可入而不病也。是故伤寒为病，属内伤者十居八九。后学无知，举世皆谓伤寒无补法，但见发热不分虚实，一例汗下而致夭横者滔滔皆是，此实医门之罪人也。

王宇泰曰：世医泥于伤寒无补法，多犯虚虚实实之戒，但用汗下，不知内伤，其杀人何异刀剑，兴言至此，切骨痛心。今虽以后贤补养之法附载于篇，而书不尽言，言不尽意，尤望临病之工，重人命而惧阴谴，神而明之存乎其人也。余尝治一刻字工人，新婚，冬月冒寒，表证悉具，令以人参、紫苏叶各一两，煎汤饮之，汗出而愈。一孕妇，春夏之交患温病，头痛发热、不恶寒而渴，未及疗治，胎堕去血无算，昏眩欲绝，余令以麦门冬斤许，入淡竹叶、香豉，频频饮之，亦汗出而愈。盖用劳复法治之，得此活法，则于治是病，庶乎可十全矣。

张景岳曰：伤寒一证，惟元气虚者为最重，虚而不补何以挽回，奈何近代医流咸谓伤寒无补法，此一言者古无是说，而今之庸辈动以为言，遂致老幼相传，确然深信，其为害也不可胜纪。兹第以一岁之事言之，如万历乙巳岁，都下瘟疫盛行，凡涉年衰及内伤不足者，余即用大温大补兼散之剂，得以全活者数十余人，使此辈不幸而遭庸手，则万无一免者矣。即余一人，于一年之中所遇若此，其如岁月之长，海宇之广，凡为无补所杀者，固可胜量哉。余痛夫枉者之非命，因偏求经传，则并无伤寒无补法之例，必求其由，则惟陶节庵有云：伤寒汗吐下后，不可便用参芪大补，使邪气得补而热愈盛。所谓治伤寒无补法也，此一说者，盖亦本于孙真人之言云：服承气汤得瘳瘥，慎不中补也。此其意谓因攻而愈者，本为实邪，故不宜妄用补药复助其邪耳，初非谓虚证亦不宜补也。今人之患伤寒者，惟劳倦内伤、七情挟虚之类十居七八，传诵伤寒无补者十有八九，以挟虚之七八，当无补之八九，果能堪乎？而不知以直攻而死者，皆挟虚之辈也。此在众人则以传闻之讹，无怪其生疑畏，至若名列医家，而亦曰伤寒无补法，何其庸妄无知，毫不自反，误人非浅，诚可丑可恨者也。其有尤甚者，则本来无术，偏能惑人，但逢时病，则必曰寒邪未散，何可用补？若将邪气补住，譬之关门赶贼。若此一言，又不知出自何典乱道异端，尤可恨也。此外，又有一辈曰：若据此脉证，诚然虚矣，本当从补，但其邪气未净，犹宜缓之，姑俟清楚方可用也。是岂知正不能复，则邪必日深，焉能清楚？元阳不支，则变生呼吸，安可再迟？此不知死活之流也。又有一辈曰：此本虚证，如何不补，速当用人参七八分，但以青陈之类监制，用之自然无害。是岂非有补之名，无补之实，些须儿戏，何济安危？而尚可以一消一补自掣其肘乎，此不知轻重之徒也。即或有出奇言补者，亦必见势在垂危，然后曰快补快补。夫马到临涯，收缰已晚，补而无济。必又曰：伤寒用参者，无不死。是伤寒无补之说益坚，而众人之惑益不可破，虽有仪秦不能辨也。余目睹其受害于此者，盖不可胜纪，心切悲之不得不辨。夫伤寒之邪，本皆自外而入，而病有浅深轻重之不同者，亦总由主气之有强弱耳，故凡主强者，虽感亦轻，以邪气不能深入也；主弱者，虽轻必重，以中虚不能自固也。此其一表一里，邪正相为胜负，正胜则生，邪胜则死。倘以邪实正虚而不知固本，将何以望其不败乎？矧治虚治实本自不同，补以治虚，非以治实，何为补住寒邪？补以补中，非以补外，何谓关门赶贼？即曰强寇登堂矣，凡主弱者，避之且不暇，尚敢关门乎？既能关门，主尚强也，贼闻主强，必然退遁，不遁而成禽矣，谓之捉贼又何不可？夫病情人事理则相同，未有正胜而邪不却者，故主进一分，贼退一步，谓之内托，谓之逐邪又何不可？而顾谓之关门耶。矧如仲景之用小柴胡汤，以人参、柴胡并用；东垣之用补中益气汤，以参术升柴并用。盖一以散邪，一以固本，此自逐中有固，固中有逐，又岂皆补住关门之谓乎？

又曰：凡伤寒治法，在表者宜散，在里者宜攻，此大则也。然伤寒死生之机，则全在虚实二字。夫邪之所凑，其气必虚，故伤寒为患，多系乘虚而入者。时医不察虚实，但见伤寒则动曰伤寒无补法，任意攻邪，殊不知可攻而愈者，原非虚证，正既不虚邪自不能害之，及其经尽其复，自然病退，故治之亦愈，不治亦愈，此实邪之无足虑也。惟是挟虚伤寒，则最为可畏，使不知固本御侮之策，而肆意攻邪，但施孤注，则凡攻散之剂，未有不先入于胃而后达于经，邪气未相及，而胃气先被伤矣，即不尽脱，能无更虚？元气更虚，邪将更入，虚而再攻，不死何待。是以凡患伤寒而死者，必由元气之先败，此则举世之通弊也。故凡临证者，但见脉弱无神、耳聋手颤、神倦气怯、畏寒喜暗、言语轻微、颜色青白诸形证不足等候，便当思顾元气，若形气本虚而过散其表，必至亡阳；脏气本虚而误攻其内，必至亡阴，犯者必死。即如元气半虚而邪方盛者，亦当权其轻重而兼补以散，庶得其宜；若元气大虚，则邪气虽盛亦不可攻，必当详察阴阳，峻补中气；如素禀不足，虚在阳分者，则当补中益气、八珍汤、理中汤之类，此温中自能发散之治也；若虚在阴分而液涸水亏，不能作汗者，则当壮水制阳，精化为气之治也；若阴盛格阳，真寒假热者，则当以崔氏八味丸料之类，此引火归原之治也；其有阴盛阳衰之证，身虽发热而畏寒不已，或呕恶，或泄泻，或背凉如水，或手足厥冷，是皆阳虚之极，必大温中，不可疑也；若果邪火热甚而水枯干涸者，或用凉水渐解其热；表未解而固闭者，或兼微解渐去其寒；若邪实正虚，原有主客不敌之势，但能保定根本，不令决裂，则邪将不战而自解，此中大有元妙，余尝藉此而存活者，五十年来若干人矣。

论阴证世间罕有

伤寒阴阳二证，方书皆以对待言之，凡论阳证，即继以阴证，读者以为阴阳二证世间均有之病，所以临诊之际，先将阴阳二证在于胸次往来踌躇，最易牵入误端，甚有不辨脉证，但窥其人多畜少艾，或适在妓家，或房事后得病，或病适至行房，医问及此，便疑为阴证。殊不知病之将至，虽僧尼、寡妇、室女童男、旷夫、阉宦亦皆有之，与房欲何与焉？即使多畜少艾、频宿娼妓、房事后适病、病适至行房，此际偶值，病邪发于膜原，气壅火郁，未免发热，到底终是阳证，与阴证何与焉？况又不知阴证实乃世间罕有之证，而阳证似阴者，何日无之。究其所以然者，盖不论伤寒瘟疫，传入胃家，阳气内郁，不能外布，既便四逆，所谓阳厥是也。又曰：厥微热亦微，厥深热亦深。其厥深者，甚至凉过肘膝，脉沉而微，剧则通身冰冷，脉微欲绝，虽有轻重之分，总之为阳厥。因其触目皆是，苟不得其要领，于是误认者良多。况且瘟疫每类伤寒，苟不得要领，最易混淆。夫瘟疫热病也，从无感寒，阴自何来？一也；治瘟疫数百人，才遇一正伤寒，二也；及治正伤寒数百人，才遇一正阴证，三也。前后统论，苟非历治多人，焉能一见阴证，岂非世间罕有之病耶。观今伤寒科盛行之医，历数年间或偶得遇一正阴证者有之，又何必才见伤寒便疑阴证，况多瘟疫，又非伤寒者乎。

尚友山人曰：杜清碧云，伤寒阳热之证，传经之邪，变态不一，辨之不精，则汗吐下三法之治一差，死生反掌矣，非比阴寒之邪中在一经，不复传变，易于治也。不过随寒邪轻重，用温药治之，一定之法耳。今之庸工好用热剂，而不知凉药之妙且难也。予按《内经》谓：人之伤于寒也，则为病热。可见伤寒亦为热病，即传至三阴，经虽阴而邪则阳，仍是热证，非寒也，况瘟疫之初起即热者乎。其两感之不免于死，以热之布濩于脏；阴阳交之不见一生，以脏之枯亡于热，信乎？用凉药之妙且难，而阴证世间之罕有者矣。

喻嘉言曰：病先犯房劳后成伤寒，世医无不为阴证之名所惑，往往投以四逆等汤促其暴亡，而诿之阴急莫救，致冤鬼夜嗥尚不知悟。盖房劳而病感者，其势不过比尝较重，如发热则热之极，恶寒则寒之极，所以然者，以阴虚阳往乘之，非阴盛无阳之比。

吕用晦曰：阴证者，寒邪直入三阴之经，以三阳主气衰，无热拒寒故也。三阴各有分症，今人都以房劳后得病，不分阴阳脉证辄命曰阴证，致令病家讳言恶闻此二字，亦可笑矣。房劳得病，乃挟虚感，有阳有阴，非必为阴也。

陈雪潭曰：一友伤寒九日，闻得病之初，为辛苦入房所致，其症咽干口苦、腹胀、下利清水、烦躁谵语、六脉沉细、手足厥冷，一医谓非理中汤莫能救疗，病人亦疑为真伤寒，欲服温里药。其兄召余诊视，见其脉虽沉细，按之鼓指，遂曰幸未服温里之剂，服则祸不旋踵矣。此证寒邪从三阳经传入，今热郁下焦，不得通达，故有此症，宜用承气汤下之，连进二剂，诸症悉除。古所谓通因通用，此类是也。

周扬俊曰：房劳未尝不病阳证，头痛发热是也，但不可轻用凉药耳。若以曾犯房劳便用温药，杀人多矣。汪𬣳庵谓：按诸书从未有发明及此者，世医罕知之，周子此论可谓有功于世。

汪𬣳庵曰：《灵枢》云：形寒寒饮则伤肺，以其两寒相感，中外皆伤，故气逆而上行。形寒伤外，饮寒伤内，气逆上行，故有发热头痛诸症。《素问·咳论》云，其寒饮食入胃则肺寒，肺寒则外内合邪，与此文义正同。今人惟知形寒为外伤寒，而不知饮冷为内伤寒，讹为阴证，非也。凡饮冷者，虽无房事而亦每患伤寒也。若房事饮冷而患伤寒，亦有在三阳经者，当从阳证论治，不得便指为阴证也。世医不知，妄以热剂投之，杀人多矣，特揭出以告人。

郑在莘曰：按前论，瘟疫阴证罕有者，乃感不正之气，原未感寒，自无直中阴经之证。至于传变，皆有六经，岂止专入阳明，能禁其不入三阴者乎？惟因人质之厚薄不同耳。若人质本厚，传入三阴，邪热益深，乃为传经热证，其舌焦便秘、烦躁谵语、消渴等症，虽属阳明，而厥少二阴热证亦皆类此。因胃为五脏六腑之海，借大承气汤泻胃土以救肾水，即两阴传经，热证亦主承气汤，岂独阳明哉。若人质浇薄，肾阳素亏，冬不藏精，正气衰微，能感不能化，大热滚滚，脉沉足冷，邪热久烁，真气热消；或误汗误下，误服苦寒，元气不振，邪不外解，必致内传，里气本虚，不能内实而为热证，至七八日转变虚寒，陡现亡阳诸症，或真气衰微，厥逆脉沉而细，或真阳外越，发热、脉大无根、面赤戴阳、阴躁、阴斑、汗、呃、下利、欲饮冷水、席地而卧，此即阴证似阳矣，须急回阳，迟则寒战汗利而脱，当此危证，安得不用真武、四逆汤以救逆也，瘟疫每多此证。所谓伤寒偏死下虚人也，本论条中每遇此证，但言危殆，宜大补峻补，皆不立方，主治似乎阙略。总之，虚者必寒，实者必热；虚者传阴，变为虚寒；实者传阴，转为实热；如质厚者，大汗大下，霍然而愈；质薄者，汗下变证而笃，此理明矣。仲景辨脉论而证类时疫者，寸口脉阴阳俱紧者，法当清，邪中于上焦云云。盖天地有阴阳，人秉天地而生，则身中亦有阴阳。天之寒热温凉，本一气也，因四时而变更；病之寒热阴阳，虽二气也，因人虚实而变证。若谓瘟疫无直中之阴寒，则合经旨；若谓全不干阴，一皆于阳，恐未尽然也。

尚友山人曰：少阴厥阴虽二经，然厥阴气血皆根于少阴，未有少阴足而厥阴可虞者，未有少阴亏而厥阴足恃者，所谓乙癸同源，肾肝同治也。肾有水火二脏，火为真阳，水为真阴，先天之本在是。真阳素亏者，设遇温证误为汗下，或过服苦寒，则现厥逆吐利，甚至戴阳阴躁，皆亡阳之象也，迁延不救，顷刻云亡，其势诚急矣。

然速进理中、四逆，真阳不去即可以生。若肾阴素亏者，时时已自口渴内热，一遇温证则外邪就躁，阴火更焚，再若阳明胃气不振，往往遂见循衣抹床、撮空理线、惊痫瘛疭、直视喘满、谵妄，一皆阴气将亡之象，此真脏证也。真脏脉见者死，真脏证见者，岂能生乎？误用姜附苓术以火济火，固死；而用芩、连、硝、黄以实治虚，亦死。大剂地黄汤壮水制火，而加入人参扶元益胃。张景岳谓熟地人参二味合服，为乾坤二气膏，大滋先后二天化源，且人参纯粹以精，随熟地亦入阴补精而不助热，此庶几万一之救，然亦未保其必回生也。所谓伤寒偏死下虚人，正此之谓。而郑在莘第以阳不足为下虚，为质薄，何其偏耶。且抑知瘟疫之病有热无寒，阳盛亡阴者比比皆是，阴盛亡阳者，百或一见乎。其谓大热滚滚、脉沉足冷者，是阳证见阴脉，非阴证也；其谓面赤戴阳、阴躁、阴斑者，是假阳，非阳证也。夫亡阳则不亡阴，亡阴则不亡阳，二者无同时并见之理，乃郑在莘合而言之，而总归肾阳素亏一边，夫亦不达于理矣。又其言曰虚者必寒，虚者传阴变为虚寒，亦非通论。夫有虚而寒者矣，有虚而不寒且有虚而热者矣，虚寒二字可连看，亦可拆看，非虚之必寒也。后人因谓虚之必寒，故有妄訾。丹溪阳常有余、阴常不足之失，而误会《大易》扶阳抑阴偏于补火之弊。虚有水火之分，火虚者传阴变寒，水虚者传阴则热亦变寒乎。丹溪于一男子十六七岁出痘者，知其为劳伤，遂教参、芪、当归、白术、陈皮，大料浓煎与之，饮至三十余帖，豆始出；又二十余帖则成脓泡，身无完肤，或曰病势可畏，何不用陈氏全方治之？余曰此但虚耳，无寒也，只守前方又数十余帖而安。又治一人年五十，质弱多怒，暑月因怒后患痢，口渴自饮蜜水，病缓数日后，脉稍大不数，令以参术汤调益元散饮之，痢减，数日后倦甚发咳逆，知其久下阴虚，令守前药，痢尚未止，以炼蜜与之；众欲用姜附，朱谓阴虚服之必死，待前药力到自愈；又四日咳逆止痢除。赵氏又言虚寒，吕用晦谓虚寒二字亦有分别。吴又可论中每遇此证，但言危殆，宜大补峻补而不立方主治，正见亡阴多于亡阳，而仲景之灸甘草汤、孙真人之生脉饮、钱仲阳去桂附之六味地黄汤，皆所取用，不必定于真武、四逆辈也，治法圆机在人临时制宜，奈何反以阙略议之。

《内经》病机十九条而属于火热者居半，甚矣。热之疾多于寒，热之害甚于寒也。阳病见阴脉者死，是元气虚残，不能逐邪外出；两感及阴阳交者死，是阴精衰薄，不胜亢火销烁，皆热之为，非寒之为也。《简易验方》云：秦医和曰，天有六气，淫为六疾，阳淫热疾，阴淫寒疾，风淫末疾，雨淫腹疾，晦淫惑疾，明淫心疾。夫女阳物而晦，时淫则为内热蛊惑之疾。女为蛊惑，世之知者众，其为阳物而内热，虽良医未之言也。五劳七伤皆热中而蒸，晦淫者不为蛊则中风，皆热之所生也。予按湿热则生虫，寒则不生，三"虫"字，"血"字去一撇，合而为"蠱"字，义取虫聚于阴脏则蚀脏而阴败，不成其为血矣。可知传尸之劳瘵，其尸虫变化莫测，皆热之所蒸也。狐惑症虫食上唇下肛，亦伤寒热遗于阴之所成也。《易卦》山下有风虫，风为阳邪，善行而数变，果实有热则生虫而易坏。果者木之所生，风者木之所属，風字内为虫字，信乎？虫非热不生，而虫与中风晦淫者，不为此则为彼耳，可知阴热之为祸甚于阴寒，而专于扶阳抑阴，好用温热之药，且谓刘朱之道不息，岐黄之道不著者，抑独何哉。

论阳证似阴

凡阳厥手足皆冷，或冷过肘膝，甚至手足指甲皆青黑，剧则遍身冰冷如石，血凝青紫成片，或六脉无力，或脉微欲绝，以上脉症悉见纯阴，犹以为阳证，何也？盖审内症气喷如火、龈烂口臭、烦渴谵语、口燥舌干、舌苔黄黑、或生芒刺、心腹痞满、小腹疼痛、小便赤涩、涓滴作痛，非大便燥结即大肠胶闭，非协热下利即热结旁流，以上内三焦悉见阳证，所以为阳厥也。粗工不察内多下证，但见表证脉体纯阴，误投温剂祸不旋踵。凡阳证似阴者，瘟疫与正伤寒通有之；其有阴证似阳者，此系正伤寒家事，在瘟疫无有此证，故不附载。

瘟疫阳证似阴者，始必由膜原以渐传里，先几日发热，以后四肢逆冷。伤寒阳证似阴者，始必由阳经发热，脉浮而数，邪气自外渐次传里，里气壅闭，脉体方沉，乃至四肢厥逆，盖非一日矣。其真阴者，始则恶寒而不发热，其脉沉细，当即四肢逆冷，急投附子回阳，二三日失治即死。捷要辨法，凡阳证似阴，外寒而内必热，故小便血赤；凡阴证似阳者，格阳之证也，上热下寒，故小便清白。但以小便赤白为据，以此推之万不失一。

尚友山人曰：真阴者，始则恶寒而不发热，其脉沉细，当即四肢逆冷。然又可云：瘟疫在膜原，其始也，格阳于内不及于表，故先凛凛恶寒，甚则四肢厥逆。按此则疑似之间，不可张皇多措，所以仲景于太阳有或未发热之句。喻嘉言注释云：寒邪初入，尚未郁而为热，顷之即热矣，多有服表药后反增发热者，病必易解。仲景恐见未发热者为直中阴经之证，操刃杀人早于辨证之先，揭此一语，虑何周耶。

郑在莘曰：按阳厥冷不过肘膝者居多，即冷过肘膝者，一时必回温，依然发热，即周身厥冷、寒战脉伏者，一时必热，大汗一出，脉复病解，如天欲雨阴云四布，雨霁郎然。瘟疫战汗类此，乃热厥也，必从阳治。若厥逆终日不回温，兼有冷汗、呃、利，则当详辨阴阳。其舌苔干黑亦有阴极似阳，食厌，太阴少阴误汗误下，逼其虚阳于上者，必不大渴，脉来无力可辨。小便赤白，不足尽凭三阴病，下焦阳虚气化不清，小便亦赤浊，不必澄澈清冷方为寒也，须察脉之阴阳，辨余症之虚实，未可以一症便为凭耳。

江含征曰：心肾不足，小便混浊；中气不足，溲便为之变；金衰则水涸，溺色变为黄赤，此皆正气虚而生邪热，当推原其本而补之，苟徒执水液混浊皆属于火，一语而施治，病安能愈。又曰：小便黄赤多主于热。经又云：肺气虚则肩背痛寒，少气不足以息，溺色变。又冬脉不及，令人胠清脊痛，溺色变。二者言肺肾虚寒而小便变。何虚实寒热相悬，而其病则同若此？要知肺虚则不能通调水道，肾虚则关门不利，皆能郁而为热，热则溺色变。

尚友山人曰：《内经》水液混浊皆属于热，原兼虚实二者而言。有阳盛尚未耗阴，此实热也，当泻火之有余；有阴亏以致阳亢，此虚热也，当补水之不足。虽有虚实，然无非热，此所以云皆属于热也。老人弱人，恒多溺色变者，虚热之故。若夫阴寒无热，小便清白者多，而有时亦赤色者，因阴气充驰，微阳亦拒，拒则郁，郁则成热而变色赤，若不急，以姜附助阳，必至拒者力不能支而阳脱以死矣，此阴寒小便赤之理也。

舍病治药

尝遇微疫，医者误进白虎汤数剂，续得四肢厥逆，病势转剧；更医谬指为阴证，投附子汤，病愈。此非治病，实治药也。虽误认病原，药则偶中，医者之庸，病者之福也。盖病本不药自愈之证，因连进白虎，寒凉骠悍，抑遏胃气，以致四肢厥逆，疫邪强伏，故病增剧；今投温剂，胃气通行，微邪流散，故愈。若果直中无阳阴证，误投白虎一剂，立毙，岂容数剂耶。

尚友山人曰：吴仁斋治一人，伤寒七八日，服凉药太过，遂变身凉手足厥冷，通身黑斑，惟心头温暖，乃伏火也；六脉沉细，昏不知人事，不能语言，状如尸厥，遂用人参三白汤加熟附半个、干姜二钱，服下一时许，斑渐红，手足渐暖，苏矣；数日复有余热不清，此伏火后作，再用黄连解毒、竹叶石膏汤调治而安。

舍病治弊

一人感疫，发热烦渴，思饮冰水，医者以为凡病须忌生冷，禁止甚严，病者苦索勿与，遂至两目火并，咽喉焦燥，不时烟焰上腾，昼夜不寐，目中见鬼无数，病剧苦甚，自谓但得冷饮一滴下咽，虽死无恨。于是乘隙匍匐窃取井水一盆，置之枕旁，饮一杯目顿清亮，二杯鬼物潜消，三杯咽喉声出，四杯筋骨舒畅，饮至六杯，不知盏落枕旁，竟而熟睡，俄而大汗如雨，衣被湿透，脱然而愈。盖因其人瘦而多火，素禀阳藏，始则加之以热，经络枯燥，既而邪气传表，不能作正汗而解，误投升散则病转剧，今得冷饮，表里和润，所谓除弊便是兴利，自然汗解宜矣。更有因食、因痰、因寒剂、因虚陷致疾不愈者，皆当舍病求弊，以此类推，可以应变于无穷矣。

尚友山人曰：昔一名医，成化年新野疫疠，有邻妇卧床数日，忽闻其家如杀羊声，急往视之，见数人用棉被覆其妇，床下置火一盆，令出汗，其妇面赤声哑几绝。因叱曰急放手，不然死矣。众犹不从，乃强拽去被，其妇跃起倚壁坐，口不能言，问曰饮凉水否，颔之，与水一碗，一饮而尽，始能言，又索水仍与之饮毕，汗出如洗，明日愈。或问其故，曰彼发热数日，且不饮食，肠中枯涸矣，以火蒸之速死而已，何得有汗？今因其热极投之以水，所谓水火既济也，得无汗乎。观以火燃枯鼎，虽赤而气不升，往往以水则气自来矣，遇此等证者不可不知。

张子和曰：伤寒勿妄用药，惟饮水最为妙药。奈何医者禁饮水，至有渴死者。病人若不渴，强与水饮，亦不肯饮耳。一妇人年二十余岁，病经闭不行，寒热往来，咳嗽潮热，庸医禁切，无物可食。一日当暑出门，忽见卖凉粉者，以冰水和饮，大为一食，顿觉神清骨健，数月经水自下。一男子脏毒下血，当六月间，热不可言，自甘于死，忽思冰蜜水，舍性命饮一大盂，痛止血住。一男子病脓血恶痢，痛不可忍，忽见冰浸甜瓜，心酷喜之，连皮食数枚，脓血皆已。

尚友山人曰：观又可此案，其病之剧，因不与水，而其饮水后汗出之神速，亦反得不早与之力也。孟子谓：苗之浡然而兴，因七八月之间旱，一雨遂更觉其妙。饥者易食，渴者易饮，事半功倍，即是此意。孔明治蜀，答法正谓罚行而后知恩。朱子论学答陈同甫谓，持之愈严，则其发之愈勇，兵家故示怯以养锐，文家先顿挫以蓄势，无不类。然此非圣贤公正之作用，而豪杰驾驭之机权也。然须善行之，太过则又以致害矣。因论医而有触，不禁发吾之狂言。

论轻疫误治（每成痼疾）

凡客邪皆有轻重之分，惟疫邪感受轻者，人所不识，往往误治而成痼疾。假令患痢，昼夜无度，水谷不进，人皆知其危痢也。其有感之轻者，昼夜虽行四五度，饮食如常，起居如故，人亦知其轻痢，未尝误以他病治之者，凭有积滞耳。至如瘟疫，感之重者，身热如火，头疼身痛，胸腹胀满，苔刺谵语，斑黄狂躁，人皆知其危疫也。其有感之浅者，微有头疼身痛，午后稍有潮热，饮食不甚减，但食后或觉胀满，或觉恶心，脉微数，如是之疫最易误认，即医家素以伤寒、瘟疫为大病，今因证候不显，多有不觉其为疫也。且人感疫之际，来而不觉，既感不知，最无凭据。又因所感之气甚薄，发时又现症不甚，虽有头疼身痛，况饮食不绝，力可徒步，又焉得而知其疫也。病人无处追求，每每妄诉病原，医家不善审察，未免随情错认。有如病前适遇小劳，病人不过以此道其根由，医家不辨是非，便引东垣劳倦伤脾，元气下陷，乃执甘温除大热之句，随用补中益气汤壅补其邪，转壅转热，转热转瘦，转瘦转补，多至危殆。或有妇人患此，适逢产后，医家便认为阴虚发热，血虚身痛，遂投四物汤及地黄丸泥滞其邪，迁延日久，病邪益固，邀遍女科，无出滋阴养血，屡投不效，复更凉血通瘀，不知原邪仍在，积热自是不除，日渐尪羸，终成废痿。凡人未免七情劳郁，医者不知为疫，乃引丹溪五火相煽之说，或指为心火上炎，或指为肝火冲击，遂乃类聚寒凉，冀其直折而反凝住其邪，徒伤胃气。疫邪不去，瘀热何清，延至骨立而毙。

或向有宿病淹缠，适逢微疫，未免身痛发热，医家病家同认为原病加重，仍用前药加减，有妨于疫，病益加重至死不觉者，如是种种难以尽述，聊举一二，从是推而广之，可以应变于无穷矣。

尚友山人曰：汪讱庵云，东垣辨内伤外感最详，恐人以治外感者治内伤也。今人缘东垣之言，凡外感风寒发热咳嗽者，概不轻易表散，每用润肺退热药，间附秦艽、苏梗、柴胡、前胡一二味，而羌活、防风等绝不敢用。不思秦艽阳明药，柴胡少阳药，于太阳有何涉乎？以致风寒久郁，嗽热不止，变成虚损，杀人多矣。此又以内伤治外感之误也。

赵养葵曰：肺主皮毛，经中之水与血一得寒气，皆凝滞而不行，咳嗽带痰而出，问其人必恶寒，切其脉必紧，视其血中必有或紫或黑数点，此皆寒淫之验也。医者不详审其症，便以为阴虚火动而概用滋阴降火之剂，病日深而死日迫矣。余尝用麻黄桂枝汤而愈者数人，皆一服微汗而解。

肢体浮肿

时疫潮热而渴，舌黄身痛，心下满闷，腹时痛，脉数，此应下之证也；外有通身及面目浮肿，喘急不已，小便不利，此疫兼水肿，因三焦壅闭，水道不行也，但其治疫，水肿自已，宜小承气汤。向有单腹胀而后疫者，治在疫。若先年曾患水肿，因疫而发者，但治在疫，腹胀水肿自愈。病人通身浮肿，下体益甚，脐凸，阴囊及阴茎肿大色白，小便不利，此水肿也；继又身大热，午后益甚，燥渴，心下满闷喘急，大便不调，此又加疫也，因下之；下后胀不除反加腹满，宜承气加甘遂二分，弱人量减。盖先肿胀续得时疫，此水肿兼疫，大水在表，微疫在里也，故并治之。时疫愈后数日，先自足浮肿，小便不利，肿渐至心腹而喘，此水气也，宜治在水。时疫愈后数日，先自足浮肿，小便如常，虽至通身浮肿而不喘，别无所苦，此气复也。盖血乃气之依归，夫气先血而生，无所依归，故暂浮肿，但静养节饮食，不药自愈。时疫身赋羸弱，言不足以听，气不足以息，得下证，少与承气，下证稍减，更与之，眩晕欲死，盖不胜其攻也；绝谷期月，稍补则心腹满闷，攻不可，补不可，守之则元气不鼓，余邪沉匿膜原，日惟水饮而已。以后心腹忽加肿满烦冤者，向来沉匿之邪方悉分传于表里也，宜承气养荣汤，一服病已。设表肿未除，宜微汗之自愈。时疫得里证，失下以致面目浮肿及肢体微肿，小便自利，此表里气滞，非兼水肿也，宜承气下之，里气一疏，表气亦顺，浮肿顿除。或见绝谷期月，指为脾虚发肿，误补必剧，妊娠更多此证，治法同前，皆得子母俱安，但当少与，慎毋过剂（共七法）。

尚友山人曰：绝谷期月而沉匿之邪犹能分传于表里，则其元气虽不鼓尚非惫败至极也，条中"忽加"字形容得出。《金匮》：痓病暴腹胀大为欲解。伤寒太阳篇，大便已，头卓然而痛。"暴"字、"卓然"字皆古人写生传神处，与"忽加"正同。然予谓攻不可，补不可，守之日惟水饮，幸而元气复振，逐邪传出，不然有死而已。又可于此等处只是含糊立言，将令人坐而听其死欤，抑攻补兼施以冀其一生欤。

服寒剂反热

阳气通行，温养百骸；阳气壅闭，郁而为热。且夫人身之火，无处不有，无时不在，但喜通达耳。不论脏腑、经络、表里、上下、血分、气分，一有所阻，即便发热，是知百病发热皆由于壅郁。然火郁而又根于气，气尝灵而火不灵，火不能自运，赖气为之运，所以气升火亦升，气降火亦降，气行火亦行，气若阻滞则火屈曲热斯发矣，是气为火之舟楫也。今疫邪透出于膜原，气为之阻，时欲到胃，是求伸而未能遽达也。今投寒剂抑遏胃气，气益不伸，火更屈曲，所以反热也，往往服芩、连、知、柏之类，病人自觉反热，其间偶有灵变者，但言我非黄连证，亦不知其何故也。窃谓医家每以寒凉清热，热不能清，尚信弗疑，服之反热，全然不悟，虽至白首，终不究心，悲夫。

尚友山人曰：《内经》谓火郁则发之。发有二义，风寒在表以至火郁，则以升散为发；邪气在里以致火郁，则以攻下为发，皆无用芩、连、石膏之理，惟内外之阻已通，而燎原之势可畏，则用苦寒之剂以收扑灭之功，不然服之抑遏胃气，有自觉反热者矣，有四肢厥冷者矣。秦皇士云：夏秋霍乱，四肢厥冷，脉伏，误认为阴厥，遽用热药，死不旋踵。即知其为热厥，若以寒凉抑遏，则外邪愈伏，到底亦死。盖虽是暑热，既经内伏，不用寒凉，惟升阳散火，则邪汗自来，表邪自解而愈。更有手足温，六脉出，又现紫斑而愈者。再夏秋外感疫痢，内伏暑热，外被风寒雨湿束其肌表，恶寒身痛，下痢纯血，或下血水，或下黑色，胸前满闷，呕吐不食，误用芩、连、大黄，则在表之疫邪内陷，不死不休，亦用升阳散火汤、败毒散，有汗大出而愈者，有发热紫斑而愈者。

条中谓气为火之舟楫，然证属虚损，气又被火之消灼，《内经》谓壮火食气者，不可不知。若丹溪气有余便是火，此又有说，盖气之有余，因血之不足也。气阳血阴，阴不能制阳，故只大滋阴血，不使阳气有余，自不为火而发热矣，非气郁当行气，或逐壅滞之治也。

补注瘟疫论卷之三终

卷 四

知 一

邪之着人，如饮酒然。凡人醉酒，脉必洪而数，气高身热，面目俱赤，乃其常也。及言其变，各有不同，有醉后妄言妄动，醒后全然不知者；有虽沉醉而神思终不乱者；醉后应面赤而反刮白者；应萎弱而反刚强者；应壮热而反恶寒战栗者；有易醉而易醒者；有难醉而难醒者；有发呵欠及嚏喷者；有头眩眼花及头痛者。因其气血虚实不同，脏腑禀赋之各异，更兼过饮小饮之别，考其情状，各自不同，至论醉酒一也，及醒一切诸态如失。

凡人受邪，始则昼夜发热，日晡益甚，头疼身痛，舌上白苔，渐加烦渴，乃众人之常也。及言其变，则各有不同，或呕，或吐，或咽喉干燥，或痰涎涌甚，或纯乎发热，或发热而兼凛凛，或先凛凛而后发热，或先恶寒而后发热，或先一日恶寒而后发热，以后渐渐寒少而热多，以至纯热者，或昼夜发热者，或午后潮热余时热稍缓者。有从外解者，或战汗，或狂汗、自汗、盗汗，或发斑有潜消者；有从内传者，或胸膈痞闷，或心腹胀满，或心痛腹痛，或胸胁痛，或大便不通，或前后癃闭，或协热下利，或热结旁流，有黄苔黑苔者，有口燥舌裂者，有舌生芒刺、舌色紫赤者，有鼻孔如烟煤之黑者，有发黄及蓄血、吐血、衄血、大小便血、汗血、嗽血、齿衄者，有发颐疙瘩疮者，有首尾能食者，有绝谷一两月者，有无故最善反复者，有愈后渐加饮食如旧者，有愈后饮食胜常二三倍者，有愈后退爪脱发者。至论恶证，口噤不能张，昏迷不识人，足屈不能伸，唇口不住牵动，手足不住振战，直视、上视、圆睁，目瞑口张，声哑舌强，遗尿遗粪，项强发痉，手足俱痉，筋惕肉瞤，循衣摸床，撮空理线等症，种种不同，因其气血虚实之不同，脏腑禀赋之有异，更兼感重感轻之别，考其证候各自不同，至论受邪一也，及邪尽一切诸症如失。所谓知其一，万事毕知，其要者一言而终不知其要者，流散无穷，此之谓也。以上只举一气因人而变，至有岁气稍有不同者，有其年众人皆从自汗而解者，更有其年众人皆从战汗而解者，此又因气而变，余证大同小异，皆疫气也。至又杂气为病，一气自成一病，每病各又因人而变，统而言之，其变不可胜言矣。医者能通其变，方为尽善。

尚友山人曰：证各不同，受邪则一，此一本而万殊，万殊而一本之理也。

诸恶证，口噤不能张，《灵枢》所谓热而痉者死；腰折瘛疭齿噤龂也。仲景所谓痉为病，胸满口噤，卧不着席，脚挛急，必龂齿也。昏迷不识人，《素问·热病篇》所谓不知人六日死也；仲景太阳篇所谓若剧者，发则不识人，脉弦者生，涩者死也。足屈不能伸，即上腰折脚挛急之文，痘科逆证有腰膝曲而如折之句。直视、上视、圆睁，华元化所谓面目直视者死；仲景所谓直视谵语者死；《证诊危候》所谓手撒戴眼，太阳绝，目正圆痉不治也。目瞑口张、声哑舌强，《灵枢》所谓目不明，热不已者死；《证诊危候》所谓目瞑不见，阴绝；华元化所谓张口如鱼出气，不返者死；《证诊危候》

所谓口不合脾绝，口张气出不返肺绝，三日死；《金匮》狐惑证所谓声喝喝者，声破而哑；《伤寒逆证赋》有声哑唇疮狐惑悲之句；《灵枢》所谓舌本烂，热不已者死；仲景不可汗篇所谓发汗则声乱咽嘶，舌萎声不得前；又不可下篇所谓口虽欲言，舌不得前也。遗尿遗粪、项强发痉，华元化所谓遗尿不觉者，五六日死；《证诊危候》所谓遗尿肾绝；《灵枢》所谓热而痉者死也。筋惕肉�、循衣摸床、撮空理线，仲景不可汗篇所谓发汗则头眩，汗不止，筋惕肉�；阳明篇所谓循衣摸床，惕而不安；华元化所谓循摸衣缝者死；扁鹊所谓阴阳俱绝，掣衣撮空，妄言者死也。夫以上诸恶证，王损庵谓皆邪盛而正气脱者，最为得之。

四损不可正治

凡人大劳、大欲及大病、久病后，气血两虚，阴阳并竭，名为四损，当此之际，忽又加疫，邪气虽轻并为难治，以正气先亏，邪气自陷，故谚有云：伤寒偏死下虚人。正谓此也。

若正气不胜者，气不足以息，言不足以听，或欲言而不能。感邪虽重，反无胀满痞塞之证，误用承气不剧即死，以正气愈损邪气愈伏也。

若真血不足者，面色萎黄，唇口括白，或因吐血崩漏，或因产后亡血过多，或因肠风脏毒所致。感邪虽重，面目反无阳色，误用承气速死，以荣血愈消，邪气益加沉匿也。

若真阳不足者，或四肢厥逆，或下利完谷，肌体恶寒，恒多泄泻，至夜益甚，或口鼻冷气。感邪虽重，反无发热燥渴苔刺等症，误用承气，阳气愈消，阴凝不化，邪气留而不行，轻则渐加萎顿，重则下咽立毙。

若真阴不足者，自然五液干枯，肌肤甲错，感邪虽重，应汗无汗，应厥不厥，误用承气，病益加重，以津液枯涸，邪气涩滞，无能输泄也。

凡遇此等，不可以常法正治，当从其损而调之；调之不愈者，稍以常法治之；治之不及者，损之至也。是故一损二损，轻者或可挽回，重者治之无益，乃至三损四损，虽卢扁亦无所施矣。更以老少参之，少年遇损或可调治，老年遇损多见治之不及，良以枯魄独存，化源已绝，不复滋生矣。

尚友山人曰：《灵枢·五禁篇》曰，形肉已夺，是一夺也；大夺血之后，是二夺也；大汗出之后，是三夺也；大泄之后，是四夺也；新产及大血之后，是五夺也，此皆不可泻。余按此所谓泻，非但指下，即汗吐皆泻也。又可四损不可正治，单戒承气是举一例，余法如其所言，汗吐苦寒遂可施乎？而四损五夺绝妙巧对矣。

仲景不可汗下吐诸条，非气虚即血弱，非阳乏即阴亏，皆宜或先补正，或补泻兼施。又戴人用泻，世之所耳而目之者也。然戴人之言曰：病势巇危，老弱气衰者，不可吐；自吐不止，亡阳血虚者，不可吐；诸吐血、呕血、咯血、衄血、嗽血、崩血、失血者，皆不可吐，吐则转生他病，浸成不救。诸洞泄寒中者，不可下；伤寒脉浮者，不可下；表里俱虚者，不宜下。《内经》中五痞心证不宜下；厥而唇青，手足冷寒者，不宜下；小儿内泻转生慢惊及两目直视，鱼口出气者，亦不宜下。若十二经败甚亦不宜下，只宜调养，温以和之，如下则必误人病耳。又尝举五实证，谓如寻邑百万围昆阳，此五实证也。故萧王亲犯中原而笃战，随即谓如河内饥而又经火灾，此五虚证也。故汲黯不避矫诏而发仓。夫昔人云：上工能泻，中工能补，非补泻之难而能补泻之，难当补泻而不补泻，不可谓之能；不当补泻而补泻，亦不可谓之能。此其神而明之，不啻用兵而其变而通之，真如大易。是则医者穷理之事，非学士大夫心知其意者，不能精也。故丹溪诸书有曰《格致余论》，子和曰我之术只可以教书生，而孙思邈出唐之名进士。朱子取其胆大心小，智圆行方语入于小学中，丹溪为许白云先生高弟，道学之统，相传一脉，丹溪未尝不与其中，奈何后世浅之乎，视医易之乎，视医为之者多庸妄之徒，列其名于九流之内；且学之不易于精，而精之所及有限，此有志者多不屑为，而圣贤亦视为小道也。然而良医与良相并言，其理岂不诚然乎哉。宰相须用读书人，孰谓医也而不如是。

劳　复

疫邪已退，脉证俱平，但元气未复，或因梳洗沐浴，或因多言妄动，遂至发热，前症复起，惟脉不沉实，为辨此名劳复。盖气为火之舟楫，今则真气方长，劳而复折，真气既亏，火亦不前。如人欲济，舟楫已坏，其可渡乎？是火也，某经气陷则火随陷于某经，陷于经络则为表热，陷于脏腑则为里热，虚甚热甚，虚微热微，治法轻则静养可复，重则大补气血，候真气一回，血脉融和，表里通畅，所陷之火随气输泄，自然热退而前症自除矣。若误用承气及寒凉剥削之剂，变证蜂起，卒至殒命，宜服安神养血汤。

安神养血汤

茯神　枣仁　当归　运志　桔梗　芍药　地黄　陈皮　甘草

再加圆眼肉，水煎服。

尚友山人曰：庞安常云，病新瘥后，气血津液虚耗，慎勿为诸劳动事，凡言语、思虑、劳神、梳浴、澡颒、劳力，劳则生热而复病如初也。

许叔微曰：记有人患伤寒，得汗数日，忽身热自汗，脉弦数，心不得宁，真劳复也。予诊之曰：劳心之所致。神之所舍未复其初，而又劳伤其神，荣卫失度，当补其子、益其脾、解其劳，庶几得愈，授以补脾汤，佐以小柴胡汤解之。或者《难经》曰：虚则补其母。今补其子何也？予曰：子不知虚劳之异乎。《难经》曰：虚则补其母，实则泻其子。此虚当补母，人所共知也。《千金》曰：心劳甚者补脾气，以益之脾旺，则感之于心矣。此劳则当补子，人所未闻也。盖母生我者也，子继我而助我者也，方治其虚则补其生我者，与锦囊所谓本骸得气，遗体受荫同义；方治其劳则补其助我者，与荀子言未有子富而父贫同义。此治虚与劳所以异也。

尚友山人曰：条中谓轻则静养可复。予按周子云：太极动而生阳，静而生阴。圣人定之以中正仁义，而主静立人极焉。程子每见人静坐便叹其善学。而《内经》云：静则神藏，躁则烁亡。夫燠万物者莫过于火，五志过极而成劳皆火之妄动，静则水升火降而气血和平。圣人谓仁者静，仁者寿此作圣之功，即卫生之术，但立意不同耳。静之为益大矣哉。

王海藏曰：大抵劳者动也，动非一种，有内外血气之异焉。若劳乎气则无力与精神者，法宜微举之；若劳乎血与筋骨者，以四物之类补之；若劳在脾内为中州，调中可也。此为有形病也，但见外证则谓之复病，非为劳也，如再感风寒是已。

又曰，麦门冬汤治劳复气欲绝者，用之有效，能起死回生。

麦门冬汤

麦门冬 去心一两　甘草 炙二两　粳米 半合

上为细末，水二盏，煎粳米令熟，去米，约汤一小盏半，入药五钱，枣二枚去核，新竹叶一十五片同煎至一盏，去渣，温服。不能服者，绵滴口中。又治小儿不能灌药者，宜用此绵滴法。

此方不用石膏，以其三焦无火热也；兼自欲死之人阳气将绝者，故不用石膏，若加人参大妙。

尚友山人曰：王宇泰云，伤寒之邪自外入，劳复之邪自内发。又王宇泰用劳复法治虚人二案甚妙（见前应补诸证内）。

吴仁斋曰：大病新瘥后，血气虚弱，余热未尽，古人所谓如大水浸墙，水退则墙苏，不可犯之，但宜安卧守静以养其气，设或早起动，劳则血气沸腾而发热也。凡新瘥后虚烦不得眠者，参胡温胆渴加酸枣仁主之；凡虚羸少气，气逆欲呕者，竹叶石膏汤主之；虚热燥渴者，亦用此汤去半夏主之。《活人书》治劳复身热者，獭鼠屎汤主之；《千金》治劳复以麦门冬汤主之，易老加人参以益元气也；若身热食少无力者，以参胡三白汤，或补中益气汤增损主之；如无热而下虚有寒者，以黄芪建中汤；虚甚者，以大建中汤、人参养荣汤之类主之；若阴虚火动者，必少加知母、黄柏以救肾水也。

补中益气汤

人参二钱 白术 柴胡软苗 陈皮 白芍药各一钱 当归身 黄芪各一钱二分 甘草 升麻各三分

上，作一服，用水二盅，煎至八分，去滓，温服。若下元阴火动，或梦中失精，或虚劳烦盛，或自汗阴虚不足者，加知母、黄柏各一钱、五味子九粒、麦门冬一钱半主之；若兼有宿食不消，心下痞者，去升麻、人参加枳实、黄连各一钱主之；若不能眠者，加远志、酸枣仁各一钱、茯神一钱半主之；凡脉弱人虚，倍用人参；自汗盗汗，倍用黄芪；食少胃弱，倍用白术；外热多，倍加软苗柴胡之类。

大病后不足，病虚劳，补虚取七岁以下、五岁以上黄牛乳一升，水四升，煎至一升，如人饥稍稍饮，不得多，期十日服不住佳。

尚友山人曰：此正东垣甘温除大热、丹溪虚火可补参芪之属是也。《内经》谓：阴虚生内热。有所劳倦，形气衰少，谷气不盛，上焦不行，下脘不通，胃气热，热气薰胸中，故内热。王安道云：嗟夫！此内伤之说之原乎。盖劳动之过，则阳和之气皆亢极而化为火矣，况水谷之味又少，是故阳愈盛而阴愈衰也，此阴虚之阴，盖指身中之阴气与水谷之味耳。或以下焦阴分为言，或以肾水真阴为言，皆非也。

仲景云：大病瘥后劳复者，枳实栀子汤主之。此用苦寒破气之药，必其元气未伤，虚中之实，故可胜此，非可以概虚者也。仲景又云：伤寒瘥已后，更发热，小柴胡汤主之。脉浮者，以汗解之；脉沉实者，以下解之。按此条只云瘥已后，未有劳复字，则所谓发热脉浮汗解者，自是又感外寒之表证；脉沉实下解者，自是邪传胃腑之里证。海藏所云谓之复病，非为劳也，最为得之。而滑伯仁、吴仁斋俱牵入劳复内，恐非仲景意旨。

王宇泰曰：余每治伤寒温热等证，为庸医妄汗误下已成坏病、死在旦夕者，以人参一二两，童子小便煎之，水浸冰冷饮之，立起。李念莪曰：伤寒既久汗吐下后，邪气渐平，正气渐复者，阳亡于外，阴竭于内，自非大补，宁有生机。苏韬光云：好参一两，作一服，鼻梁上涓涓微汗，是其候也，未效当更与之。古人以治坏证屡屡回生，如有兼证，必以人参为主，随症治之，真良法也。是斋云：伤寒阴阳二证不明，或投药错误致患人重困垂死，七日后皆可服此，千不失一。勉学云：昔张致和治一伤寒坏证，用独参汤救一人垂死、手足俱冷、气息将绝、口张不能言，致和以人参一两加附子一钱，于石铫内煎至一碗，新汲水浸至冰冷，一服而尽，少顷，病人汗从鼻梁尖上涓涓如水。盖鼻梁应脾，若鼻端有汗者可救，以土在身之中周遍故也。近陆同妇产后患疫证二十余日，气虚脉弱，即同坏证，亦以此汤治之愈。

尚友山人曰：又可《瘟疫论》有劳复而无女劳复，即仲景《伤寒论》有阴阳易而无女劳复。岂以劳且不可，况女劳乎，此不待言而易晓者，其为死，何疑重身命者自知。然不知而犯之者，多有其人，而于死中以救之者，岂无一二。为集诸贤论治以补缺焉。

《千金》曰：魏督邮顾子献伤寒瘥后，诣华佗视脉曰：虽瘥尚虚，未得复，阳气不足，慎勿劳事，余事尚可，女劳则死，当吐舌数寸。其妇闻其夫瘥，从百余里来省之，经宿交接，三日发热口噤，临死舌出数寸。凡大病新瘥未满百日，气力未平复而房室者，亦无不死。有盖正者，疾愈后六十日已能射猎，以房室即吐涎而死。近一士大夫小得伤寒，瘥已十余日，能乘马往来，自谓平复，以房室即小腹急痛、手足拘挛而死。

庞安时曰：新瘥后精髓枯燥，切不可为房事，犯房事劳复必死。

张子和曰：伤寒之后，忌荤肉、房事，犯之者不救。

王海藏曰：李良佐子病太阳证，尺寸脉俱浮数，按之无力。余见其内阴虚，与神术加干姜汤而愈。后再病，余视之，见神不舒，垂头不欲语，疑其有房过问之。犯房过乎必头重目眩。曰惟与大建中三四服，外阳内收，脉返沉小，始见阴候，又与已寒加芍药怀香等丸五六服，三日内约服凡六七百丸，脉复生，又用大建中接之，大汗作而解。

有一人久病滞下，忽一日昏仆、目上视、溲注而汗泻、脉无伦，丹溪曰：此阴虚阳暴绝也，得之病后饮酒且内急，治人参膏而促灸其气海，顷之手动，又顷之唇动，参膏成三饮之而苏，后服尽数斤而愈。观此凡人大病后，及妇人产后多有此症，不可不知。

娄全善曰：尝治伤寒未平复，犯房室，命在须臾，用独参汤调烧裈散，凡服参一二斤余得愈者，亦三四人。信哉，药不可执一也。

张路玉曰：大病后，犯房劳而复者，为女劳复，犯者多死，其候头重不举、目中生花、腰背疼痛、少腹里急绞痛，或憎寒发热、阴火上冲，头面烘热、心胸烦闷者，必用烧裈散以韭根一大把，鼠粪百余粒，煎汤调下。虚极热盛者，节庵逍遥汤调服；若腹急痛、脉沉逆冷者，当归四逆加吴茱萸调服，仍以吴茱萸升许，酒拌炒，熨小腹；若手足挛拳、阳缩入腹、脉离根者，不可救也。

尚友山人曰：头为髓海，眼为真水，腰为肾府，小腹为肾部，一皆足少阴、厥阴精伤热盛之象，与外邪及阳经无与也。

房劳后只是精伤火炽，属热证，故昔人用栝蒌竹皮汤，陶节庵有逍遥汤。若精惫气败者，非大滋补岂能有生，大剂地黄汤加入麦味，更重用人参，连连进之。其有因虚而外寒直入者，则属寒证，方用当归四逆汤加附子、吴茱萸送赤衣散；其有不甚热亦不甚寒，而虚弱脉微者，四君子汤送烧裈散，或人参三白汤调赤衣散。

仲景阴阳易病曰：伤寒阴阳易之为病，其人身体重，少气，少腹满，里急，或引阴中拘挛，热上冲胸，头重不欲举，眼中生花，膝胫拘急者，烧裈散主之。

烧裈散

上，取妇人中裈近隐处，剪，烧灰，以水和服方寸匕，日三服。小便即利，阴头微肿，则验妇人病，取男子裈裆烧灰。

王海藏曰：阴阳易果得阴脉，当随证用之。脉在厥阴，当归四逆汤送烧裈散；脉在太阴，四顺理中丸送烧裈散；脉在少阴，通脉四逆汤送烧裈散，各随其经而效，自速。若有热者，以鼠屎竹茹汤类送烧裈散也。

张兼善曰：假如妇人病新瘥未平复，而男子与之交，因感外邪而卒病，实非余邪相染。医见病速，谓之阴易，于法何以别乎？夫易病者，有上条所见之症存焉，其与外所感岂相侔哉。设若风寒外伤，当有表证，安有小腹里急，引阴中拘挛者乎？

王损庵《准绳》曰：男子病新瘥，妇人与之交合而得病，名曰阳易。妇人病新瘥，男子与之交合而得病，名曰阴易。所以呼为易者，以阴阳相感，动其毒，着于人，如换易然也。其候身重气乏、百节解散、头重不举、目中生花、热上冲胸、火浮头面、憎寒壮热，在男子则阴肿、少腹绞痛；在妇人里急连腰胯内，痛甚者手足冷蜷挛。男子卵陷入腹，妇人痛引阴中，皆难治也。其有不即死者，筋脉缓弱，血气虚，骨髓竭，恍恍翕翕，气力转少，着床不能动摇，起止仰人，或牵引岁月方死矣。陶节庵曰：夫外感六气，内伤七情，其为害若是，吁可畏哉。恍恍翕翕，《千金方》作嘘嘘吸吸。

又曰：不病人与病新瘥人交合阴阳，而不病人因病者，曰易病。若新瘥人自病，则房劳复是也。其治亦可同易病，用烧裈散以诱安其气。夫易病者，由合阴阳而动余邪，其人正气本虚，故能染着。观小腹绞急，痛引阴道，病从房欲而入，非有外邪之感动也。

陈素中曰：男病新瘥，女与之交，曰阳易；女病新瘥，男与之交，曰阴易。细考之即女劳复也。有谓男病愈后，因交而女病；女病愈后，因交而男病，于理未然，古今未尝见此病也。喻嘉言曰，阴阳易之病，注家不明言，乃致后人指为女劳复。若然则妇人病新瘥，与男子交，为男劳复乎？盖病伤寒之人，热毒藏于气血中者，渐从表里解散，惟热毒藏于精髓中者，无由发泄，故瘥后与不病之体交接，男病传不病之女，女病传不病之男，所以名为阴阳易，即交易之义也。其症眼中生花、身重拘急、少腹痛引阴筋，暴受阴毒，又非姜桂附子辛热所能驱，故烧裈裆为散，以其人平昔所出之败浊，同气相求，服之小便得利，阴头微肿，阴毒仍从阴窍出耳。益见热病之为大病瘥后，贻毒他人，其恶而可畏，有如此也。

尚友山人曰：谓阴阳易之病，古今不恒见，则可谓即女劳复，则不可易者，他人遗毒所染已之精气未伤也，故仲景第用烧裈散以引出其毒，不须补益。若女劳复，则精气伤矣，伤非补益不可。观朱丹溪、娄全善用人参数斤得愈之人，非其验乎。是则女劳复之治，不用烧裈散可也。若用之引至精宫，必以六味地黄汤加入人参生脉饮为主，而调入其灰亦可也，非如易病单用之比。张兼善谓：易病，其人正气本虚，故能染着，不然安得受其邪哉？其言是矣。至谓女劳理与易同，亦用烧裈散以安正气。正气安，余邪自平。予则以为二病悉非外感，此其理之同也。易病之虚，不若女劳之甚，此其理之同而不同也，安得于女劳复之治通用易病烧裈散之方，遂可恃为无患哉。

千金赤衣散

治女劳复并阴易。

室女月经布近隐处者，烧灰，用白汤下，日三服。

竹皮汤

治女劳复头重不举、目中生花、腹中绞痛有热者。

青竹皮 刮取半升

水二钟，煎至七分，温服之。

食 复

若因饮食所伤者，或吞酸作嗳，或心胸满闷而加热者，此名食复。轻则损谷自愈，重则消导方痊。

尚友山人曰：《素问·热论》云：热病已愈，时有所遗者，何也？岐伯曰：诸遗者，热甚而强食之，故有所遗也。若此者，皆病已衰而热有所藏，因其谷气相薄，两热相合，故有所遗也。又云：病热当何禁之？岐伯曰：病热少愈，食肉则复，多食则遗，此其禁也。

仲景《伤寒论》云：病人脉已解，而日暮微烦，以病新瘥，人强与谷，脾胃气尚弱，故令微烦，损谷则愈。又云：大病瘥后劳复者，枳实栀子汤主之。若有宿食者，加大黄如博棋子五六枚。

张路玉曰：若关脉洪大，烦渴谵语，腹痛不大便，或发热，大柴胡下之；虚弱微热，理中汤温之。又曰：大病新瘥，饮酒必复，以酒味辛热，助其余邪热毒故也。脉弦大者，小柴胡加葛根、黄连、乌梅；若脉洪大者，竹叶、石膏或小剂黄连解毒酌用。

陈素中曰：新瘥胃虚，食稍多则复，羊肉及酒尤忌。若腹满脉实、烦热便秘，宜大柴胡汤。轻者二陈汤加山楂、麦芽、砂仁、神曲消导，后热不退，宜补中益气汤。凡温热病下后，渴欲减而饥欲得食，此伏邪初散，阴火乘虚搅乱也，慎勿便与粥食，得食必复。新瘥后只宜先进白稀粥，次进浓者，须少少与之，常令不足，不可尽意过食。

缪仲醇曰：时病新瘥，食蒜鲙者病发，必致大困。又曰：时病新愈，食犬羊肉者，必作骨蒸热。

自 复

若无故自复者，以伏邪未尽，此名自复。当问前得某证，所发亦某证，少与前药以撤其余邪，自然获愈。

尚友山人曰：传表传里，表里兼传，仲景皆明言大柴胡一汤，表里兼传也。至表而再表、里而再里，《瘟疫论》之说人以为创自吴又可发昔人所未发，而不知仲景亦已言之。仲景瘥后一条云：伤寒瘥已后，更发热者，小柴胡汤主之。脉浮者，以汗解之；脉沉实者，以下解之。夫瘥后之发热，非又感风寒，即劳复、食复，仲景俱不标明而无端云更发热者，隐然示人以伏匿之邪再传矣。观下小柴胡汤是再传出少阳；脉浮以汗解，是再传出太阳或阳明；脉沉实以下解，是再传入胃府，岂非表而再表、里而再里跃然心目间乎。且非独仲景也，《内经》早著其义矣。《素问·热论篇》帝曰：热病已愈，时有所遗者，何也？岐伯曰：诸遗者，热甚而强食之，故有所遗也。若此者，皆病已衰而热有所藏，因其谷气相薄，两热相合，故有所遗也。"热有所藏"四字最妙，即伏邪未尽之说也。既有所藏，势必溃散，非必有因而后离窟，此又无故自复之理也。然而上文"衰"字，即具有热有所藏意。衰者，未尽去也。夫未尽去，则自有所藏矣。马元台云：世有再传经之说，本篇及《伤寒论》原无此义，乃成无己注释之谬也。阳表阴里，自太阳以至厥阴，犹入户升堂以入室矣。厥阴复传太阳，尚有数经隔之，岂有遽出而传之之理。本篇"衰"字最妙，谓初感之邪尚未尽衰，则可断非再出而传太阳也。

感冒兼疫

疫邪伏而未发，因感冒风寒触动疫邪，相继而发也。既有感冒之因由，复有风寒之脉证，先投发散一汗而解，一二日续得头疼身痛、潮热烦渴、不恶寒，此风寒去疫邪发也，以疫法治之。

尚友山人曰：感冒兼疫者，以疫邪将发而又外受风寒，若不先发散而遽用大黄下之，里气暴虚，风寒因之陷入，疫邪被束不伸，往往下利致毙。秦皇士曰：夏秋外感疫痢，内伏暑热，外被风寒雨湿，束其肌表，恶寒身痛，下痢纯血，或下血水，或下黑色，胸前满闷，呕吐不食，误用芩、连、大黄，则在表之疫邪内陷，不死不休。余用升阳散火汤、败毒散，有汗大出而愈者，有发紫斑而愈者。若汗不出，则病不愈而斑不化矣。按秦论与此条先投发散一汗而解同，故引之。第又可谓先表后里者，亦先见表证，与感冒同，不必感冒也，然总用汗解而不可下则一耳。

疟疫兼证

疟疾二三发或七八发后，忽然昼夜发热、烦渴、不恶寒、舌生苔刺、心腹痞满、饮食不进，下证渐具，此瘟疫著疟疾隐也，以疫法治之。瘟疫昼夜纯热、心腹痞满、饮食不进，下后脉静身凉，或间日或每日时恶寒而后发热如期者，此瘟疫解疟邪未尽也，以疟法治之。

尚友山人曰：又可谓，疟疫兼证者，是疟自疟、疫自疫，指两证而言也。疫邪将发，或又受外感风寒，内伤食水，遂为疟疫兼证。

然又须知疫之少阳证，亦往来寒热，归注胃府则为下证，此即所谓先传表而后传里者；又有先传胃府，因下而里气疏通，外达少阳为往来寒热，此即所谓先传里而后传表者，此则疫之为患，不可谓疟疫兼证。然瘟疫表证从三阳汗散，疟证以少阳为枢，治疟以小柴胡为主，兼太阳则加羌活，兼阳明则加葛根，亦从汗散，与瘟疫表证无异。其内伤食水者，虽无疫证，亦未尝不可用大黄下之耳。

瘟 疟

凡疟者，寒热如期而发，余时脉静身凉，此常疟也，以疟法治之。设传胃者，必现里证，名为瘟疟，以疫法治者生，以疟法治者死。里证者，下证也。下后里证除，寒热独存者，是瘟疫减疟证在也。疟邪未去者，宜疏；邪去而疟势在者，宜截；疟势在而挟虚者，宜补。疏以清脾饮，截以不二饮，补以四君子，方见疟门。仍恐杂乱，此不附载。

尚友山人曰：此以邪传于胃而见里证，或纯热不寒，或热多寒少，大柴胡及承气皆可用。《内经素问·疟论》有温疟云：温疟者，得之冬中于风，寒气藏于骨髓之中，至春则阳气大发，邪气不能自出，因遇大暑，脑髓烁，肌肉消，腠理发泄，或有所用力，邪气与汗皆出，此病藏于肾，其气先从内出之于外也。如是者，阴虚而阳盛，阳盛则热矣，衰则气复反入，入则阳虚，阳虚则寒矣，故先热而后寒，名曰温疟。李士材谓：温疟舍于肾，即伤寒，非真疟也。汪切庵谓：此即春温之证，自内达外，非犹伤寒之由表传里也。秦皇士曰：肾经温疟之治，《内经》有其论无其方，意壮水之主急救其阴，六味地黄汤加柴胡、白芍药、独活、细辛，以乙癸同源、肝肾同治，藉滋阴养肾之药滋降阴火以治始热，佐以升散之药升散伏寒以治终寒，于理可通。然予以为，秦谓肾有伏寒，故用独活、细辛外散之药，不知春温之证寒已变热，其后寒也，衰则气复返入，入则阳虚而寒，非外入之伏寒也，故只当滋阴制热，不必升散治寒。喻嘉言曰：《内经》所称先热后寒之温疟，一者先伤于风，后伤于寒，风为阳邪，寒为阴邪，疟发时先阳后阴，故先热后寒也，此以风寒两伤营卫之法治之，初无难事，其一为冬感风寒，深藏骨髓，内舍于肾，至春夏时令大热而始发。其发也，疟邪从肾出之于外而大热，则其内先已如焚，水中火发，虽非真火，亦可畏也。俟其疟势外衰，复返于肾而阴精与之相持，乃始为寒。设不知壮水之主以急救其阴，十数发而阴精尽矣，阴精尽则真火自焚，沥沥时惊，目乱无精，顷之死矣。所以，伤寒偏死下虚人，谓邪入少阴，无阴精以御之也，而温疟之惨宁有异哉。程郊倩曰：王冰云寒之不寒，责其无水，须大剂六味地黄汤，重加生地、麦冬救肾水为主。按《内经》所云温疟是从少阴达出，与又可所云温疟疫邪传入胃府者自是两种。又仲景《金匮要略》曰：温疟者，其脉如平，身无寒，但热，骨节疼烦，时呕，白虎加桂枝汤主之。按《金匮》所云温疟又与《内经》所云温疟不同是。《内经》热伤阳明名瘅疟之证，其症但热不寒，少气烦冤，手足热而欲吐呕，面赤口渴，虽热已而六脉仍数大也。王宇泰曰：内外俱热，引饮自汗，热退后其脉洪实如旧，即处暑，后单进白虎何害？按又可所云，温疟是热邪结聚于腑，已见下证，故用承气；《金匮》所云，温疟是热邪散漫于经，不见下证，故用白虎，以其同为热，故俱云温疟，然亦有别耳。

疫痢兼证

下痢脓血，更加发热而渴，心腹痞满，呕而不食，此疫痢兼证，最为危急。夫疫者，胃家事也。疫邪传胃，下常八九。既传入胃，必从下解。盖疫邪不能自出，必藉大肠之气传送而下，疫方得愈。至痢者，大肠内事也。大肠既病，失其传送之职，故正粪不行，纯乎下痢脓血而已。所以，向来谷食停积在胃，直须大肠邪气将退，胃气通行，正粪自此而下。今大肠失职，正粪尚自不行，又何能为胃载毒而出？毒既不前，羁留在胃，最能败坏真气，在胃一日有一日之害，一时有一时之害，耗气搏血，神脱气尽而死。凡遇疫痢兼证者，在痢尤为吃紧，疫痢俱急者，宜槟芍顺气汤，诚为一举两得。

槟芍顺气汤 专治下痢频数，里急后重，兼舌苔黄，得疫之里证者。

槟榔 芍药 枳实 厚朴 大黄

生姜煎服。

尚友山人曰：又可所言是痢而又疫，两病为患。然古人有疫痢一门，属天行时毒，疫能为痢，即是一病也。又可治疫痢用大黄下法，不知疫痢有成里证者，有带表证者；成里证自须大黄下之，带表证未尝不可败毒散散之。为引他贤之论与此相参者，以资触发，以全义理焉。

又曰：张洁古大黄汤治泻利久不愈，脓血稠黏，裹急后重，日夜无度，用大黄一两，剉碎，好酒二大盏，浸半日许，煎至一盏半，去渣，分作二服，顿服之。痢止勿服，如未止再服，取利为度，后服芍药汤和之。

喻嘉言曰：有骤受暑湿之毒，水谷倾囊而出，一昼夜七八十行，大渴引水自救，百杯不止，此则肠胃为热毒所攻，顷刻腐烂，比之误食巴豆、铅粉其烈十倍，更用逆挽之法迂矣、远矣，每从《内经》通因通用之法，大黄、黄连、甘草，一昼夜连进三五十杯，俟其下利上渴之势少缓乃始平。调于内更不必挽之于外，盖其邪如决水转石，乘势出尽，无可挽耳。

喻嘉言《寓意草》云：朱孔阳年二十五岁，形体清瘦，素享安逸，夏月因搆讼奔走，日中暑湿，合内郁之火而成痢疾，昼夜一二百次，不能起床，以粗纸铺于褥上，频频易置，但饮水而不进食，其痛甚厉，肛门如火烙，扬手掷足，躁扰无奈。余诊其脉弦紧劲急，不为指挠，谓曰：此证一团毒火蕴结在肠胃之内，其势如焚，救焚须在顷刻，若二三日外，肠胃朽腐矣。于是以大黄四两、黄连、甘草各二两，入大砂锅内煎，随滚随服，服下人事稍安，片刻少顷，仍前躁扰，一昼夜服至二十余碗，大黄俱已煎化，黄连、甘草俱煎至无汁；次日病者再求前药，余诊毕，见脉势稍柔，知病可愈，但用急法不用急药，遂改用生地黄、麦门冬各四两，另研生汁，而以天花粉、牡丹皮、赤芍药、甘草各一两，煎成，和汁大碗，咽之。以其来势暴烈，一身津液从之奔竭，待下利止，然后生津养血，则枯槁一时难回，今脉势既减，则火邪俱退，不治痢而痢自止，岂可泥润滞之药而不急用乎。服此药果然下痢尽止，但遗些小气沫耳；第三日思食豆腐，第四日略进陈仓米清汁，缓缓调至旬余，方能消谷，亦见胃气之存留一线者，不可少此焦头烂额之客耳。

陈远公曰：大泻者，乃火挟邪势，将膀胱脬中水谷尽驱而出，腹大痛，完谷不化，饮食下喉即出，捷如奔马，若稍稍迟延必死亡顷刻。盖其病得之夏秋之暑热，若不急用大剂治之而尚王道之迟迟，鲜不败事。方当用大黄一两、人参二两、黄连五钱、甘草一钱，此方之奇全在用大黄，既已大泻，何反助其威？不知火泻之证，乃火留于肠胃之间，若不因势利导，则火不去而水不流，故必用大黄以利之也。然徒用大黄而不多用人参致损真气，又加甘草者，恐大黄过于猛迅，用此缓之也；更用车前者，分消其水势也。李子永云：此方借治火痢甚妙。

秦皇士曰：夏秋时行疫痢，乃是疫毒致病。丁卯年夏秋，亢旱，赤日燥烈，沿门合境下痢赤积，腹痛频并，肛门如火，积滞难出，用香连丸等，痢势反加。余因悟燥火伤血，不比湿火同治，香连丸治湿火伤气之药，遂化立当归大黄汤清血分之燥火，血积潜消，顷刻平安。此系燥火之邪伤人口鼻，直入肠胃而成无表之疫痢也。同一外感而有表证、无表证，天壤各别；同一火而湿火、燥火，伤气、伤血，治各不同。

又曰：燥热痢之治，燥伤血分者，当归大黄丸散热清燥，次用当归银花汤润燥滋燥；燥伤气分者，枳壳大黄汤合益元散，燥热退，一味生津养血，不比湿热痢可用香连丸苦燥于前，又不可用五苓散、白术散燥脾于后，此证禁发汗、利小便、燥脾三条。河间云：下痢红积，腹中痛甚，乃燥热伤气血也，以芍药黄连汤治之。则知古人已发燥火痢矣。

尚友山人曰：山阴倪含初治痢方，川黄连去芦一钱二分、条芩一钱二分、白芍一钱二分、山楂肉一钱二分、陈枳壳去穰八分、紫厚朴去皮八分姜汁拌炒、坚槟榔八分、厚青皮去穰八分、当归五分、甘草五分、地榆五分、红花酒炒三分、桃仁去皮尖一钱研如粉、南木香二分，云此方或红或白，里急后重，身热腹痛者，俱可服。如单白者，去地榆加橘红四分，木香可用三分；如滞涩甚者，加大黄三钱用酒炒拌，服一二剂仍除之，若用一剂滞涩已去，不必又用二剂。用大黄于年幼之人，又不可拘用二钱也。

又曰：山阴倪含初治痢忌大下。云痢因邪热胶滞肠胃而成，与沟渠壅塞相似，惟有磨刮疏通则愈。若用承气汤大下之，譬如欲清壅塞之渠，而注狂澜之水，壅塞必不可去，无不岸崩堤塌矣。治痢而大下之，胶滞必不可去，徒伤脾胃、损元气而已。正气伤损，邪气不除，壮者犹可，弱者危矣。按此论极合理，故治痢用下只于大黄，且有用熟者，若芒硝则在所禁，以其迅速太甚之故，此又可槟芍顺气汤治疫痢俱急，不用芒硝也。

又曰：倪含初治痢忌发汗。云痢有头痛目眩、身发寒热者，此非外感，乃内毒薰蒸，自内达外，虽有表证，实非表邪也。若发汗则正气既耗，邪气益肆，且风剂燥烈，愈助邪热，表虚于外，邪炽于内，鲜不毙矣。愚谓气血不调，则寒热交作，凡恶疮将发亦然，非外感也，不可误认。然疫痢固有头疼发热在表者，往往用败毒散取效。又喻嘉言治久痢，以人参败毒散升其下陷之气复还于表，肌肉间津津微润，是逆流挽舟之法，皆不可不知。

万密斋曰：四时疫痢宜首用败毒散加陈皮、陈仓米，名仓廪汤为主治。又曰：有初病挟外感者，发热恶寒、身首俱痛，此为表证，宜以微汗而解，则痢自止；如不止者，以柴苓汤和之，不可遽下遽止也。

秦皇士曰：疫痢之治，寒湿脉微者，人参败毒散；脉伏者，升麻葛根汤以升阳发散，则脉自起。若早用凉药，则疫毒内伏，胸次不舒而脉愈不出矣，待表邪已散，然后分湿火、燥火治之。

又曰：三阳之证系外感，故与内伤诸痢不同。内伤痢身热脉大者死，外感痢身热脉大者吉，沉细虚小者凶，此脉之不同也；内伤痢其来也缓，外感痢其发也暴，此证之不同也。外感三阳之痢，久则亦入三阴，然肠胃之热传入三阴者，经虽属阴，证则属阳，如太阳之邪或传少阴，阳明之邪或传太阴，少阳之邪或传厥阴，此外感三阳不解，阳邪传入阴经之痢，非内伤痢阴经自病也。前书从未发明，惟刘河间治厥阴动而泻痢，寸脉沉而迟，手足厥逆，甚则下部脉不至，用升麻葛根汤、小续命汤法，云此表邪缩于内，故下痢不止，当散表邪，布于四肢经络，外泄其表邪，则脏腑自安。后喻嘉言用败毒散及柴胡汤皆得此旨，故治痢必要分外感内伤、在表在里，无表邪单是里证可用清利之药，若有身热恶寒、头痛胸满等表证，当散表邪，不可清凉顺下，此治外感痢要诀也。若疫痢则时行之毒，更宜散邪，故败毒散为疫痢首方耳。夏秋雨湿伤表，治宜辛散，世多忽之，故余加意焉。

又曰：大凡病症各有分别，例如咳嗽、吐血、水肿、痛痹、筋挛、痉、痿，以外感为轻，内伤为重；若泻泄、痢疾，则以内伤为轻，外感为重，故发热泄痢者，常有不治。夫外感之邪，必要仍从毛窍而出，凡病一见表邪起影，即当先散表邪，如内伤痢兼见外邪，必当先散表邪。夫痢本于内伤，但夏秋时行疫痢，乃是疫毒致病。内伤者一人自作之孽，疫证者天灾流行之病也，古人立败毒散以治外感疫毒，最为妙诀。乙酉年夏秋，多雨连次风潮后，发疫痢恶寒身痛、发热呕吐，病形相似，服寒药多有变证，时余酌一方，表证甚者，重用败毒散佐以苍朴，名败毒平胃散；胸次不宽、里证甚者，重用平胃散佐以羌、独、柴胡，名平胃败毒散，随手取效。此系寒湿之邪伤人肌表，侵人肠胃而成，有表邪之疫痢也。又如乙未年三时，雨湿热令，阴寒深秋多发头痛身痛、胸满寒热之症，早用寒凉生冷，则胸前凝结不能敷布作汗，死者比比，余亦以乙酉治痢法，用败毒平胃散，则胸宽汗出而愈。夫治痢而因雨湿阴寒，用败毒平胃散散表取效，此从时行外感寒热病中化出治法；今治外感寒热病，又以阴寒雨湿治痢之败毒平胃散散表，此因天灾流行，皆系毛窍口鼻从外感入之表邪，必要仍从毛窍肌表而出。痢疾与寒热病证虽别，而发散表邪彼此可以悟用，是以时行暑热燥火，无表邪有里热之证而用清里之法，亦可化用治暑热燥火时行之痢矣。因此悟得发斑之证，皆因邪火伤血，然湿火伤血则大便滑泄，家秘用川黄、枳壳、木通分利二便；若燥火伤血而大便干结，方书有当归大黄丸清血中之火而润大肠秘结，余今以下痢纯血、腹痛之痢，化用此方以清血中燥火，反止大肠下痢，彼此互发，随处生花，以开后人妙悟。

又曰：夏秋外感疫痢，内伏暑热，外被风寒雨湿，束其肌表，恶寒身痛，下痢纯血，或下血水，或下黑色，胸前满闷，呕吐不食，误用芩连大黄，则在表之疫邪内陷，不死不休。余用升阳散火汤、败毒散，有汗大出而愈者，有发紫斑而愈者。若汗不出则病不愈而斑不化矣，此又以发汗为化斑者也。夫痢疾中夹带外感，人人知矣，夹带发斑，人所不知也。霍乱中夹带表邪，人知之者；霍乱中夹带发斑，人所不知也。夫发斑而忌苦寒，人知之矣；化斑而忌寒凉，人所不知也。总之，有表证无汗脉浮或脉伏，发表即是发斑；斑出而不化，热不解，表证尚在者，散表即是化斑；有汗无表证脉沉数，清里即是发斑；斑出后表解而里热，清热即是化斑。

缪仲醇曰：有时行疫痢一证，三十年前间或有之，今则往往夏末秋初，沿门阖境患此其证，大都发热、头疼口渴、烦躁下痢、溺涩，甚者一日夜行百次，或兼发斑疹，势甚危迫，世医妄指为漏底，殊不知此是时气使然。因世人禀赋渐薄，积感湿蒸厉气所致，治法当清热解毒表散为急，如升麻、葛根、柴胡、黄连、黄芩之类；或热甚渴甚，前药中可加寒水石；更有别证，以意加减，切忌下行、破气、收涩，如大黄、芒硝、槟榔、枳实、乌梅、粟壳等，犯此者多致不救。

尚友山人曰：时行瘟疫有流连肌表而为疟，须以小柴胡加减外散之；其有溜于胃府而为痢，则不复为疟，至或有痢数日，复还表而为疟。总之，疟痢虽二，而其为外邪则一，邪尽则已，邪盛而正不虚，虽剧不死。缪仲醇谓：疟者暑邪也，暑得露即解，世鲜知者，故治疟，药煎出往往露一宿服。愚谓时行暑热作痢亦可露一宿服。盖秋深露重，则炎热如失，所谓白露为霜也。且夫夜气属阴，而露者天清轻之气所降也，暑热之痢阳盛，以夜露之阴制之，况清轻上浮，以引出从表入者复还表散，尤有同气相求之义乎。

喻嘉言曰：《内经》冬月伤寒已称病热，至夏秋热暑湿三气交蒸互结之热十倍于冬月矣。外感三气之热而成下痢，其必从外而出之，以故下痢必从汗先解其外，后调其内，首用辛凉以解其表，次用苦寒以清其里，一二剂愈矣。失于表者，外邪但从里出，不死不休。故虽百日之远，仍用逆流挽舟之法，引其邪而出之于外，则死证可活，危证可安，治经千人，成效历历可详纪。《金匮》有云：下痢脉反弦，发热身汗者，自愈。夫久痢之脉深入阴分，沉涩微弱矣，忽然而转弦脉，浑是少阳生发之气，非用逆挽之法，何以得此。久痢邪入于阴，身必不热，间有阴虚之热，则热而不休，今因逆挽之势，逼其暂时燥热，顷之邪从表出，热自无矣。久痢阳气下陷，皮肤干涩，断然无汗，今以逆挽之法，卫外之阳领邪气同还于表而身有汗，是以腹中安静而其病自愈也。昌岂敢用无师之智哉。

又曰：再按治疟之法，当从少阳而进退其间，进而就阳，则从少阳为表法固矣，乃痢疾之表，亦当从于少阳。盖水谷之气，由胃入肠疾趋而下始焉，少阳生发之气不伸继焉，少阳生发之气转陷，故泛而求之三阳，不若颛求之少阳。俾苍天清净之气，足以升举水土物产之味，自然变化精微，输泄有度而无下痢奔迫之苦矣。况两阳明经所藏之津液既已下泄，尤不可更发其汗。在伤寒经禁明有阳明禁汗之条，而《金匮》复申下利发汗之禁，谓下利清谷，不可攻其表，汗出必胀满。盖以下利一伤其津液，发汗再伤其津液，津液去则胃气空，而下出之浊气随汗势上入胃中，遂成胀满，求其下利，且不可得，宁非大戒乎。所以，当从少阳半表之法缓缓逆挽其下陷之清气，俾身中行春夏之令不致于收降耳。究竟亦是和法，全非发汗之意。津液未伤者，汗出无妨，津液既伤，皮间微微得润，其下陷之气已举矣。夫岂太阳外感风寒可正发汗之比乎，又岂太阳阳明合病下痢可用葛根之比乎。噫，微矣！微矣！

喻嘉言《寓意草》曰：周信川年七十三岁，平素体坚不觉其老，秋月病痢久而不愈，至冬月成休息痢，一昼夜十余行，面目浮肿，肌肤晦黑，求治于余。余诊其脉沉数有力，谓曰：此阳邪陷入于阴之证也，吾以法治之，尚可痊愈，明日吾自袖药来面治。于是以人参败毒散本方煎好，用厚被围椅上坐定，置火其下，更以布条卷成鹅蛋状置椅褥上殿定肛门，使内气不得下走；然后以前药滚热与服，良久又进前药，遂觉皮间有津津微润，再溉以滚汤，教令努力忍便，不得移身，如此约二时之久，皮间津润总未干，病者心躁畏热，忍不可忍，始令连被卧于床上，是晚只下痢二次，以后改用补中益气汤，一昼夜只下三次，不旬日而全愈。盖内陷之邪，欲提之转从表出，不以急流挽舟之法施之，其趋下之势何所抵哉。闻王星宰世兄患久痢，诸药不效，苏郡老医进以人参败毒散，其势差减，大有生机，但少此一段斡旋之法，竟无成功。故凡遇阳邪陷入阴分，如久疟、久痢、久热等证，皆当识此意，使其缓缓久久透出表外，方为合法。若急而速，则恐才出又入，徒伤其正耳。

又曰：活人败毒散方全不因病痢而出，但昌所为逆挽之法推重此方，盖藉人参之大力而后能逆挽之耳。

陈雪潭曰：伤寒、瘟疫、痈疽、疹、疟疾诸疾皆由实邪所发，自里发出于表者，吉；由表陷入于里者，凶。

又曰：疟痢宜从六淫例治，疟乃暑邪为病，必用白虎汤二三剂，随证增损，解表以祛暑邪，而后随证消息，以除其苦。痢疾缘暑湿与饮食之积滞而成，其症类多里急后重，数登圊而不便，或发热口渴，或恶心不思饮食，何莫非暑之标症也，必用六一散、黄连、芍药为主，而后随其所苦为之增损，伤气分则调气益气，伤血分则行血和血，然未有不先治暑而可获效者，治病必求其本其斯之谓软。

妇人时疫

妇人伤寒时疫与男子无二，惟经水适断适来及崩漏产后与男子稍有不同。夫经水之来，乃诸经血满归注于血室，下泄为月水。血室者，一名血海，即冲任脉也，为诸经之总任。经水适来，疫邪不入于胃，乘势入于血室，故夜发热谵语。盖卫气昼行于阳，不与阴争，故昼则明了；夜行于阴，与邪相搏，故夜则发热谵语。至夜只发热而不谵语者，亦为热入血室，因有轻重之分，不必拘于谵语也。经曰：无犯胃气及上二焦，必自愈。胸膈并胃无邪，勿以谵语为胃实而妄攻之，但热随血下则自愈。若有如结胸状者，血因邪结也，当刺期门以通其结，《活人书》治以柴胡汤，然不若刺者之功捷。

尚友山人曰：仲景云，妇人中风，发热恶寒，经水适来，得之七八日，热除而脉迟，身凉，胸胁下满，如结胸状，谵语者，此为热入血室也，当刺期门，随其实而泻之。又云：妇人伤寒发热，经水适来，昼日明了，暮则谵语，如见鬼状者，此为热入血室，无犯胃气及上二焦，必自愈。

经水适断，血室空虚，其邪乘虚传入。邪胜正亏，经气不振，不能鼓散其邪，为难治。且不从血泄，邪气何由即解，与适来者则有血虚血实之分，宜柴胡养荣汤。新产后亡血过多，冲任空虚，与夫素善崩漏，经气久虚，皆能受邪，与经水适断同法。

尚友山人曰：仲景云，妇人中风，七八日续得寒热，发作有时，经水适断者，此为热入血室，其血必结，故使如疟状，发作有时，小柴胡汤主之。又云：血弱气尽，腠理开，邪气因入，与正气相搏，结于胁下。正邪分争，往来寒热，休作有时，默默不欲饮食，脏腑相连，其痛必下，邪高痛下，故使呕也，小柴胡汤主之。

妊娠时疫

孕妇时疫，设应用三承气汤随证施治，慎毋惑于参术安胎之说。病家见用承气先自惊疑，或更左右嘈杂，必致医家掣肘，为子母大不祥。若应下之证，反用补剂，邪火壅郁，热毒愈炽，胎愈不安，耗气搏血，胞胎何赖。是以古人有悬钟之喻，梁腐而钟未有不落者，惟用承气逐去其邪，火毒消散，炎焰顿为清凉，气回而胎自固，当此证候，反见大黄为安胎之圣药，历治历当，子母俱安。若腹痛如锥，腰痛如折，此将堕欲堕之候，服药亦无及矣。虽投承气，但可愈疾而全母，昧者以为胎堕，必反咎于医也。

或诘余曰：孕妇而投承气，设邪未逐先损其胎，当如之何？余曰：结粪瘀热，肠胃间事也；胎附于脊，肠胃之外，子宫内事也。药先到胃，瘀热才通，胎气便得舒养，是以与利除害于顷刻之间，何虑之有。但投药之际，病衰七八，余邪自愈，慎勿过剂耳。

凡妊娠时疫，万有四损者，不可正治，当从其损而调之，产后同法，非其损而误补，必死（四损详见前应补诸证条后）。

尚友山人曰，王好古云：《本草》言芒硝堕胎，然妊娠伤寒可下者，兼用大黄以润燥软坚泻热，而母子相安，经曰有故无殒，亦无殒也，此之谓欤。谓药自病当之，故母与胎俱无患也。

万密斋治妊娠伤寒半表半里，黄龙汤主之，柴胡二钱、黄芩钱半、人参一钱、甘草一钱，姜枣引。如大便秘，本方初加大黄五分，得利则止，不利加一钱，以利为度。治妊妇伤寒五六日后，表邪悉罢，并无头疼恶寒之症，只烦躁发热、大渴、小便赤、大便秘，或利下赤水、六脉沉实，此病邪在里也，宜三黄解毒汤主之，黄柏、黄芩、黄连、山栀、大黄等分，水煎服。假令内症腹胀满、谵妄、其脉沉缓有力，本方加枳实炒、厚朴姜汁炒各钱半，倍大黄。

喻嘉言《寓意草》曰：叶氏妇伤寒将发，误食鸡面鸡子，大热喘胀，余怜其贫，乘病正传阳明胃经，日间为彼双表去邪，夜间即以酒大黄、元明粉连下三次，大便凡十六行，胎仍不动，次早即轻安，薄粥将养数日全愈。此盖乘其一日骤病，元气大旺，尽驱宿物以免缠绵也。设泥有孕而用四物药和合下之，则滞药反为食积树敌矣。

蒋示吉曰：攻下伤血，终防犯胎，然妊娠病入三阴，大便热结不行，若还不下，胎即落矣，固不利于子，其母命亦随之而亡，方用大黄、腹皮、紫苏、川芎、陈皮、当归、芍药、枳壳、甘草、生葱、生姜汤，名大黄紫苏饮，亦不得已也。予屡遇此证，先用蜜汤与之，外用蜜导法、猪胆导法，闭结自开，胎元保全，所活者甚多。若导之不效，方用本方，然大黄酒制亦无害也，外护法其功不小。

护胎法

用井底泥、伏龙肝、青黛等分，水调涂脐下二寸许，如干再涂。

费建中《救偏琐言·妊妇痘论》曰：痘犯枭毒烈火，血受其殃，气受其虐，势必制其亢，攻其毒，令气血归于和畅乃得。化而成脓，若泥于百病且安胎，任其燔灼，听其内攻，可有身外之胎乎。痘症本轻，妄投重剂，胎必受之，胎损而母亦随之矣；痘症恶极，剂虽极重，毒其受之，毒解而胎自安矣。凡病权其轻重缓急，重在务本，不得专事其末；急在除邪，不得迁务其本，得其要领，总归一道。一妇怀妊四月，痘邻于逆，余欲攻毒导瘀，未必非挽回之一机，厥夫执意不欲，予辞弗药，九朝而毙，而胎卒堕。其所以堕者，岂脾虚血弱之故，烈毒内攻，热血煎熬，脏腑且溃而胎有不堕乎。况小产者亦多矣，何尝堕而必毙，则知其堕也以毒，而毙亦以毒也欤。一妇怀娠六月，出疹于隆冬，躁乱不宁，燔热如火，一友以宽气养血安胎为主，佐以甘桔、牛蒡、蝉蜕、荆芥，疏肌透发，三朝疹非不透，热终如火，烦渴不已，嗽而增喘，彻夜无眠，至五日不惟不寐，并不能就枕；不唯喘急，并不能出声；面如土色，目睛直视，手指厥冷，渴想西瓜，六脉绝无，影响其妊，追下，小腹痛楚难禁，身无安放，立刻可毙，举家但愿得母无恙足矣。余殆弗药，惜其未得一对病之剂，觉有不忍，为热肠所迫，以大黄五钱、石膏一两、滑石、生地各七钱、炒黑麻黄三分，佐以赤芍、丹皮、牛蒡、荆芥、地丁、木通、甘桔，以芦笋煎汤代水，二剂后诸症稍缓，遍觅一大西瓜，陆续以济其渴；又二剂，其疹又透，诸症减半而娠不追下矣；

前方减麻黄，仍以二剂，面色顿转，喘定而得伏枕，热渴亦杀大半，娠即安然；但咳嗽不止，前方去大黄、赤芍、丹皮，减石膏、滑石及半，加元参、花粉、黄芩、金银花，二剂热渴俱平，胃气大开。据垂毙重证，幸而复生，尚须调理，见安和而遂弗药。越数日后，娠复不安，但不追下，饮食减半，复有余热，口内生疳，以消斑快毒汤减蝉蜕、丹皮、赤芍，加金银花、天花粉，佐以消疳散吹之，全愈。是证所用汤剂据常格胎，前所大忌者，而得既保其母，并安其娠，是有病病受，不第无损于胎，正见所以安之之妙。有怀娠而犯大虚大寒，宜重用桂附峻补回阳者，亦权当务之急如此。

尚友山人曰：又可谓产后同法，然亦不可太执。谢在杭五杂组云：余在东郡，室人产后虚怯，每合眼即有气一股从下部上攻直至胸膈，闭急而寤，如是五昼夜，殆矣。诸医惟以补气血投之，益甚。庠生马尔骐者晓医，语之曰：此火也，急则治标，何暇顾气血，投以胡黄连，一进而熟寐，一昼夜诸症脱然。

《广笔记》曰：魏季常正产后饮食不节，复感风寒，遂致发热谵语、喘咳气逆、恶露绝不至，势甚急迫，予谓此症俱系外来客邪，尚属可救。设正气虚脱，现诸症者必无幸矣，何以见之？以脉气浮大有力故也，用大剂疏风消食之药，二剂便霍然。先是有用白术、归、芎等补药，几为所误。

方谷《医林绳墨》曰：或问产后气血大虚，纵有杂证，以末治之。又谓产后须以去恶露为主。二说孰是？余谓古人立言各有条当，今人师古贵善变通。假如产后去血过多，有血昏作晕之状，其脉决然弦浮大散，乃阴血既亡，阳无所依，急用芎归大剂，加熟附子一钱、炒干姜五分顿服。常用醋炭法使孔窍一开，血不能冲甚者，用补虚汤，纵有滞作痛，兼用行血之药，此所谓大补为本，以他症为末也。若产后未经三四日，余瘀卒止，腰腹疼痛、潮热潮烦、口渴咳嗽、脸红喉腥、二便涩秘、脉洪实而数，是乃败血停积，上冲心肺，缘平日孕时过食酸醎炮炽热物，留蓄胃口，客于胞胎；今既分娩，胞胎一下，其热毒与血相搏，留结不行，非有莪术、元胡、香附等药以破其秽血，何以得安。若徒知当补，不知当泻，病日益剧，死日益迫矣。此回生救苦丹虽用大黄、苏木、红花等剂，不为暴也。盖产后虽为不足之病，亦有有余之症，经曰阴中有伏阳，阳中有伏阴是也。故不当泥产后无热，胎前无虚之说，假如胎前恶阻少食、心腹虚胀、二便清滑、经水时下、胎动不安，此非用辛温之药曷以起病，非胎前亦有虚乎；假如产后复得伤寒热病，潮热、烦渴、便秘，不用苦寒之剂何以解利，非产后亦有热乎。

《奇效医述》曰：予治一妇人，产后感寒入里，先清后补得效，其治法也。一妇年二十余岁，冬月产女，其未产前一二日已略感寒，产后二三日内因洗手面又感寒，身热头痛，予用参苏饮发其汗，头痛止而烦热连日不除，诊其脉弱，疑其去血多，内虚发热，用补中益气汤，服一剂，烦热不减而有加；予思产后脉弱其常也，而烦热不除，服补不效，得非外邪入里，与男子内伤挟外感久而入里同证乎，因用酒炒黄芩、酒蒸花粉、前胡、贝母、麦冬、桔梗、甘草、干葛、赤芍、连翘、童便、香附之类清解之，服一剂而烦热减半，服至三剂而烦热悉除，粥食如常，随用八物汤二三剂补之而安。此妇若拘执治产后常规治之，不敢用清解之药，则其热经旬不除，热久则血气焦枯，变证传风而死矣。以此知病情多端，不可执滞，随机应变，神而明之可也。予治此一妇，因思古人之言，亦多有欠周匝欠分晓而不可尽信者。朱丹溪辈俱云产后大补气血为主，虽有他症以末治之，若拘泥此言而不变通，则此妇断无生路矣。今备论之产后大补血气为主，此一言非不有理，然用之于无他症者则当，用之于有他症者则乖。何以谓之无他症？如产后或去血过多，或劳倦太早，以致或五心热、身热，或头重昏痛，或多汗，或遍身软弱无力，或骨节酸痛，或腰膝运转艰难而痛，此则总是血气虚弱之症，而非他症也，此惟大补血气则诸症自除，不必治也，亦非以末治也。何以谓之有他症？如产后或洗浴太早而感寒，或身触风凉而感寒，或口吃冷物而感寒，以致身热、头痛、四肢痛等症，则当先用参苏饮之类汗之，发散其寒邪，而后用补；如或寒邪日久未发，入里郁为热邪，以致烦躁发热，则当先用清解之剂除其热邪，而后用补。凡此他症，皆当先治急治，而大补气血次之，又何可以末治也？若视为末，不急治而遽用补剂，则反助邪为害，鲜不毙矣。是以从来产妇伤寒，百不救一二，非独时医之拙，亦古人立法疏漏之失也。予故表而出之，以补医工之阙漏，以救妇人之危亡。

汪𬣞庵曰：丹溪产后大补气血一语诚至，当不易之论，后人不善用之，多有风寒未解，瘀血未尽，遂施峻补，反致大害者，不可不察。

张飞涛曰：产后未尝不用汗下，不用寒凉，而暴病势紧不得不猛治者，下手稍软，去生便远。其病久气衰者，非但不可峻攻，峻补亦是不可，必缓剂轻调，以俟胃气之复，务在临证权宜。若拘世俗之见而禁汗下，专事血药以治胎产之疾，我未敢信以为然。

蒋示吉虚中实条曰：产后发热，血虚者多；若兼恶露不行，腹有块痛，其热也血滞无疑；若兼胸腹满闷、咽酸恶心，其热也停食无疑。若不用行瘀消导而概施补血之品，其能愈乎？一新产发热，投之四物及童便、姜灰之类不应；予诊其脉，右弦滑、左微细，予曰是必咽酸饱闷停食故也，以神曲、山楂、厚朴等治之愈。

李珥臣曰：丹溪云产后当大补气血为主，虽有杂病以末治之。又云：产后一切病，多是血虚，皆不可发表，此血脱者益气，为格言也。

仲景《金匮要略·妇人产后病脉证治》有用承气下之者，有用枳实芍药散通之者，有下瘀血汤散之者，至于竹皮大丸之用石膏，白头翁汤之用连柏，不几太峻削乎。然产后多阻于血瘀，旧血不去，则新血不生，故血瘀而为胀满，血实而为闭结；至若阴虚生内热，汗出喜中风，经云邪之所凑，其气必虚，留而不去，其病为实。故昔人云中工能补，上工能泻。自非明医见真学透，何能借肃杀为阳春，利转圜以应变乎。

尚友山人曰：《金匮要略·妇人产后篇》有一条云，产后腹中疠痛，当归生姜羊肉汤主之；并治腹中寒疝，虚劳不足。可见未尝不用温补之剂，特举腹痛为证之例，则凡发热咳嗽、大便燥结等，皆有虚者也。举当归生姜羊肉为药之例，则凡人参、黄芪、地黄、芍药、肉桂等，皆补虚者也。然必兼大承气、下瘀血等汤攻伐为言者，盖产后虽虚而邪则实邪，实自先以去邪为急，此仲景论证，视丹溪为备。又丹溪于产后发热用参芪归芍，不明此理。见其大热、六脉洪大而误用发散之剂，或以其象白虎汤证而误用白虎，立危矣。方谷《医林绳墨》谓产后脉洪大，是气血耗散内无存蓄，其言可谓明著。东垣当归补血汤，方用黄芪一两、当归六钱，名曰补血，而以黄芪为君者，气能生血也。李东垣曰：血实则身凉，血虚则身热，此以饥饱劳役伤其阴血，虚阳犹胜，故肌热烦渴，与阳明白虎证无异，但白虎证得之外感，实热内盛，故脉大而长按之有力；此证得之内伤，血虚发热，脉洪大而无力。按产后血去过多，因而发热烦渴，类白虎而实非白虎也。然岂无产后感冒伤寒、郁热内入而为白虎、承气者乎？此间用寒用泻，固详审顾虑，以小心行其大胆，然非以为产后而禁绝之不用，全在辨证真、认脉的不淆、疑似不差毫厘，然后不夭人于反掌，此国工之所以不概见于天下耳。

小儿时疫

凡小儿感冒风寒疟痢等证，人所易知，一染时疫，人所难窥，所以耽误者良多，何也？盖由幼科专于痘疹、吐泻、惊疳并诸杂证，在伤寒时疫甚略，之一也。古人称幼科为哑科，盖不能尽罄所苦以告师，师又安能悉乎问切之义，所以但知其身热，不知其头疼身痛也；但知不思乳食、心胸膨胀，疑其内伤乳食，安知其疫邪传胃也；但见呕吐恶心、口渴下利，以小儿吐泻为常事，又安知其协热下利也，凡此何暇致思为时疫，二也。小儿赋质娇怯，筋骨柔脆，一染时疫，延捱失治，即便两目上吊、不时惊搐、肢体发痉、十指钩曲、甚则角弓反张，必延幼科，正合渠平日学习见闻之证，因多误认为慢惊风，遂投抱龙丸、安神丸，竭尽惊风之剂，转治转剧。因见不啼不语，又将神门、眉心乱灸艾火，虽微内攻，甚急，两阳相搏，如火加油，如垆添炭，死者不可胜计，深为痛悯。今凡遇疫毒流行，大人可染，小儿岂独不可染耶。但所受之邪虽一，因其气血筋骨柔脆，故所现之证为异耳，务宜求邪以治，故用药与大人仿佛，凡五六岁以上者，药当减半；一二三四岁者，四分之一可也。又肠胃柔脆，少有差误，为祸更速，临此证尤宜加慎。

小儿太极丸

天竺黄五钱　胆南星五钱　大黄三钱　麝香三分　水片三分　僵蚕三钱

共为细末，端午日午时修合，糯米饭杵为丸，如芡实大，朱砂为衣。凡遇疫证，姜汤化下一丸，神效。

尚友山人曰：《千金》云，小儿病痫，热盛亦为痉。

赵氏"中风门"有云：有心火暴甚，肾水虚衰，兼之五志过极，以致心神昏闷、卒倒无知、其手足牵掣、口眼㖞斜，乃水不能荣筋，筋急而纵也。小儿发搐，亦是火燥木急，俗云风者，乃风淫末疾之假象。风自火出也，小儿慢惊、慢脾，皆此义，但治法不同耳。

张景岳曰：凡小儿之病最多者惟惊风之属，而惊风之作，则必见反张戴眼、斜视抽搐等症，此其为故，总由筋急而然。盖血不养筋，所以筋急，真阴亏损，所以血虚，此非水衰之明验乎。夫肾主五液，而谓血不属肾，吾不信也；肝肾之病同一治，今筋病如此，而欲舍肾水以滋肝木，吾亦不信也。且太阳少阴相为表里，其经行于脊背而为目之上纲，今以反张戴眼之症偏多见于小儿而谓非阴虚之病，吾更不信也。矧以阳邪亢极阴竭则危，脏气受伤，肾穷则死，此天根生息之基，尤于小儿为最切耶。按介宾谓小儿血虚筋急由于水少最为卓见，故钱仲阳谓小儿纯阳，以仲景肾气丸去桂附名六味地黄丸，治小儿阴衰者，后人通之并治大人真阴亏损，遂为滋阴百世不祧之剂。第小儿筋急，其内伤者自属肾虚水少使然；其外感者，伤寒、瘟疫在太阳经则督脉牵引，在阳明府或热劫厥阴，皆能致夫筋急，此其为羌柴外散，硝黄内泄，不必皆滋阴也。张景岳只论得一边，然其不可作惊风治而用抱龙等丸金石之药，则与又可、中行、嘉言无异耳，故引之。

方中行曰：太阳痉，无汗刚痉，惊风之急，此刚之讹也；汗出柔痉，惊风之慢，此柔之讹也。身体强几几，然惊风之抽掣搐搦，不识此强而滥谬也；背反张，惊风乃谬角弓；必齘齿，惊风乃谬咬牙。鄙俚不经，无足道也。

又曰，外入之病，必起于太阳。太阳之脉起于目内眦，上额交巅入脑，还出别下项，夹脊抵腰中，故病在太阳，则其经之筋脉皆牵强而疼痛。所谓强者，诊家不审，未易觉察；儿家无言，察觉尤难，则惊风之误端于此矣。迨夫头摇手劲，乃痉而外著也，则误谓惊风之抽掣；卒口噤、脚挛急，痉著而甚也，则误谓惊风之抽搦；背反张，痉甚而危殆也，则误谓惊风之角弓。孰知强者，痉之机；痉者，强之剧。劲而不和柔，拗而不顺从乎。

喻嘉言曰：惊风一证，虽不见于古典，然相传几千百年，请明辨之以破天下后世之惑。盖小儿初生以及童幼，肌肉、筋骨、脏腑、血脉俱未充长，阳则有余，阴则不足，不比七尺之躯，阴阳交盛也。惟阴不足阳有余，故身内易至于生热，热盛则生痰、生风、生惊，亦所恒有。设当日直以四字立名，曰热痰风惊，则后人不眩，因四字不便立名，乃节去二字，以惊字领头，风字煞尾，后人不解，遂以为奇特之病，且谓此病有八候，以其头摇手劲也，而立抽掣之名；以其卒口噤、脚挛急也，而立目斜心乱搐搦之名；以其脊强背张也，而立角弓反张之名。相传既久，不知其妄造，遇见此等症出，无不以为奇特，而不知小儿之腠理未密，易于感冒风寒，风寒中人，必先中入太阳经，太阳之脉起于目内眦，上额交巅入脑，还出别下项，夹脊抵腰中，是以病则筋脉牵强，因筋脉牵强，生出抽掣、搐搦、角弓反张种种，不通名目而用金石脑麝镇坠，外邪深入脏腑，千中千死，万中万死，间有体坚证轻得愈者，又诧为再造奇功，遂至各守颟门，虽日杀数儿不自知其罪矣。百年之间，千里之远，出一二明哲，终不能一一尽剖疑阙，如方书中有云小儿八岁以前无伤寒，此等胡言竟出自高明，偏足为惊风之说树帜，曾不思小儿不耐伤寒，初传太阳一经，早已身强多汗、筋脉牵动，人事昏沉，势已极于本经，汤药乱投，死亡接踵，何由？见其传经解散耶，此所以误言小儿无伤寒也。不知小儿易于外感，易于发热，伤寒为独多，世所妄称为惊风者即是也。小儿伤寒，要在三日内即愈为贵，若待经尽方解，必不能耐矣。又刚痉无汗，柔痉有汗，小儿刚痉少柔痉多，世医见其汗出不止、神昏不醒，往往以慢惊风证为名，而用参芪术附等药闭其腠理，热邪不得外越，亦为大害，但比金石脑麝药为差减耳。所以，凡治小儿之热，但当撤其出表，不当固其入里也。仲景原有桂枝法，若舍而不用，从事东垣内伤为治，毫厘千里，最宜详细。又新产妇人去血过多，阴虚阳盛，其感冒发热原与小儿无别，医者相传称为产后惊风，尤堪笑破口颊。要知，吾辟惊风之说，非谓无惊病也。小儿气怯神弱，凡遇异形异声、骤然跌仆，皆生惊怖，其候面青粪青、多烦多哭，尝过于分别，不比热邪塞窍，神识昏迷，对面撞钟放铳全然不闻者，细详勘验，自识惊风凿空之谬矣。

翟玉华痘书云：幼儿欲出痘，发热至二三日全无痘点形影，忽然而发惊搐，状与急惊风一样者，此亦毒气壅遏，不能宣发所致，宜用清解散以宣之，防风、荆芥、蝉退、桔梗、小川芎各四分，前胡、干葛、升麻各五分，紫草、木通各四分，牛蒡子、连翘各五分，山楂肉八分，甘草三分，紫苏、白芷各五分，羌活四分，姜三片，水一钟半，煎至半钟，温服。若时医不知是痘证误作急惊风施治，或单以寒凉投之，以驱痰峻药下之，其儿必死。何者？阻遏其毒，使不得外出而内攻也。故未出痘之小儿，若遇此等症，即当惊疑恐是痘也。

主客交

凡人向有他病，尫羸或久疟，或内伤瘀血，或吐血、便血、咳血，男子遗精白浊、精气枯涸，女人崩漏带下、血枯经闭之类，以致肌肉消烁，邪火独存，故脉近于数也；此际稍感疫气，医家病家见其谷气暴绝，更加胸膈痞闷、身疼发热、彻夜不寐，指为原病加重，误以绝谷为脾虚，以身痛为血虚，以不寐为神虚，遂投参、术、归、地、茯神、枣仁之类，愈进愈危。知者稍以疫法治之，发热减半，不时得睡，谷食稍进，但数脉不去，肢体时疼，胸胁锥痛，过期不愈，医以杂药频试，补之则邪火愈炽，泻之则损脾坏胃，滋之则胶邪愈固，散之则徒汗益虚，疏之则精气愈耗，守之则日削近死。盖但知其伏邪已溃，表里分传，里证虽除，不知正气衰微，不能托出表邪，留而不去，因与血脉合而为一，结为痼疾也。肢体时疼者，邪与荣气搏也；脉数身热不去者，邪火并郁也；胁下锥痛者，火邪结于膜膈也；过期不愈者，凡疫邪交卸，近在一七，远在二七，甚至三七，过此不愈者，因非其治，不为坏证即为痼疾也。夫痼疾者，所谓客邪胶固于血脉，主客交浑最难得解，且愈久益固，治法当乘其大肉未消，真元未败，急用三甲散，多有得生者。更附加减法，随其平素而调之。

三甲散

鳖甲　龟甲 并用酥炙黄为末各一钱　穿山甲 土炒黄为末五分　蝉蜕 洗净炙干五分　僵蚕 白硬者切断生用五分　牡蛎 煅为末五分

咽燥者酌用䗪虫三个 干者擘碎，鲜者捣烂和酒少许取汁入汤药同服，其渣入诸药同煎　白芍药 酒炒七分　当归五分　甘草三分水二钟，煎八分，滤清温服。若素有老疟者，加牛膝一钱，何首乌一钱；胃弱欲作泻者，宜用九蒸九晒；若素有郁痰者，加贝母一钱；老痰者，加栝蒌霜五分，善呕者勿用。若咽干作痒者，加花粉、知母各五分；若素有燥嗽者，加杏仁捣烂一钱五分；若素有内伤瘀血者，倍䗪虫，如无䗪虫，以干漆炒烟尽为度，研末五分，及桃仁捣烂一钱代之。服后病减六七，余勿服，当尽调理法。

尚友山人曰：客邪胶固于血脉，当用血分药治之，当归、白芍、鳖龟二甲皆血药也。其用甲者，盖甲为壳属外，犹人包乎脏腑之郭廓也。条中云里证虽除，则知邪之缠绵不解。在躯之壳，血脉正行乎壳中者也，故用甲取其以壳入壳，同类相感之义，即蝉退、牡蛎亦壳也；若龟灵物久则脱壳，蝉之脱壳，尤显用之使邪脱离血分也；䗪虫以攻死血，僵蚕以散滞结，山甲以通经络，兼之牡蛎咸能软坚，无一非破血活血以使邪之达表耳；然有归芍之补，甘草之和，鳖龟阴物之滋，皆有益于血分，故破之活之，岂致伤正乎。此方配合煞有精义苦心，然亦从《金匮》治疟母鳖甲煎丸用鳖甲、䗪虫、蜣螂、蜂窠等脱化变换出来。然彼有人参兼补正气，此则用甘草也，服后病减六七，余勿服者，此《内经》大积者，消其半而止之义。

又曰：王养吾《痧症全书》治一人朝凉夜热气急半年，服药不效，右半身痛、不能俯仰、吐痰咳嗽、饮食少进，遂成虚弱之证，但脉证不合，看筋刺二十余针，用丹参、旋覆花、姜黄、橘红、赤芍、元胡、泽兰、山楂、穿山甲、角刺，水煎，稍冷服，服二剂疼痛吐痰俱除，朝用六味丸，夕用补中益气汤而愈。又《简易验方》载一人劳疟遇热如火年余，骨立，时医为虚治，热益甚，后服小柴胡汤，三帖热减十之九，又一服而愈。按此亦必疫证之邪失于解散，不干腑脏，陷入经络、肌表、血脉之中者，与王养吾《痧症全书》

条皆类主客交之意，故引之以资，后人触发焉。

又曰：天地交而成泰，交之为义大矣哉，而此之交则非阴阳相济之交，而邪正浑乱之交也。邪入于正，胶固不出，如油合面，最难分解。邪日耗正，真元败坏，有不死乎。然《素问·评热病论》汗出辄复热，而脉躁疾，不为汗衰，狂言，不能食，病名阴阳交。主死者何也？曰：此全指热邪言，内之阴液外出于阳，阳热不从汗解复入之阴，邪火亢极，真水不能制胜，不死何待？此为万一之救，大剂地黄汤重加二冬，日夜十数剂，或者庶几与三甲散，悬殊矣。

又曰：仲景云数脉不时则生恶疮。夫疮者，营气不从，逆入肉里之故，在伤寒则失于表散所致。又可条中云数脉不去，肢体时疼，胸胁锥痛，故知非邪火脉不数也，聚于一处为恶疮，亦非佳兆。然毒有所泄，则不内害，即或内害，亦可归芍参芪滋补气血以托毒化脓使其出也。若不为疮而散漫于血脉，又无出路以去，泻徒损正，补适助邪，此所以恹恹就毙乎。

调理法

凡人胃气强盛，可饥可饱；若久病之后，胃气薄弱，最难调理。盖胃体如灶，胃气如火，谷食如薪，合水谷之精微升散为血脉者如焰，其糟粕下转为粪者如烬。是以灶大则薪多火盛，薪断而余焰犹存，虽薪后续而火亦燃。若些小铛锅，只宜薪数茎，稍多则壅灭，稍断则火绝，死灰而求复燃，不亦难乎。若夫大病之后，客邪新去，胃口方开，几微之气所当接续，多与、早与、迟与皆不可也，宜先与粥饮，次糊饮，次糜粥，次软饭，尤当循序渐进，毋先其时，毋后其时，当设炉火昼夜勿令断绝，以备不时之用。思谷即与，稍缓则胃饥如灼，再缓则胃气伤，反不思食矣。既不思食，若照前与之，虽食而弗化，弗化则伤之。又伤不为食复者，当如初进法，若更多与黏硬之物，胃气壅甚，必胀满难支，气绝谷存，乃致反覆颠倒，形神俱脱而死矣。

尚友山人曰：朱子曰，救荒之政，蠲除赈贷，固当汲汲于其始，而抚存休养，尤当谨之于其终。譬如伤寒大病之人，方其病时，汤剂砭灸固不可少缓，而其既愈之后，饮食起居之间，所以将护节宣，小失其宜则劳复之证百死一生，尤不可以不深畏也。

统论疫有九传治法

夫疫之传有九，然亦不出乎表里之间而已矣。所谓九传者，病人各得其一，非谓一病而有九传也。盖瘟疫之来邪，自口鼻而感，入于膜原，伏而未发；不知不觉已发之后，渐加发热、脉洪而数，此众人相同，宜达原饮疏之。继而邪气一离膜原，察其传变，众人多有不同者，以其表里各异耳。有但表而不里者，有但里而不表者，有表而再表者，有里而再里者，有表里分传者，有表里分传而再分传者，有表胜于里者，有里胜于表者，有先表而后里者，有先里而后表者，凡此九传，其病一也。医者不知九传之法，不知邪之所在，如盲者之不任杖，聋者之听宫商，无音可咏，无路可适，未免当汗不汗，当下不下，或颠倒误用，或寻枝摘叶，但治其症，不治其邪，同归于误一也。

所言但表而不里者，其症头疼身痛，发热而复凛凛，内无胸满腹胀等症，谷食不绝，不烦不渴，此邪气外传，由肌表而出，或自斑消，或从汗解。斑者，有斑疹、桃花斑、紫云斑；汗者，有自汗、盗汗、狂汗、战汗之异，此病气之使然，不必较论，但求得斑得汗为愈疾耳。凡自外传者为顺，勿药亦能自愈。间有汗出不彻而热不退者，宜白虎汤；斑出不透而热不退者，宜举斑汤；有斑汗并行而愈者，若斑出不透，汗出不彻而热不除者，宜白虎合举斑汤。间有表而再表者，所发未尽，膜原尚有隐伏之邪，或二三日后、四五日后依前发热，脉洪而数，及其解也，斑者仍斑，汗者仍汗而愈；未愈者，仍如前法治之，然亦稀有，至于三表者更稀有也。

尚友山人曰：此但表不里，若用大黄下之，表邪乘虚陷入为实，即仲景所云病发于阳而反下之，热入因作结胸；病发于阴而反下之，因作痞。所以成结胸者，以下之太早故也。有下之里不甚虚，表邪仍在者，即仲景所云浮为在外而反下之，故令不愈。今脉浮故知在外，当须解外则愈也。有下之表邪陷而自利不止者，即仲景所云太阳病二三日，反下之，若利止，必作结胸；未止者，此作协热利也。有下之邪或陷或不陷而虚其里气，自利不止者，即仲景所云太阳病，外证未除而数下之，遂协热而利，利下不止，心下痞硬，表里不解者，桂枝人参汤主之是也。

若但里而不表者，外无头疼身痛，向后亦无三斑四汗，惟胸膈痞闷、欲吐不吐、虽得少吐而不快，此邪传里之上者，宜瓜蒂散吐之，邪从吐减，邪尽病已；若邪传里之中下者，心腹胀满、不呕不吐、或燥结便闭、或热结旁流、或协热下利、或大肠胶闭，并宜承气辈导去其邪，邪减病减，邪尽病已。上中下皆病者，不可吐，吐之为逆，但宜承气导之，则在上之邪顺流而下，呕吐立止，胀满渐除。

有里而再里者，愈后二三日或四五日依前之证复发，在上者仍吐之，在下者仍下之。再里者常事，甚至三里者，稀有也。虽有上中下之分，皆为里证。

尚友山人曰：此但里不表，不可误汗，即仲景所云本先下之，而复汗之，此为逆也；若先下之，治不为逆。误汗伤卫，则有阳虚漏汗不止之患，伤营则有阴虚发热枯燥之患。

又曰：仲景云，伤寒瘥已后，重发热，小柴胡汤主之。脉浮者，以汗解之；脉沉者，以下解之。按此条作伤寒论即伤寒复病，由表而里之说；作瘟疫论即膜原之邪未尽，表而再表，里而再里之说。又《内经·热病论》巨阳病衰，数"衰"字。衰者，未尽去也。邪未尽去，即可复张，因而再传，衰字内孕有此义。

若表里分传者，始则邪气伏于膜原，膜原者即半表半里也，此传法以邪气平分，半入于里则现里证，半出于表则现表证，此疫家之常事。然表里俱病，内外壅闭，既不得汗而复不得下。此不可汗，强求其汗，必不可得，宜承气先通其里，里邪先去，邪去则里气通，中气方能达表，向者郁于肌肉之邪乘势尽发于肌表矣，或斑或汗，盖随其性而升泄之也，诸证悉去。既无表里证而热不退者，膜原尚有已发之邪未尽也，宜三消饮调之。

尚友山人曰：仲景于既有表复有里证，先解表而后攻里，或表里并治，如大柴胡汤。此云先通其里，不与仲景异乎。不知仲景所论者伤寒也，自表而入里，以表为本根；又可所论者瘟疫也，自里而达表，以里为本根。即王安道《溯洄集》亦云有治里而表自解者，是知吴又可真善学仲景者也。即仲景《伤寒论》亦有一条云：伤寒不大便六七日，头痛有热者，与承气汤。不大便六七日，里证也；头痛有热，表证也；与承气汤亦先通其里之义。罗谦甫治静江提刑李君长子，病伤寒九日，阳证悉具，三日不大便，宜急下之，遂以酒煨大黄六钱、甘草炙二钱、芒硝五钱，煎服，至夕下数行燥粪二十余块，是夜汗大出；明日往视之，身凉脉静矣。予思《素问·热论》云治之各通其脏腑，学者审诸。

若表里分传而再分传者，照前表里得病，宜三消饮，复下复汗如前而愈，此亦常事，至于三发者，亦偶有之。

若表胜于里者，膜原伏邪，发时传表之邪多，传里之邪少，何以知之？表证多而里证少，当治其表，里证兼之。若里证多而表证少者，但治其里，表证自愈。

若先表而后里者，始则但有表证而无里证，宜达原饮。有经证者，当用三阳加法；经证不显但发热者，不用加法；继而脉洪大而数，自汗而渴，邪离膜原未能出表耳，宜白虎汤辛凉解散，邪从汗解，脉静身凉而愈；愈后二三日后或四五日后依前发热，宜达原饮；至后反加胸满腹胀、不思谷食、烦渴、舌生苔刺等症，加大黄微利之；久而不去在上者，宜瓜蒂散吐之；在中下者，宜承气汤导之。

若先里而后表者，始则发热，渐加里证，下之里证除，二三日内复发热，反加头疼、身痛、脉浮者，宜白虎汤；若下后热减不甚，三四日后精神不慧，脉浮者，宜白虎汤。汗之服汤复不得汗者，因津液枯竭也，加人参，覆杯则汗解，此近表里分传之证，不在此例。

若大下复大汗后，表里之证悉去，继而一身尽痛，身如被杖，甚则不可转侧，脉迟细者，此汗出太过，阳气不周，骨寒而痛，非表证也，此不必治，二三日内阳气自回，身痛自愈。

尚友山人曰：仲景云，凡病，若发汗，若吐，若下，若亡血，亡津液，阴阳自和者，必自愈。又云：大下之后，复发汗，小便不利者，亡津液故也，勿治之，得小便利，必自愈。又云：尺中脉微，此里虚，须表里实，津液自和，便自汗出愈。夫曰自、曰得、曰勿治之，皆静养数日不服药也。然须知不必服药者，非不可服药。邪去正虚，俟其元气自复，津液自回，故不生事喜功，如不见渐复，未尝不可用滋补剂，如地黄、芍药、人参、黄芪之类，仲景亦尝言之矣，一条云：发汗后，身疼痛，脉沉迟者，桂枝加芍药生姜各一两人参三两新加汤主之。

凡疫邪再表再里，或再表里分传者，医家不解，反责病家不善调理，以致反复；病家不解，每责医家用药有误，致病复起，彼此归咎胥失之矣。殊不知病势之所当然，盖气性如此，一者不可为二，二者不可为一，绝非医家病家之过也。但得病者，向赖精神完固，虽再三反复，随复随治，随治随愈。

间有延挨失治，或治之不得其法，日久不除，精神耗竭，嗣后更医投药，但将现在之邪拔去，因而得效。殊不知膜原尚有伏邪，在一二日内前证复起，反加循衣摸床、神思昏愦、目中不了了等症，且脉气渐萎，大凶之兆也。譬如行人日间趱行未晚，投宿何等从容，今则日间绕道，日暮途长，急无及矣。病家不咎于前医耽误时日，反咎于后医既生之而复杀之，良可叹也。当此之际，攻之则元气几微，是求速死；补之则邪火愈炽，精气愈烁；守之则正不胜邪，必无生理。三路俱亡，虽有卢扁之技，亦无所施矣。

正　名

《伤寒论》曰：发热而渴，不恶寒者，为温病。后人省"氵"加"疒"为瘟，即温也。如病证之证，后人省文作证，嗣后省言加"疒"为症。又如滞下，古人为下利脓血，盖以泻为下利，后人加疒为痢。要之，古无瘟、痢、症三字，盖后人之自为变易耳，不可因易其文，以温瘟为两病，各指受病之原，乃指冬之伏寒，至春至夏发为温热，又以非时之气为瘟疫，果尔又当异证、异脉，不然临治之际，何以知受病之不同也。设使脉病不同，病原各异，又当另立方论治法。然则脉证治法又何立哉，枝节愈繁，而正意愈乱，学者未免有多岐之惑。夫温者，热之始；热者，温之终，温热首尾一体，故又为热病即温病也。又名疫者，以其延门合户，如徭役之役，众人均等之谓也。今省文作殳加"疒"为疫，又为时疫时气者，因其感时行戾气所发也。因其恶厉，又谓之疫疠，终于得汗而解，故燕冀名为汗病。此外又有风温、湿温，即温病夹外感之兼证，名各不同，究其病则一。然近世称疫者，众书以瘟疫名者，弗遗其古也。后以伤寒例及诸家所议，凡有关于瘟疫，其中多有误者，恐致惑于来学，悉举以正焉。

尚友山人曰：温热病之与伤寒，始异而终同。刘河间、王安道两先生辨之详矣，究只是仲景发热而渴、不恶寒者为温病之论也。详又可之意，即以温热病为瘟疫，故在表汗法，在里下法，与仲景、刘、王治温热病无异。而喻嘉言论疫不然，鸡瘟死鸡、猪瘟死猪、牛马瘟死牛马，推之于人，何独不然，所以沿门合境，共酿之气传染，其治法重在逐秽，此即王叔和序例所谓异气，而东垣之普济消毒饮、丹溪之人中黄丸皆为此而设，而其见症则有大头、虾蟆、疙瘩等瘟也。然又可之杂气论又尝论此，喻嘉言似从此脱胎，岂温热病与瘟疫原无分耶。若谓无分，何以仲景、刘、王论温热病不言大头、虾蟆、疙瘩等证，而其立方无普剂消毒、人中黄等类也。周禹载谓：吴又可皆论寻常所有疫疠，喻嘉言只论天地不正之大疫，各极快畅，不可执一是或一道乎。

伤寒例正误

阴阳大论云：春气温和，夏气暑热，秋气清凉，冬气冷冽，此则四时正气之序也。冬时严寒，万类深藏，君子固密，则不伤于寒。触冒之者，乃名伤寒耳。其伤于四时之气，皆能为病。以伤寒为毒者，以其最成杀厉之气也，中而即病者，名曰伤寒；不即病者，寒毒藏于肌肤，至春变为温病，至夏变为暑病。暑病者，热极重于温也。

成注《内经》曰：先夏至为温病，后夏至为暑病。温暑之病本于伤寒而得之。

按十二经络与夫奇经八脉，无非营卫气血周布一身而营养百骸，是以天真元气无往不在，不在则麻木不仁；造化之机无刻不运，不运则猝倒仆绝。然风寒暑湿之邪，与吾身之营卫势不两立，一有所中，疾苦作矣，苟或不除，不危即毙。上文所言冬时严寒，所伤中而即病者为伤寒，不即病者，至春变为温病，至夏变为暑病。然风寒所伤，轻则感冒，重则伤寒。即感冒一证，风寒所伤之最轻者，尚尔头疼身痛、四肢拘急、鼻塞声重、痰嗽喘急、恶寒发热，当即为病，不能容隐。今冬时严寒，所伤非细事也，反能藏伏过时而发耶？更问何等中而即病？何等中而不即病？何等中而即病者，头痛如破、身痛如杖、恶寒项强、发热如灸、或喘、或呕、甚则发痉、六脉疾数、躁烦不宁，至后传变不可胜言，仓卒失治，乃致伤生。何等中而不即病者，感则一毫不觉，既而延至春夏，当其已中之后未发之前，饮食起居一皆如常，神色声气纤毫不异，其已发之证，势不减于伤寒。况风寒所伤，未有不由肌表而入，所伤皆同营卫，所感均系风寒，一者何其蒙懵藏而不知，一者何其灵异感而即发，同源而异流，天壤之隔，岂无说耶。既无其说，则知温热之原非伤寒所中矣。且言寒毒藏于肌肤之间，肌为肌表，肤为皮之浅者，其间一毫一窍无非营卫经行所摄之地，即感冒些小风寒，尚不能稽留，当即为病，何况受严寒杀厉之气，且感于皮肤最浅之处，反能容隐者耶。以此推之，必无是事矣。凡治客邪大法，要在表里分明，所谓未入于腑者，邪在经也，可汗而已；既入于腑者，邪在里也，可下而已。果系寒毒藏于肌肤，虽过时而发，邪气犹然在表，治法不无发散，邪从汗解。后世治温热病者，若执肌肤在表之邪，必投发散，是非徒无益而又害之矣。

凡病先有病因方有病证，假令伤寒中暑，各以病邪而立名者，若言热证尚可模糊，若以暑病为名，暑邪感于盛夏，乃是香薷饮之证，彼此岂可相混。凡客病感邪之重者则病甚，其热亦甚；感邪之轻者则病轻，其热亦微。热之微甚，存乎感邪之轻重也。二三月及八九月，其时亦有病重大热不止，失治而死者；五六月亦有病轻热微，不药而愈者。凡温病四时皆有，但仲夏感者多，春秋次之，冬时又次之，但可以时令分病之多寡，不可以时令分热之轻重也。

尚友山人曰：陈素中云，验得凶厉大病死生，人在六七日之间者，多属春夏之温热病，而发于冬月者，未尝多见。其感重寒者，一于温中而可愈，此病为易治。刘河间治双解等方以治温热病，以温热病为汗病、为大病，寒病则只谓之杂病，其见高出千古，真得古人不传之妙。按陈论尤当，第未知发于冬月者，亦伤寒少而温热多；又未知寒毒藏于肌肤，至春变温，至夏变暑之非。喻嘉言曰："变"字下得怪诞骇人，暑病乃夏月新受之病，岂有冬月伏寒，春时不发，至夏始发之理乎。此一语尤为无据，设谓春气既转为温，则病发不当名伤寒，当变其名为温病；夏气既转为热，外邪当变其名为热病则正矣。赵氏谓变为温病，语本叔和，于理颇谬，尚论篇辨之极详。

又曰：是以辛苦之人，春夏多温热证者，皆因冬时触寒所致，非时行之气也。凡时行者，春时应暖而反大寒，夏时应热而反大凉，秋时应凉而反大热，冬时应寒而反大温，此非其时有其气，是以一岁之中，长幼之病多相似者，此则时行之气也。

又曰：然气候亦有应至而不至，或有至而太过者，或未应至而至者，皆成病气也。

春温、夏热、秋凉、冬寒乃四时之常，因风雨阴晴稍为损益。假令春应暖而反多寒，其时必多雨；秋应凉而热不去者，此际必多晴。夫阴晴旱潦之不测，寒暑损益安可以为拘，此天地四时之常事，未必为疫。夫疫者，感天地之戾气也。戾气者，非寒非暑非暖非凉，亦非四时交错之气，乃天地别有一种戾气，多见于兵荒之岁，间岁亦有之，但不甚耳。上文所言长幼之病多相似者，此则为时行之气，虽不言疫，疫之意寓是矣。殊不知四时之气虽损益于其间，及其所感之病终不离其本源。假令正二月应暖，偶因风雨交集，天气不能温热而多春寒，所感之病轻则为感冒，重则为伤寒，原从感冒伤寒法治之，但春寒之气，终不若冬时严寒杀厉之气为重，投剂不无有轻重之分，此即应至而不至，至而不去二事也。又如八九月适多风雨，偶有暴寒之气先至，所感之病大约与春寒仿佛，深秋之寒终不若冬时杀厉之气为重，此即未应至而至。即冬时严寒倍常，是为至而太过，所感亦不过即病之伤寒耳。假令夏时多风雨，炎威少息，为至而不及；时多亢旱，烁石流金，为至而太过。太过则病甚，不及则病微。至于伤暑一也，其病与四时正气之序何异耶，治法无出香薷饮而已。

尚友山人曰：中暑分静而得之，动而得之。动而得之为中热，脉洪盛，与中暑脉虚者异，用白虎汤。谓无出于香薷饮者欠商。

又曰：其冬时有非节之暖，名曰冬温，此即未应至而至也。按冬伤于寒，至春变为温病，今又以冬时非节之暖为冬温，一感于冬寒，一感于冬温，一病两名，寒温悬绝，然则脉证治法又何似耶。夫四气乃二气之离合也，二气即一气之升降也，升极则降，降极则升，升降之极，为阴阳离，离则气亢，气亢则致病。亢气者，冬之大寒，夏之大暑也。将升不升，将降不降，为阴阳合，合则气和，气和则不致病。和气者，即春之温暖，秋之清凉也。是以阴极而阳气来和为温暖，阳极而阴气来和为清凉，斯有既济之道焉。若夫春寒秋热，为冬夏之偏气，倘有触冒之者，因以为疾。若夏凉冬暖，转得春秋之和气，岂有因其和而反致疾者。所以但见伤寒、中暑，未尝见伤温和而中清凉也。温暖清凉未必为病，又焉可以言疫。

又曰：从春分以后至秋分节，天有暴寒者，此皆时行寒疫也。三月四月或有暴寒，其时阳气尚弱，为寒所折，病热犹轻；五六月阳气已盛，为寒所折，病热为重；七八月阳气已衰，为寒所折，病热亦微。其病与温及暑病相似，但有殊耳。

按：四时皆有暴寒，但冬时感严寒杀厉之气，名伤寒，为病最重，其余三时，寒微为病亦微。又以三时较之，盛夏偶有些小风寒，所感之病更微矣。此则以感寒之重病亦重而热亦重，感寒之轻病亦轻而热亦轻，是重于冬而略于三时，至夏而又略之，此必然之理也。上文所言三四月阳气尚弱，为寒所折，病热犹轻；五六月以其时阳气已盛，为寒所折，病热为重；七八月其时阳气已衰，为寒所折，病热亦微。由是言之，在冬时阳气潜藏，为寒所折，病热更微，此则反是夏时感寒为重，冬时感寒为轻，前后矛盾，于理大违。又春夏秋三时偶有暴寒所着，与冬时感冒相同，治法无二，但可名感冒，不当另立寒疫之名，若又以疫为名，殊类画蛇添足。

尚友山人曰："疫"字惟传染，汗病名之斯当，喻嘉言详论瘟疫篇辨析分明。然古人于春夏之交，天有暴寒亦谓之时行，谓之疫者，则以虽非秽气传染，而一时人多，不免如力役之征，然且寒郁于表，本身阳气不得外越，遂积为邪热，久之返归于内，纯热无寒，故通其意亦可谓之疫，读者毋以辞害意也。然又可画蛇添足之讥，自是正论。

诸家瘟疫正误

云岐子云：伤寒汗下不愈，过经其病尚在而不除者，亦为瘟疫病也。如太阳证，汗下过经不愈，诊得尺寸俱浮者，太阳温病也；如身热目痛不眠，汗下过经不愈，诊得尺寸俱长者，阳明温病也。如胸胁胀满，汗下过经不愈，诊得尺寸俱弦者，少阳温病也；如腹满咽干，诊得尺寸俱沉细，过经不愈者，少阴温病也。如烦满囊缩，诊得尺寸俱微缓，过经不愈者，厥阴温病也。是故随其经而取之，隋其经而治之。如发斑乃温毒也。

按：伤寒叙一日太阳，二日阳明，三日少阳，四日太阴，五日少阴，六日厥阴，为传经尽，七日复传太阳，为过经。云岐子所言伤寒过经不愈者，便指为温病，竟不知伤寒温病自是两途，未有始伤寒，而过经变为温病者。若果温病自内达外，何有传经？若能传经，即是伤寒而非温病，明矣。

尚友山人曰：温病固为热邪，若寒惟直中，为寒邪，其伤寒传经亦是热邪，故《内经》曰：人之伤于寒也，则为病热。赵养葵曰：凡久时伤寒者，亦是郁火证。若其人无火，则为直中矣。惟其有火，故由皮毛而肌肉而腑脏，今日皆曰寒邪传里，寒变为热。既曰寒邪，何故入内而反为热？又何为而能变热耶？不知即是本身之火为寒所郁而不得泄，一步反归一步，日久则纯热而无寒矣。阅虞天民《医学正传·伤寒篇》云：有至人传曰，传经伤寒是郁病，不觉窃喜以为先得，我心之同然。程郊倩曰：热即伤寒中转之病，而温病以之为初传，即又可未尝不云伤寒与时疫始异而终同也。过经不解其为传经，热邪可知，云岐子亦温病之说，当原其意而得之，不必厚非。

  又曰：赵氏中论伤寒传经云：太阳经在最外一层，故邪入皮毛即先伤之，皮毛不能传变，由太阳之络传经，而后内入诸经也。邪客于皮毛，即元府闭，人身脏腑之气无刻不与外气通，故和畅。元府闭，则内气不能泄而生热，非风寒能变热也，此时但发其皮毛，元府开而邪随汗散矣，麻黄桂枝汗皮毛之方，非解中之方也。表不解则热积而日甚，从本经反而之内及各经井荥俞原合交会之处，则热交于他经，而各经病见矣。肌肉不能传变，肌肉之中皆经络也，经络皆谓之中，里则腑脏，表则皮毛，腑脏之气血，惟经络传达，外邪之壅热，亦惟经络传变，故阳明少阳皆从中治。中者经病，非胃与胆病也。经病用和解，和解亦必由汗散，然非开发皮毛之法矣。

  盖邪初客表，经中阴津未伤，但启其窍而汗自通；及热传中经，血液燔烁，窍虽启而汗为热隔不能外达，庸工不知，尚用风热之药以发其表，益助热而耗阴，汗源干涸，究竟不得汗而毙者多矣。仲景和解只清解热邪，而津液自存，阴津既充，涌出肌表，而外邪自然涣散，此养汗以开元府，与开元府以出汗之迥乎不同也。热既入里离表已远，驱出为难，故就大便通泄其热，从其近也。得汗而经热从汗解，非汗为害而欲祛之也；便矢而腑热从矢出，非矢为难而欲攻之也。医不察此，专与糟粕为敌，自始至终但知消克泻下之法，禁绝饮食，惟求一便矢以毕，其能事夭人生命如是者，曰矢医。

又曰：传经尽过经再传之说出自成无己，谓六日厥阴，至六日为传经尽，七日不愈者，再自太阳传，十二日至厥阴，十三日不愈者，亦太阳经以次而传。马仲化辟其谬曰：阳表阴里，自太阳以至厥阴，犹入户升堂以入室矣，厥阴复传太阳尚有数经隔之，岂有遽出而传之之理。本篇"衰"字最妙，谓初感之邪，尚未尽衰，则可断，非再出而传太阳也。闵芝庆再驳之曰：里邪不出则已，出则欲愈，非欲复传也。凡七日自愈者，为行其经尽。太阳病至七日头痛自愈者，以行太阳经尽故也。邪气行来始终只在太阳一经而尽，其七日当愈之数也。若七日以上不自愈，欲过太阳一经再传一经，当针足阳明迎而夺之，使不传阳明经则愈。细玩行其经尽之句，不曰传经尽，则仲景之意昭然矣。成氏谬以行其经尽为传遍六经乃有自太阳再传之说耳，若果传遍六经，厥阴之邪再传太阳，太阳再传阳明，则宜厥阴未传太阳之前，预针太阳矣，何必待欲传阳明而后针阳明哉。六经之病，自一日受者，七日当衰，二日受者，至八日亦是七日而当衰，故一日邪在太阳，幸而更不传阳明，更无变证，则至七日太阳病衰，头痛少愈；如或二日邪传阳明，更不传变，至八日阳明病衰，身热少歇；又或三日邪传少阳，更不传变，至九日少阳病衰，耳聋微闻；又如四日邪传太阴，更不传变，至十日太阴病衰，腹减如故，则思饮食；又或五日邪传少阴，更不传变，至十一日少阴病衰，渴止舌干已而嚏；又或六日邪传厥阴，传经尽更不传变，至十二日厥阴病衰，囊纵少腹微下也。大气皆去，病人精神爽慧，此二句总承六经而言，如在太阳，更不传变，当七日病衰，头痛少愈，渐而大气皆去，头痛悉除，精神爽慧也，余经不传之例同。成氏注曰六经传遍则与更不传经之句背矣。

汪石山云：愚谓温与热有轻重之分，故仲景云若遇温气则为温病（此叔和之言非仲景本论），更遇温热气即为温毒，热比温尤重故也。但冬伤于寒，至春而发，不感异气名曰温病，此病之稍轻者也。温病未已，更遇温气，变为温病，此病之稍重者也。《伤寒例》以再遇温气名曰瘟疫。

又有不因冬伤于寒，至春而病温者，此特感春温之气，可名春温。如冬之伤寒，秋之伤湿，夏之中暑相同也（按阴阳大论四时正气之序，春温、夏暑、秋凉、冬寒，今特感春温之气可名春温，若感秋凉之气，可名秋凉病矣。春温可以为温病，秋凉独不可为凉病乎。以凉病似觉难言，勉以湿证搪塞，既知秋凉病有碍，反而思之，则知春温病殊为谬妄矣）。以此观之，是春之温病有三种不同，有冬伤于寒，至春变为温病者；有温病未已，再遇温气而为温病者；有重感温气相杂而为温病者；有不因冬伤于寒，不因更遇温气，只于春时感春温之气而病者，若此三者皆可名为温病，不必各立名色，只要知其病原之不同也。

凡病各有病因，如伤寒自觉触冒风寒，如伤食自觉饮食过度，各有所责。至于温病，乃伏邪所发，多有安居静养，别无他故，倏焉而病，询其所以然之，故无处寻思，况求感受之际，且不自觉，故立论者或言各时非节之暖，或言春之温气，或言伤寒过经不解，或言冬时伏寒至春夏乃发（按冬伤于寒，春必病温，出自《素问》，此汉人所撰，晋时王叔和又以述《伤寒例》，盖顺文之误），或指冬不藏精春必病温（此亦汉人所撰，但言斫丧致病，不言因邪致病）。又见冬时之温病与春夏之瘟疫脉证相同，治法无异，据云冬时即病为伤寒，今温病亦发于冬时，思之至此，不能无疑，乃觉前人所论难凭务求，其所以然之，故既不可言伤寒，又不可言伏寒，因以冬时非节之暖牵合而为病原，不思严寒酷暑因其锋利，人所易犯，故为病最重。至于温暖，乃天地中和之气，万物得之而发育，气血得之而融和，当其肃杀之令权施仁政，未有因其仁政而反蒙其害者。切尝较之，冬时未尝温暖亦有温病，或遇隆冬暂时温暖，虽有温病，感温之由亦无确据，既不过猜疑之说，焉足以为定论，或言感三春当令之温气为温病。夫春时自应温暖，责之尤其无谓，或言温病复感温气而为温病，正如头上安头；或言伤寒汗下过经不愈者为温病，则又指鹿为马。《活人》又以夏应暑而寒气折之，责邪在心为夏温；秋应凉而大热折之，责邪在肺为秋温，转属支离。陶氏又以秋感温气而为秋温，明是杂证，叙温者络绎，议论者各别。言愈繁杂而本源愈失，使学者反增亡羊之惑，于医道何补？

《活人书》云：夏月发热恶寒、头疼、身体肢节痛重、其脉洪盛者，热也。冬伤于寒，因暑气而发为热病，治热病与寒同，有汗宜桂枝汤，无汗宜麻黄汤，如烦躁宜大青龙汤。然夏月药性须带凉，不可太温，桂枝、麻黄、大青龙须用加减，夏至前桂枝加黄芩，夏至后桂枝、麻黄、大青龙加知母、石膏，或加升麻。盖桂枝、麻黄性热，地暖处非西北之比，夏月服之必有发黄、出斑之失。热病三日外，与前汤不瘥，脉势仍数，邪气犹在，经络未入脏腑者，桂枝石膏汤主之。此方夏至后可代桂枝证，若加麻黄可代麻黄、青龙汤证也。若三月至夏为晚发伤寒，栀子升麻汤亦暂用之（王宇泰述，万历癸卯，李氏一婿，应举南下，时方盛暑伤寒，一太学生新读仲景书，自谓知医，投以桂枝汤，入腹即毙。大抵麻黄、桂枝二汤，隆冬正伤寒之药，施之于温病不可，况于热病乎）。按《活人书》

以温热病用桂枝、麻黄，虽加凉药，终未免发散之误，不危幸矣，岂止三日外与前汤不瘥，脉势仍数而已哉。至此尚然不悟为半里之证，且言邪气犹在经络，仍用桂枝石膏汤，至死无悔。王宇泰非之甚当，是以不用麻黄、桂枝，贤于《活人书》远矣。究竟不识温热之源，是以不知用药耳。

尚友山人曰：朱肱《活人书》成诣阙投进，尝过洪州，闻名医宋道方在焉，因携以就见。宋留肱款语坐中，指驳数十条，皆有考据，肱惘然自失。又王安道谓：《活人书》大抵伤寒阳明证宜下，少阴证宜温。夫阳明证之宜下者，固为邪热入胃，其少阴证果是传经热邪，亦可温乎？况温病、暑病之少阴，尤不可温也。自奉议此说行而天下，后世蒙害者不无矣。愚谓王安道此条及王宇泰前条，皆《活人书》之大误，不知当年亦在宋所指驳中否也。

又曰：王宇泰曰，桂枝、麻黄为长沙入手第一方，而粗工以之杀人者往往如是，故易水师弟以它药代之，不知者谓长沙有遗巧，余谓此正易水师弟不及长沙处，而婆心切矣，中医守之可以万全。

又曰：喻嘉言曰，神术汤海藏得意之方，盖不欲无识者，轻以麻黄桂枝之热伤人也。夫麻黄、桂枝遇湿热时令原不敢轻用，即有宜用之证，十中不过一二而已。

又曰：汪䚻庵谓，张元素立九味羌活汤方代麻黄等，诚为稳当。

又曰：王金坛谓，麻桂二汤，隆冬正伤寒之药。不知发于冬时者尽多温病，伤寒亦少也，岂可用麻桂哉？《序例》不云乎冬温之毒与伤寒大异，亦有轻重，为治不同。盖谓冬温只应以辛凉发散，不可错投辛温。《序例》谓：桂枝下咽，阳盛则毙。桂枝且如此，麻黄不更可知乎。

春温 《活人书》曰：春应温而清气折之，责邪在肝，或身热头疼，目眩呕吐，长幼率相似，升麻葛根汤、解肌汤、四时通用败毒散。陶氏曰：交春后至夏至前，不恶寒而渴者，为温病，用辛凉之药微解肌，不可大发汗。急证现者，用寒凉之药急攻之，不可误汗、误下，当识此表证不与正伤寒同法，里证治法同。

夏温 《活人书》曰：夏应暑而寒气折之，责邪在心，或身热头疼，腹满自利，长幼率相似，理中汤、射干汤、半夏桂枝汤。陶氏曰：交夏至有头疼发热，不恶寒而渴，此名温病，愈加热者为热病，只用辛凉之药解肌，不宜大汗。里证见者，急攻下。表证不与正伤寒同法，里证治法同。

秋温 《活人书》曰：秋应凉而大热折之，责邪在肺，温热相搏，民病咳嗽，金沸草散、白虎加苍术汤。病瘅发黄，茵陈五苓散。陶氏曰：交秋至霜降前，有头疼发热，不恶寒，身体痛，小便短者，名湿病，亦用辛凉之药加疏利以解肌，亦不宜汗。里证见者，宜攻下。表证不与正伤寒同法。

冬温 《活人书》曰：冬应寒而反大温折之，责邪在肾，宜葳蕤汤。丹溪曰：冬温为病，非其时有其气者。冬时严寒，君子当闭藏而反发泄于外，专用补药带表药。

按：西北高厚之地，风高气燥，湿证稀有；南方卑湿之地，更遇久雨淋漓，时有感湿者。天地或时久雨，或时亢旱，盖非时令所拘，故伤湿之证，随时有之，不待交秋而后能也。推节庵之意，以至春为温病，至夏为热病，至秋似不可复言温热，至秋冬又未免温病，只得勉以湿证抵搪。且湿为杂证，更不可借此混淆，惟其不知温病四时皆有，故说到冬时，遂付之不言。王宇泰氏因见陶氏不言，乃引丹溪非其时有其气以补冬温之缺。然则冬时交错之气，又不可以为冬温也。《活人》但言四时之温，盖不知温之源，故春责清气，夏责寒气，秋责热气，冬责温气，殊不知清温寒热总非温病之源，复以四时专令之藏而受伤，不但胶柱鼓瑟，且又罪及无辜矣。

补注瘟疫论卷之四终

《补注瘟疫论》注疏

洪天锡作为天津地区代表医家，虽无丰富史料记载，但其代表著作《补注瘟疫论》在津沽医学资料中具有一定代表性，比较全面地反应了其在瘟疫病诊疗思路中的突出特色。在这部著作中，他明确提出："医治瘟疫犹如走马观花，毫厘一差，即谬千里，可不慎哉？"在辨治瘟疫病的过程中，他推崇吴有性《瘟疫论》的学术观点，在详细批注的基础上再加以批注，博引诸家，兼附己见，对吴有性瘟疫学说的后世传承具有积极意义。

值得注意的是：《补注瘟疫论》四卷，卷一论瘟疫原病机理、传变规律、治法、兼症、鉴别伤寒与瘟疫；卷二讲瘟疫误治导致的危害，论杂气及大头瘟等各种瘟疫病；卷三论锁肚等瘟疫病及蛔厥、呃逆等兼症的辨治经验；卷四论瘟疫复发、其他病证兼疫病、妇人时疫、小儿时疫等。各篇均参照《瘟疫论》原文，以吴有性之说为先导，再列诸家之言，后为洪天锡补注。内容完整，将洪天锡治瘟疫之学的总体思路较为系统地进行了呈现。是书对研究清代津沽医学温病的学术成就具有关键意义。

历代医家对瘟疫的研究资料丰富，及至明末吴有性首次明确提出瘟疫的病因为"异气"，侵入人体深伏"膜原"，更有"九传"之变，可在体内表里内外上下传变，引起一系列病变，制方"达原饮"直达病位。自此，中医辨治瘟疫病的学术观点逐渐清晰完整，丰富了外感病证的辨治体系，拉开了清代温病学派的发展序幕。吴有性编著的《瘟疫论》也成为了中医瘟疫病学发展史的里程碑。在阐述吴有性瘟疫病学术思想方面，洪天锡的主要学术贡献包括以下三个方面。

其一，洪天锡为吴有性"邪伏膜原"的观点找到了依据。首先，洪天锡依据《灵枢·百病始生》载："留而不去，传舍于肠胃之外，募原之间。"又，《素问·疟论》载："其间日发者，由邪气内薄于五脏，横连募原也。"认为吴有性"邪伏膜原"的学术观点充分体现了《经》旨，即：瘟疫病邪从口鼻而入，所居部位内不在脏腑，外不在经络，潜伏在背部脊柱两侧夹脊之内，离肌表不远，接近于胃，是人体表里的分界，是半表半里的位置。其次，洪天锡依据《伤寒论》六经传变的发病规律，提出：瘟疫病邪藏于膜原的机理与伤寒病相似。正如其在《补注瘟疫论·原病》所云："盖如人之伤寒，其不直中者，以有阳气为之拒也，阳气不能拒，则直入三阴，顷刻告毙。唯阳气内拒而外寒又不散，所以郁阳气为热证。"进而提出"伤疫"（伏于膜原者）与"中疫"（直入脏者）说。综合以上两个方面，洪天锡明确提出："传经疫邪自口鼻而入，入则干胃，胃之正气必迎而拒之，疫与相持，遂在附近于胃之膜原而伏。若胃之正气不能迎拒，则疫邪直入于脏，与中寒等。"从经典理论与疾病发展两个方面阐述吴有性的"邪伏膜原"观点。

其二，明确指出瘟疫是一种特殊的外感病。洪天锡言："杂气即伤寒，序例所谓异气。"但治疗与"以寒为因，以热为果"的伤寒病不同，遵《瘟疫论》"非疏里则表不透，非战汗则病不解"的原则，针对"疫邪之传内者"主张应用吴有性攻下疏通里气的方法，"里气通，向来郁于肌肉一半传外之邪，然后尽达肌表"，表现为战汗而愈。即"里气先通，表气亦顺"。

其三，增补瘟疫病的种类和治法。洪天锡在《瘟疫论》的基础上，补充了大头瘟、捻颈瘟、瓜瓤瘟、黄耳伤寒、赤膈伤寒、青筋证、阴阳毒等多种瘟疫病。对各类瘟疫病均详细列举症状、方药，收载历代医家论述观点，并旁及经验良方。对系统梳理清代以前中医辨治瘟疫文献作出了一定贡献。

　　由此可见，洪天锡研究瘟疫绝非一味抄录记载，《补注瘟疫论》执论公允，评议有据，充分体现了"相时制宜，通变自在后人"的治学思路。

（王　蕾）

《补注瘟疫论》藏书线索

清乾隆四十九年甲辰（1784）晚翠堂刻本：中国科学院、中国中医科学院、天津中医药大学、山东省图书馆、辽宁中医药大学、中国医科大学、南京图书馆、贵州中医药大学。

清道光二年壬午（1822）刻本：上海中医药大学、湖南中医药大学、四川大学华西医学中心、贵州省图书馆、贵州中医药大学、成都中医药大学、中山医科大学。

清道光四年甲申（1824）孝友堂刻本：中国中医科学院、天津市医药技术情报所、天津市医学高等专科学校、中华医学会上海分会。

清道光二十二年壬寅（1842）江陵邓传馨刻本：中国科学院、中国医学科学院、中国中医科学院、长春中医药大学。

清道光刻本：中华医学会上海分会。

清咸丰四年甲寅年（1854）刻本：中国科学院、首都图书馆、中国中医科学院、天津市图书馆、内蒙古自治区图书馆、大连市图书馆。

津門寇露滋先生著輯

痧症傳信方

痧症传信方

津门寇露滋先生著辑

陈景林　王婧夷　审校

《痧症传信方》简介

《痧症传信方》为寇兰臬所著。寇区，名兰臬，字露滋，津门（今天津）人，天姿高迈，先习诗书，后精研轩歧，广读医书，学品兼优，仁心仁术。廪膳生，生性慈祥，好济人之急，千方百计为慈善事业奔走集资。道光元年，津门痧症流行，死者累累，寇氏悲痛至极，涉猎群书，精研医理，搜集古今治痧方药及治痧诸效验法，潜心辑录《痧症传信方》，留之于后人。

《痧症传信方》共两卷，分为十二章节。痧症源流一章详论痧症的病因病机；或问中五十余条，详尽地阐述了患痧症所见表里、寒热、虚实的不同证候及其成因；书中所载治痧七法、二十二方，以及预防痧症之六方，对后学有重要的参考价值。书中附录医案33例及先哲名论十余条，并参以己见，充分体现了寇氏因人、因时、因地治宜的辩证论治思想。其反复强调"医者临证，当各求其因，若按图索骥则误矣"的告诫，更应引起后人借鉴与重视。

本次点校整理，以清道光十二年壬辰（1832）津门寇氏莼香堂刻本为底本，并以《霍乱论》等书进行他校。

痧症传信方目录

痧症传信方序 ·················· 259
梅序 ························ 260
自序 ························ 261
凡例 ························ 262
痧症源流 ···················· 263
痧症或问 ···················· 265
治痧诸法 ···················· 273
治痧诸方 ···················· 277
预防痧症诸方 ················ 290
忌食诸物 ···················· 292
痧症医案 ···················· 292
先哲明论 ···················· 296
附治寻常霍乱诸方 ············ 298
附千金方灸霍乱法 ············ 307
附刻洪吉人先生补注瘟疫论中杂气二十九种 ··· 314
针灸图说 ···················· 320

痧症传信方序

盈天地之间者皆气也，人在气交之中一呼一吸犹鱼之吞吐水而活也。第气有正有邪，风寒暑湿燥火此六者，当其时为正，不当其时为邪。六邪之中，又以寒湿为甚，以寒湿属阴，阴主杀也，然虽曰邪也，犹是正中之邪耳，何则？六气迭乘，当热而寒，当燥而湿无时无之，至若痧气之所感，属寒湿而挟秽浊，沿门阖户，杀人于俄倾之间，千百年仅一见焉，此岂可以常情测乎？故此气之来，充塞于天地之间，无声无臭，使人防之不及防，避之无可避，犹之施鸩毒于尺泽之中，彼泳游于是者其何以堪，于此欲因症裁方，殆非易易事也。道光辛巳，痧症流行数省，医药罔效者累累，吾友寇露滋先生，天姿高迈，业于诗书，深于轩岐，于医书无所不读，错综融贯，处方调剂立起沉疴，今将其应手医方，录而成集。先生学品兼优，仁心仁术，久著津门，兹复梓是书以济世，古称以良相之心，行良医之事先生殆其人舆，是为序。

山阴鲁楷式齐氏谨识

梅 序

瘟疫者，天地间之阳毒也，痧疠者天地间之阴毒也。阳毒之杀人，尚需时日，阴毒之杀人，其惨又加速矣。道光辛巳，自夏至后，天气暴凉，如行秋令，早暮之间，须着绵衣。至七月中旬，天气陡热，而痧症大作，盖积阴既久，为亢阳所搏结而为毒，其中人也甚悍，其为死也甚速。三五时中，穿脉络，溃脏腑，血凝筋缩，意乱心慌，医治稍迟，须臾莫救。越十二年，岁在壬辰，夏秋之间，其气候相同，其得症相同，其死者之速亦相同，余固知为阴毒无疑也。余友寇君露滋茂才凤抱任心，兼通医理慨然以救世为心，爰集古今痧书成方，参以己见分其条理，溯厥渊源，载其治验，因症立方，按方治症使人展卷了然，如同面语真寿世之慈航，良工之苦心也。今将付梓嘱余为序，余为略陈管见，使览是书者，知寇君之心，足以维持气化于万一耳。

道光壬辰重阳吟齐愚弟梅成栋拜题

自　序

　　道光元年，七月初六日，津门痧症大作，先传言有瘟疫自南而北，其势甚盛，不论人之老幼强弱，但遭之者死，触之者亡，余未之信。越数日果见有一二时而死者，有一二日而死者，最迟在三五日之内，人心惶惶，各不自保。余甚恐谢绝世事，焚名香，嗅香药，闭户二十余日，仅乃得免。至月余后，统计吾邑之死者，已数万人矣，噫，甚矣哉！夫上帝以好生为德，其杀人何如是之惨酷，毋亦因人之宿孽未蠲，故被其劫者众舆，第念在劫而病者，固难以药而活，不在劫而病者，犹可以药而苏。此前人所以著书立说，垂医方于来世，救性命于俄倾也，乃前人之方试之，今日有效有不效，使概为收取，窃恐有治病之方，无对症之药，反令人靡所适从矣，因是采择古书所载及今人所传之方，并刮痧放痧诸法，皆已经效验者汇为一册，详为集解，外录医案数十条，先哲明论十余条，欲后人以为观法，庶有所依据而已。至于审时令之热寒，酌体质之强弱，观病机之变动，用活法以治之，则存乎其人，固不能以预定也。

　　是岁十月望前二日，津门寇兰皋露滋氏书于崇质堂

凡 例

据郭右陶所云，痧症甚夥，共有七十二种，如所患不因秽浊，或因秽浊而非属寒湿者，当另有取法，不必于是集中求之。

痧症甚速杀人于俄倾之间，多有不及延医而即殒者，是书之编，欲人家藏一本，按法施治，庶有备而无患。

古人之方，试之不效者，非古人立法不善，或医不识症，张冠李戴，或分量减少，病重药轻，均未可知，是集之所载，皆余所亲见屡试屡验者，其未经取效者，方虽良，不敢滥入。

针法微妙，非其人不能学，兹集所载，特人所易知易能者，果针法精通，自宜另出手眼，不必拘拘于是也。

方解出自前人者，必标其姓字于首。其出自心裁者，则以皋按二字别之，非敢比肩前贤，诚恐碔砆乱玉，鱼目混珠也，识者鉴之。

方无注解者，余妄为增补，欲人开卷了然，然支离谬戾，实不堪一哂，祈高明正之。

痧症源流

皋按：发痧一症，古人言之者甚少，惟沈芊绿之《尊生书》，郭右陶之《痧胀玉衡书》及吴鞠通之《温病条辨》三书言之特详。沈氏即郭氏所言，但其以痧症为热毒，与时下之症不合。若吴氏则固就寒湿言之矣，然其中亦有微不同者，如所云不得吐泻，名为绞肠痧者，其症为最重，至吐泻则症似较轻，今则吐泻而症反重矣。所云寒湿在下足腓为之转，俗名转筋火者，今则足腓转而手复蜷屈矣。所云寒湿伤脾，四肢厥冷者，今则厥冷而更兼麻痹矣。大抵今兹之症其秽浊为寒湿之毒，其毒甚盛为古今所稀有，属阴（人死后指甲肌肤皆青，非阴毒而何）。乃天地之疠气，此气甚酷甚烈从人口鼻而入，顷刻间，内入于脏腑，外达于经络，（疫从口鼻入，膜内至原，膜原在夹脊之前肠胃之后属半表半里，邪至此，内可入于脏腑，外可浮于经络。痧症则不然，其气甚悍，从人口鼻入，即直至胃腑，至胃腑必及于脾，而后由脾达于四肢达于周身，若他脏腑虚者，邪亦得而乘之，以五脏六腑皆禀气于胃也，其邪之着于人也，先中于血，则血先病，气次之，先中于气，则气先病，血次之。痧为阴血亦为阴，以阴从阴故先中于血者居多）故其见症在表为身热（阳为阴郁故身热）。为冷汗出（阳虚不固，故冷汗出）。为四肢厥冷（痧邪伤之故厥冷。脾主四肢），为四肢重痛（湿盛则重，寒盛则痛），为四肢麻木，（气不运行则麻，血不流通则木）。为四肢肿胀（土受邪伤脾湿不化，发于四肢则为肿胀）。为四肢无力（邪盛正虚故无力），为通身厥冷麻木（此亦痧邪伤脾所致），为两手足蜷屈（脾主四肢寒湿伤脾，邪中于筋，故手足蜷屈），为足肚筋转，（足肚属阳明，痧邪袭伤脾胃阳不能温筋，而筋急故筋转）。为面色灰暗或青黑（心为阳，主血脉，其华在面痧为阴毒，滞于血脉故灰暗甚则青黑），为头重（寒湿中停，邪复助之，气壅于上，故头重），为头眩（邪滞中宫，阻其升降之路，痰气逆，则上实，故头眩），为目胀（目为肝窍，肝邪上壅故胀），为舌强（舌通心，痧邪熏心，其毒上冲，故强），为舌卷囊缩（肝主筋，前阴者宗筋之所聚，阳明主润宗筋，痧邪伤胃，宗筋失润，又寒主收引，故囊缩，舌为心苗，包络代心行事，两厥阴同气而皆禀气于胃者也，痧邪伤胃，厥阴无所禀受，又肝脉络舌本，肝绝，脉不上行，故舌卷），为蜷卧不语（阴主屈，又主静，邪入少阴，阴盛，故蜷卧不语）等症在里为吐（邪伤胃阳，胃气上逆则吐），为泻（邪伤脾阳，脾气下溜则泻）欲吐不吐（胃阳不转，故欲吐不得），为欲泻不泻（脾阳困闭，故欲泻不能）为心腹绞痛，（邪正相争，则痛）为胸腹胀满（邪气壅塞于中，或兼食血痰饮诸积故胀满），为大小便不通（阳不下行，故大小便不通），为昏迷不醒，为心忙意乱，（痧毒冲心重则昏迷不醒，轻则心忙意乱）为内热，（阴虚生内热）为烦渴（心火盛则烦火盛烁金故渴），为大渴饮冷（吐泻损伤胃津，求救外水故大渴阴虚生内热故欲饮冷。此上三症亦因痧毒，化热之故也），为喘嗽（邪入肺，肺气不利则嗽，上逆则喘）为声哑（肺属金金破则不鸣，故声哑），为惊痫（邪入于肝，肝热生风故惊痫）等症，盖邪之中伤，每随人脏气而化寒热，如人阳不虚，而感邪轻者，则化为阳症（虽曰阳症，初病时不可纯用苦寒药，以所感者，阴邪也），阳稍虚而感邪稍重者，则化为半阴半阳症，阳甚虚，而感邪又最重者，则化为纯阴症，其阴阳半者，又各有偏多偏少之不同（此不过言其概耳，如人阳不甚虚而感邪极重，阳甚虚而感邪却甚轻者，又不可胶于是也），治此症者，宜用试痧法，刮痧法（痧在肌肉则宜刮），放痧法（痧在血脉则宜放）。

烧灯火法（痧现皮肤则宜烧）搐鼻法（机窍不利则宜搐）。熨脐法（痧入肠胃，则宜熨），此外则用药。吾见医者治是症也，有用刮痧放痧诸法，不用药而即愈者，有用药不用刮痧放痧诸法而亦愈者，有用刮痧放痧诸法，必兼用药而始愈者，其所用之药亦不同，总之不出乎辛香以开窍，辛苦以利气，辛温以解表，芳香以逐秽，恶辛热以开冱寒，或间用甘寒苦寒以佐辛温，数法之外而已，至用大苦大寒，以治燥热，此特末路之转变，非初病时之正治也。此症又须急治，始能取效，设因循观望，迟至一半日使邪气充塞于中，正气不行，营卫阴阳之机已息，药虽当，亦无及矣。

痧症或问

或问于余，曰痧，何气也？余应之曰，疠气也。余闻之吴又可曰，天地有正气，有杂气。疫气者，杂气之一也，其气非风非寒非暑非湿，乃天地之间别有一种异气。犹之草木有野葛巴豆，星辰有罗计荧惑，昆虫有毒虫猛兽，土石有雄硫硇信，其毒能杀人，故不必谓之曰杂气，而可谓之曰疠气。彼痧者，亦若是而已矣。

痧邪之属寒湿者，何也？曰，疫气者，毒之偏于阳者也。痧气者，毒之偏于阴者也。盖天地之道，阴阳而已矣，阴阳之性，寒热而已矣，寒热之最著者，莫如水火。火性热，杂以土之湿，则为热中湿矣。水性寒，杂以土之湿，则为寒中湿矣。是知寒湿之气，即水土之气也，水土之气，即地之气也。彼痧虽疠气，要不能出乎天地之外，即不能失其阴阳之性，特其寒为冱寒，湿为秽湿，无些微生生之气，故其毒为最甚也。

然则痧皆阴毒乎？曰，吾非敢谓痧皆阴毒，但就元年痧症论则固属寒湿也。

元年痧症，亦有成为燥火者，何也？曰，此寒湿之所化也，痧为阴邪，最伤人身之阳。伤之重者，令人阳气顿消。伤之轻者，令人阳气顿郁。郁则生热，热极则通，通则内外皆热，久则阴气消而阳独盛。观于水火同居，水盛则火灭，亦火盛则水干，可知寒湿化燥火非易事也。

人之病是者何也？曰，邪之所凑，其气必虚，亦不必大虚也，但微有所伤，邪即从此入焉，以其气甚强甚悍也。当其着于人也，如大水横流，但随地之坎坷而灌注焉。其人表阳素虚，则表症居多。里阳素虚，则里症居多。至入于里入腑犹可，入脏则九死一生之症也。患痧者，多穷人，何也？曰，穷人食力者居多，空腹早行，冒风露，劳筋骨，故邪易入。设以富人而若此，亦必不免也，况而时病者，岂尽穷人耶？

幼童多不病，何也？曰，痧，阴翳也。日为众阳之宗，日出则阴翳消，幼童多晏起，又为纯阳之体，非恣饮凉水及多食瓜果等冷物，邪不易侵，故多不病也。

痧从口鼻入何？曰，痧属阴，地气也，地气通于嗌，口者，嗌之门也，痧为外邪，外邪之至，无不兼风。风，天气也。天气通于肺，鼻者，肺之窍也，然风为正气，痧为邪气，邪气能伤人，而正气则否，故先病及中宫者居多，间有先注于上者，必其人肺素虚逆故也。

痧，一气耳，人之症不同，何也？曰，痧虽一气，人之脏腑经络不同，如某经虚则邪入某经，即现某经之症故有不同，此不独痧症然也。

　　病人身寒热者，何也？曰，风为百病之长，凡外邪之至，无不兼风，卫，阳也，营，阴也。卫在脉外，营在脉中，常相和协，故身常温和。至风入于卫，则卫气强，始不与营和矣。寒湿入于营，则营血泣，始不与卫和矣，不相和，斯，相争。阳胜阴则热，阴胜阳则寒也。有但热而不寒，但寒而不热者，何也？曰，邪入于表，令人玄府不通，阳即郁而为热，若里阳复盛，则中外皆热矣，此所以但热而不寒也。邪入于里，令人阳气顿消，阴即凝而为寒，若表阳复虚则中外皆寒矣，此所以但寒而不热也。

　　然则热者即为阳症乎，寒者即为阴症乎？曰，亦非也，有格阳于外而热者，此内真寒而外假热也。有格阳于内不及于表而寒者，此又内真热而外假寒也。此当合他症及脉参观不可执一而论也。

　　有有汗者，有无汗者，何也？曰，痧寒湿气也，湿气乘脾宜有汗，然湿兼寒，寒入营主固秘又宜无汗，其有汗者必其人湿素盛或卫气素虚也。至邪并于里，若大吐大泻后汗亦大出，诚以阳气顿消真元失守故也。

　　汗有冷复有热何也？曰，此视人阴阳之盛衰何如耳，阳虚者阴必乘，故身冷而汗亦冷也。阴虚者阳必凑，故身热而汗又热也。

　　有大汗出而病转加，有大汗出而病即解者，何也？曰，阳明主肌肉，痧毒化热，蒸腾胃中津液，从肌肉而出，虽大汗淋漓，而烦渴愈甚，此汗出而病转加也。痧入内，使人阴阳不和而交争，迨痧邪去，阴阳和，斯甘泽降矣，此汗出而病即解也。

　　有病至先寒战者，何也？曰，阳明，盛阳也。痧为寒湿之毒，阴气也，阳盛而阴气加之，故洒洒振寒也。

　　有鼻流清涕者，何也？曰，初病患此者多属肺素虚寒，又为风邪所鼓，气不能四布，因之冲逆于脑，故金津与脑液同降。若因吐泻后而然者，此痧伤胃阳，土虚不能制水，而水亦虚而益寒，因以开邪入太阳之路，盖太阳寒水脏也。痧，寒湿气也，邪必从其类也。太阳之脉，从巅入络脑，邪在太阳，致经气不能循经，上冲于脑，故下为清涕也。

有项强者，何也？《医宗金鉴》曰，项为太阳之专位，太阳之脉，从巅入络脑，还从别下项，连风府，邪客于此，有所障碍，不能如常之柔和，故强也。

有初病腹似微痛，止后，额颅连两太阳作痛者，何也？曰，头为六阳之位，额颅痛，此阳明头痛也。太阳痛，此少阳头痛也。盖邪至中府，本欲作祟，因中焦正气，尚能胜邪，或上焦先有所伤，因之上乘阳位，阳明脉，至额颅，于少阳会于厌额悬颅等穴，故额颅连两太阳作痛也。

麻冷者何也？曰，予闻之师曰，麻冷症，其理不一，总属湿寒痰三者。外邪有感，内伤斯作。盖湿则泥经，寒则凝结，痰则阻气，有入四肢者，有得之通身者，其状不一，要皆归于气虚，不能运化。试以痧症言之，轻者刮则外现紫豆，内即觉松畅。重者必须刺出紫黑血，方得苏活，此皆寒入血而成死血。寒入气而为结气，寒遇湿而作冷闭，若人气足，何能为寒所害。

六淫之邪，寒湿所伤不过曰重而已矣，痛而已矣，兹更以麻闻者，何也？曰，六淫之邪，正中之邪也。痧，戾气也，属寒湿而挟秽浊，毒甚盛也，毒盛，故作麻也，况更有痰以阻其气乎。

有入四肢者，有得之通身者其不同，何也？曰，予闻之师曰，脾主四肢又主通身肌肉，又为五脏之中宫，主动又主静，得之水者入四肢，得之食者入肌肉，总之脾受邪而已。

有四肢麻冷，唇外亦麻冷者，何也？曰，脾胃者，仓廪之本，营之居也，其华在唇四白。唇外，正四白之处也。痧邪伤脾，阳不达于唇口，邪即客之故唇外亦麻冷也。

麻冷先从脚起者何也？曰，腿以下至脚皆三阴部位，总统于少阴而为之经络。少阴者，肾也。寒，水脏也。痧者，寒湿气也。寒先入肾，故麻冷先从脚起也。

麻冷先从手起者何也？曰，从手起者，必其人下焦阳不虚，邪不易入，是以不传下而传上也。

麻冷有从足拇指（趾）起而色青，又有从手拇指起而色黄者，何也？曰，脾为足太阴，肺为手太阴，两太阴同气者也，脾病则肺即不能独治。足太阴之脉，起于隐白，手太阳之脉终于少商，故麻冷，皆从拇指起也，其青黄不一者，皆血瘀之色也，特阴毒有微甚之不同耳。

麻冷木有从背起者，何也？曰，人之阳气从胸中转行于背，胸中者，肺之部也。痧邪入胃，上注于肺，袭伤胸中之阳气，不上达，故麻冷从背起也。

其但冷而不麻者，何也？曰，卫气虚则麻，外邪既加气滞不行亦麻。气滞总由于气虚，故气足者不麻。然曰麻犹有活动之意，即痧邪伤表，卫气未全去之验也。若邪既入里，令中下之阳气顿消，是卫气之源已绝，源绝则卫气之在外者先亡，故亦冷而不麻也。

有四肢不麻冷而热者，何也？曰，四肢为诸阳之本，其人阳火素盛，痧毒化热，复助之阳愈盛，故四肢不麻冷而热也。

有四肢不麻不冷不热但肿胀者，何也？曰，饮入于胃，游溢精气，上输于脾，脾散精于肺，而后通调水道，下输膀胱。今脾病，肝复乘之，不能为胃行其津液，则湿停中焦，注于下，则为洞泻，发于四肢，即为浮肿然此症间有之，不数数观也。

有老年不作麻冷，但浑身作痒者何也？曰，老年气血本虚，痧入营血，则脉泣，脉泣则血益虚，血虚不能荣于腠理，故作痒也。又或老年正气已亏，痧复伤之，正不胜邪，致血中之毒，游行皮肉，血味咸故作痒也。

有四肢倦怠，身重难以行者，何也？曰，脾主四肢，主肌肉，内而与胃为表里者也。痧邪伤脾，脾气不运，故四肢倦怠肉痿故身重也。难以行者，胃脉在足也，盖阳明主润宗筋，宗筋主束骨而利机关者也，今机关不利，故难以行也。

痧必吐泻者，何也？曰，胃气本下行，伤则上逆矣，脾气本上行伤则下溜矣，痧从口入，先伤脾胃，是以吐泻交作也，其但吐而不泻者，必其人暑热多，以暑热属阳，阳主升也，但泻而不吐者必其人寒湿多，以寒湿属阴，阴主降也。

有初病但泻不吐，后又但吐不泻者，何也？曰，初作泻者，此脾阳虚，脾阴盛也。后作吐者，此胃阴伤，胃阳亢也。盖寒湿中停，又为阴邪所干，故作泻，泻多则伤液，液伤则火起，火性上浮，故又作吐也。

便色如白矾水者，何也？曰，此寒也，《原病式》曰，泻白为寒，青黄红赤黑皆为热也。盖泻白者，肺之色也，由寒水甚而制火不能平金，则肺金自甚，故色白也，如浊水凝冰，则自然清莹而明白。

有吐黄水者，有吐绿水者，何也？曰，黄者，中也，土之色也，痧毒入胃，扰乱中宫，使胃土之气偕胃中津液奔迫而上行，故吐黄水也。若夫绿者间色也，则又为木侮土之症也。

所吐之水，有味苦者，有味酸者，何也？曰，从火化，故味苦，从木化，故味酸，要之皆属热也（一云，肝火冲胃故口酸，胆火冲胃，故口苦也）。

有不吐不泻或吐泻止后，但恶心者，何也？曰，此痧毒泛逆胃口之所致也。

有作泻而生者，有作泻而死者，何也？曰，六府（腑）者，转化物而不藏者也，五脏者，藏精气而不写（泻）者也。邪入于府（腑），虽扰乱不宁其症似重，然邪虽化物而出，故多生也，邪入于藏（脏），虽静默无语，其症似轻，然邪与精气俱写（泻），故多死也。

痧邪入胃府，作泻者十居八九，何死者比比也？曰，痧虽伤胃，亦必伤脾，是脏府腑俱病也，脾传肾，肾传肝，久之三阴皆下泻，泻多则阴绝，阳无所附，或阴阳双绝，故又主死也。

腹痛者，何也？曰，此邪正之互争也，邪欲趋而入，而正拒之，正欲逐之出，而邪格之，两相格拒，故痛也。

痛必在脐上下者，何也？曰，脐上下者，肠胃之部也，邪从口入直至胃府，至胃府必下及于肠，以痧邪属阴，阴性就下，故也。

有腹但冷者，何也？曰，邪入于里，滞于中焦，则作胀痛，窜于上下，则作吐泻。今不吐不泻不胀不痛但腹冷者，必其人胃阳虚，又必感邪微，故腹但冷也。

有手足厥冷，自觉胃脘旁一块冷渐如冰者，何也？曰，此必素有寒痰，留于胃府，寒痰属阴，痧亦属阴，以阴从阴，故冷渐如冰也。其手足厥冷者则固脾胃之阳不行于四肢也。

有胸膈喘满，喉中气塞不通者，何也？曰，喉咙者，气之所以上下者也，肺者，气之本而行呼吸者也，邪客于肺，遏抑肺气，不得下降，填塞胸膈之间，或肝气郁逆，复自下而上冲，故胸膈喘满，喉中气塞不通者也。

有咽中热肿及舌麻者，何也？曰，上焦者，心肺主之，邪入上焦，肺气逆而不降，心火因之上炎，心脉挟咽系舌本，故咽中热肿及舌麻也，凡麻者，皆邪气之所伏也。

有心忙心跳心热之不同者，何也？曰，心藏神，痧毒熏心，神不安，故心忙。其跳者，必其人平素心气虚，热者必其人平素心阳亢也。

有心掣者，何也？曰，痧虽阴邪能化燥火，火邪乘之故心掣也。

有舌强舌短之不同，何也？曰，舌为心苗，痧毒冲心，邪气盛则强，正气虚则短也。

神昏不语者，何也？曰，痧伤心阳，心藏神，阳伤则中无主，故神昏。心主言，阳伤则虚，故无语也。

有少妇素多病，初患痧，即觉两腿渐及浑身之筋抽痛者何也？曰，三阴三阳之筋，皆从腿上行，散于周身此必肝血素虚，本不足以濡筋，痧复伤其阳气故耳。盖阳气者柔则养筋，阳伤则筋寒，筋寒则劲急，劲急则短缩，短缩故抽痛也。

有先受惊恐，后发痧，足心作痛者，何也？曰，足心涌泉穴，为肾之井，乃经脉所由出也。恐则伤肾，肾伤则经脉不充，邪入其经，不能偕经脉上行，滞而不通，故作痛也。

足心突然深陷者，何也？曰，三阴之脉集于足下而聚于足心，邪入三阴令人阳气亾也。阳气亾，则阴气自盛，阴气盛则下利必多，下利多，则精气必损，精气暴损不能外充于脉，故足心突然深陷也。

目眶突然深陷者何也？曰，五藏（脏）六府（腑）禀气于胃，其精气皆上注于目，痧邪伤胃，则脏腑失所禀，其精气不能上注，故目眶突然深陷也。

有作泻一半日即形体枯削其瘦如柴者，何也？曰，人身之气血津液虽所以濡筋骨丰肌肉，然喜温而恶寒。至痧入于胃而成泻泄，则五脏六腑之阳气皆消，阳气消，气因之而大泄矣，血因之而倏凝亦，津液因之而暴竭矣，是以形体枯削，其瘦如柴也。

泻利至筋转时多不救者，何也？曰，胃为水谷之海五藏（脏）六府（腑）皆受气焉，然胃之能腐熟水谷者，以有阳气故也。至阳不能温筋，而筋转，是胃中几无阳气矣，无阳气是无胃气也，无胃气故多不救也。

痧症至声哑时多不救者，何也？曰，肺主气，声音之标也。肾藏精，精生气，声音之本也。声哑者，必因吐泻大损胃肾之阴，大伤元气致燥气得以乘之，此肺胃肾三经俱败之侯，故多不救也。

有平人不烦不渴，作泻二三次即手足筋挛，身体蜷屈，不一二时而死，此何速也？曰，此痧毒直中三阴之症也。中太阴则不烦不渴而泻矣，中厥阴则手足筋挛矣，中少阴则身体蜷屈矣，必其人阳素虚受邪又极重，能令阳暴绝，故不一二时而死也。

以上五十余条，皆余见闻所及，故特书于上，以备参考。其未经耳目者，尚不知几许也，即此五十余条，亦但就其人，而妄为集解，至症同而其因不同，又不知几许也。医者临症当各求其因，若按图索骥则惧矣。

治痧诸法

试痧法

令病人嚼生黄豆，不腥者为痧，觉有豆腥气者非痧。

皋按：黄豆脾家之谷也，脾和始能辨味，痧毒伤脾，令脾不和，故嚼生豆不腥。

又法

用干烧酒灌病人左右手心，如渗酒者为痧，不渗酒者非痧。

皋按：痧为阴，先入营血，酒为阳，急走诸经。且痧邪属寒湿而带秽浊，阴毒也。火酒味辛甘而性大热，阳毒也。以毒从毒阴气遇阳，气则吸故渗酒。

师曰，此法惟阴症可用。

又法

捏病人手指甲，色青滞者为痧，色红活者非痧。

皋按：手足为诸阳之本，痧邪伤阳，阳亡而阴存，故指甲色青。

袁养源曰，指甲色青，血已瘀矣，血瘀则症即非轻，两手必凉，指肚必皴，急用辛温利气活血之药可愈。

皋按：试痧三法试之有验有不验，大抵症有阴阳，病有重轻故不能一致耳。

烧灯火法

治四肢发热，身上有红点，名为阳痧。

其法用大灯草或纸捻蘸麻油，照看其头面额角及胸前腹上肩膊等处，凡皮肤间隐隐有红点发出或如蚊迹或累累填起疏密不同，层次难定，一经照出，轻轻灼而淬之，爆响有声，则病者似觉轻松而痛减。

皋按：此亦用灸之意，南人每用之，天津人多不善此，因系成法，试之亦效，姑存此法似备采用。

拍打法

其法用无根水，造成阴阳水，加香油，打左右胳膊湾（弯）中，及脑后筋间，左右腿湾（弯）中，打出青紫泡，用针挑破，若见红线，亦挑破即愈，若仓猝不能造阴阳水，即用鞋底或青麻秸等物轻轻拍打亦可。

皋按：痧毒入于经络，使人气血凝滞，轻轻拍打，亦活动气血之一法也。

刮痧法

其法用铜钱或旧油头绳或瓷碗口，蘸姜汤或麻油，或盐与麻油，刮其关节，刮处必现红点，红紫如沙，故名为痧，如有青紫泡出，用针挑破，血出即愈。

吴鞠通曰，刮则其血皆分，住则复合，数数分合，动则生阳，关节通则气得转，往往有随手而愈者，但刮后须十二时不饮水，方不再发，不然则留邪在络，稍受寒发怒，则举发矣。

张景岳曰，痧症虽有两臂刮痧之法，亦能治病，然毒深病急者，非治背不可，盖五脏之系，咸附于背，故向下刮之，则邪气亦随而降，凡毒气上行，则逆，下行则顺，改逆为顺，所以可愈。

放痧法

其法令病人俯卧，一人用两手将病人大腿近腿弯处，向下捋数十把用带束紧，又将病人腿肚向上，亦捋数十把，恶血聚于腿弯，必现青紫疙瘩，遂用针刺破，令出血，次令病人仰卧，将病人臂弯亦如是法左右同。

皋按：经以两腘两肘（两腘即两腿弯，两肘即两臂弯），为机关之室，真气之所过，血络之所游，故刺之，所以通经络，利关节使邪气恶血不得留住也。

一说视其遍身，但看其络脉有青紫如筋，或有青紫疙瘩即刺之出血愈。

沈芊绿曰，前人刺痧，其可放之处有十：一在头顶心百会穴，只须挑破，略见微血，以泄毒气，不可针入。二在印堂，头痛甚者，用针锋微微入肉，不必深入。三在两太阳穴，太阳痛甚者用之，针入一二分许。四在喉中两旁惟蛤蟆瘟、大头瘟可用。五在舌下两旁，惟急喉风、喉鹅痧可用，急令突出恶血，不可咽下。六在两乳乳头垂下尽处是穴，此处不宜多用，不如看有青筋在乳上下者，刺之。七在两手十指头，其法用他人两手，扐下，不计遍数捏紧近脉息处刺十指尖出血。一法用线扎住十指根，刺指背近甲处出血随人取用若刺指尖太近，指甲，当令人头眩（按古人治痧多刺十井、十井在人手足，如能晓明穴道，按穴刺之，更妙）。八在两臂弯，穴名曲池，先蘸温水，拍打其筋自出，然后迎刺。九在两足十指头，与刺手指同法。十在两腿弯，穴名委中，先看腿湾（弯）上下前后有青筋所在，名曰痧眼，即用针迎其来处刺之，如无青筋，用热水拍打腿湾（弯），即刺委中，惟此穴可深入寸许。

又曰，或谓刺腿湾（弯）痧筋法，细看腿湾（弯）上下有筋深青色，或紫红色者，即是痧筋，刺之方可有紫黑毒血。其腿上大筋不可刺，刺亦无血，令人心烦。腿两旁硬筋上下不可刺，刺之筋吊，臂弯筋色，亦如此辨之，此说参看可也。

皋按：头顶心百会穴，印堂，两太阳穴，喉中两旁，两乳头垂下尽处，此五处，非善针者，不可使刺，若妄用针刺，必有大害，慎之。舌下两旁，如有青紫泡，刺破亦可，但不可太深入。常见今人治痧，皆刺舌上下令血大出，不知出血过多，病后必有心虚诸症。

再按，痧即霍乱中感秽浊极重者也，以其为天地之疠气，邪在六淫之外，故不曰霍乱，而曰痧，痧毒最盛。当其初在血脉令人手足麻冷，心忙意乱，有欲吐欲泻之势，故宜刮放，以泻其毒。如无里症，即可霍然起矣。若寻常霍乱，多祗六淫之邪，无甚大毒必至入里，人始觉其为病，此宜辨其偏阴偏阳，急用药以疗之，不可听信巫婆，专恃刮放，致因循悞症也，尤不可任其刮放，令气血大伤，不能托邪外出，因之殒命也。

熨脐法

治四肢冰冷腹痛不止顷刻吉凶难定名为阴痧。

其法将盐炒热，用黑布包好，分作二包，先将一包放在脐上熨之，稍凉，再易一包，以痛止为度。

皋按：肾主一身之阴，肢凉腹痛则已有阴而无阳矣，食盐味咸入肾，而走血分，黑色水，包以黑布，并能引火气达于病所，故治痧症之属阴者。

治转筋法

男子以手挽其阴，女子以手牵其乳近两旁，筋即不转。

皋按：经曰，前阴者，宗筋之所聚，挽宗筋，则诸筋皆理，足肚筋自不得而转，入门曰，女人属阴，阴极则必自下而上冲，是以乳房垂而阴户缩，男人属阳，阳极则必自上而下降，是以阴茎垂，而乳头缩盖。女人之乳同与男人之肾，牵两乳，殆亦挽前阴之意焉耳。

针法禁忌（见后灸法）

治痧诸方

藿香正气散

治时受秽浊，寒热吐泻，兼治外感风寒，内伤饮食，增寒壮热，头痛呕逆，胸膈满闷，咳嗽气喘，及伤冷伤湿，疟疾中暑等症。

藿香一钱半　紫苏一钱半　白芷一钱半　桔梗一钱　厚朴一钱　大腹皮一钱半　陈皮一钱　半夏曲一钱　云茯苓二钱　白术一钱炒　生甘草一钱　生姜二片　大枣二枚

水煎服病重者日二三服，一方无白术一方加木瓜（木瓜气脱能收气滞能和）。

汪訒庵曰，此手太阴足阳明药也，藿香辛温理气和中，辟恶止呕，兼治表里为君。苏芷桔梗散寒利膈，佐之以发表邪。厚朴，大腹皮行水消满。陈皮半夏散逆除痰，佐之以疏里滞。苓术甘草益脾祛湿，以辅正气，为臣使也，正气通畅，则邪逆自除矣。

皋按：今人患痧，无不服藿香正气散，不知症之轻者，原有可愈之理，若重病服此恐无大效，即轻症亦宜加减用之，如无表症即不必用芷苏入中焦即可，去桔梗，湿多加猪苓泽泻苍术等药，寒多加干姜吴茱等药，转筋加木瓜或加桂枝薏米，防己，兼食加砂仁，或再加焦曲、谷芽、山楂诸如此类，对症加减，方为合法。

胃苓汤

治满闷胀痛，上吐下泻，或口渴便秘及停饮夹食等症。

苍术二钱米泔浸　厚朴一钱姜炒　陈皮一钱　甘草一钱　云茯苓一钱半　猪苓一钱半　白术一钱半炒　泽泻二钱　桂五分　姜三片　大枣二枚

水煎服。停饮加半夏。夹食加焦曲、麦芽或枳实。

汪訒庵曰，苍术辛烈，燥湿而强脾。厚朴苦温，除湿而散满。陈皮辛温利气而行痰。甘草中州主药，能辅能和，蜜炙为使泄中有补，此平胃散，足太阴阳明药也，湿盛加五苓，取上下分消其湿之义也。

二陈汤合左金丸方

治痧症厥冷麻木吐泻心忙等症。

半夏二钱姜制　橘红二钱　云苓二钱　甘草一钱　吴茱萸一钱　黄连一钱

水煎服。

皋按：痧从口入，先伤脾胃，故令人吐泻不止，二陈汤祛湿痰利中焦气分之剂也，气机通利寒湿去吐泻止矣，痧为阴邪，必入于肝，木火通气，故令人心神不宁。左金丸，清肝经气分郁火之剂也，火郁既去血脉自和，浊秽出心神宁矣。痧伤脾胃之阳，肝复乘之，扰于内，则作吐泻，发于外，即作麻冷，二陈合左金，则温中下气之力速，清金制木之功倍，吐泻止神志宁，而厥冷麻木等症亦除矣。

理中汤

治邪入太阴自利不渴，寒多而呕腹痛粪溏，脉沉无力，或厥冷拘急。

人参三两　白术三两炒　炙甘草三两　干姜三两

每服四钱，水煎服，日三服，若脐上筑者，肾气动也，去术加桂四两，吐多者去术加生姜三两，下多者还用术，悸者加茯苓二两，渴欲饮水者加术半倍，腹中痛者，加人参半倍，寒者，加干姜半倍，腹满者，去术加附子一枚服汤后，如食顷，饮热粥一升许，微有汗勿发揭衣被。

汪訒庵曰，此足太阴药也。人参补气益脾，故以为君。白术健脾燥湿，故以为臣。甘草和中补土，故以为佐。干姜温胃散寒故以为使，以脾土居中故曰理中。

皋按：是方之得力处，全在人参，若无人参，而以党参代之，恐无大效，再者，痧兼秽浊，此方及上二方，再加逐秽药方善。

明嘉靖甲子年间，梁宋之地，人多患此症，自脚心麻至膝，死者不计其数时大方伯赵公出示，令民服理中丸，患者，咸蒙其惠，此取土能塞水之义，据言若易丸为汤不效。

四逆汤

治脉沉厥逆等症。

甘草三钱炙　干姜二钱　生附子一钱半去皮脐

水煎温服。一方加人参（吴鞠通曰，诸阳欲脱中虚已极，不用人参何以固内，柯韵伯伤寒论中，已论之详矣）。

《医宗金鉴》曰，方名四逆者，主治少阴，中外皆寒，四肢厥逆也。君以甘草之甘温，温养阳气。臣以姜附之辛温助阳胜寒。甘草得姜附鼓肾阳，温中寒，有水中暖土之功，姜附得甘草通关节，走四肢，有逐阴回阳之力。肾阳鼓，寒阴消，则阳气外达而脉升手足温矣。

救中汤

治卒中寒湿，内挟秽浊眩冒欲绝，腹中绞痛，脉沉紧而迟，甚则伏，欲吐不得吐，欲利不得利，甚则转筋，四肢厥逆，名曰发痧。

蜀椒三钱炒去汗　淡干姜四钱　厚朴三钱　槟榔二钱　陈皮二钱　水五杯

煮取二杯，分二次服。兼转筋者加桂枝三钱（温筋），防己五钱（驱下焦血分之湿寒），薏米三钱（扶土抑木治筋急拘挛），厥者加附子二钱（祛寒）。

吴鞠通曰，中阳本虚，内停寒湿，又为蒸腾秽浊之气所干，由口鼻而直行中道，以致腹中阳气受逼，所以相争而为绞痛。胃阳不转，虽欲吐而不得，脾阳困闭，虽欲利而不能，其或经络亦受寒湿，则筋如转索，而后者向前矣，中阳虚，而肝木来乘，则厥矣。以大建中之蜀椒，急驱阴浊下行，干姜温中，去人参、胶饴者，畏其满而守也，加厚朴以泻湿中浊气，槟榔以散结气，直达下焦。陈皮通行十二经之气，改名救中汤，急驱浊阴，所以救中焦之真阳也。

皋按：欲吐欲泻，犹有升降之机，即邪有欲出之势，因其势而利导之，故药用温通即可。若邪滞中焦，胀痛之至此其固结已深，似非攻下不可，但攻下多凉药，必须热下，如外台走马汤等类，方为合式。

附外台走马汤

巴豆三枚去心皮熬　杏仁二枚

二味以绵缠槌令碎热汤二合，捻取白汁饮之，当下老小强弱量之。

沈目南曰，中恶之症，俗谓绞肠乌痧，即秽臭恶毒之气，直从口鼻，入于心胸肠胃，脏腑壅塞，正气不行，故心痛腹胀，大便不通，是为实症，非似六淫侵入，而有表里清浊之分。故用巴豆大毒极热峻猛之剂，急攻其邪。佐杏仁以利肺与大肠之气，使邪从后阴，一扫尽除，则病得愈。若缓须臾正气不通，营卫阴阳机息，则死矣，此取通则不痛之义也。

再按： 元年痧症心腹胀痛，亦有用凉药攻下得愈者，但必有脉数身热燥渴等阳症，又佐于温利药中，故效，非如此之肢厥脉伏也。

再按： 往日痧症，以不吐不泻，心腹胀痛为重，以吐泻为轻。今日痧症，反有以吐泻为重者，此因阴毒过重，令人阳气顿消。胀痛犹是邪与正争，至不胀痛，或并吐亦无，惟泻清水，是正气已败，以任邪气，窃据于中，而无敢与之相拒矣，故治此症急以助阳逐秽为第一事。

再按： 痧为阴邪最伤人身之阳，然人身之阴亦不可伤尽。尝见今人患痧，至肢厥脉伏，或通体皆厥，阳已垂绝之时，犹作燥渴，此因吐泻，大伤胃阴致阴阳两绝。此际欲救阳，有碍于阴。欲救阴，有碍于阳，有终归死亡而已，故治此症，一面护阳，即宜一面顾虑胃阴，又不得专以救阳为急也。

师曰，病至体厥脉厥，犹作燥渴，用药当视人之强弱。强者于温热剂中，少佐寒凉。弱者纯用温热，阴虚佐以滋阴等药，如因呕吐，格拒阳药，又当煎好待凉与服。

五苓散（去桂名四苓散亦可煎服）

治小便不利，脉浮热微消渴者，脉浮数烦渴者及渴欲饮水，水入则吐者。

云茯苓 二钱　猪苓 二钱　白术 二钱生　泽泻 三钱　桂枝 一钱

共为散以白水和服二三钱，日三服。

《医宗金鉴》曰，是方也，乃邪入太阳之腑，水气不化，膀胱表里药也。一治水逆，水入则吐，一治消渴，水入则消。水入吐者，是水盛于热也，水入消者，是热盛于水也，二者皆小便不利，故均得而主之。然小便不利者，不可用，恐重伤津液也。君泽泻之咸寒，咸走水府，寒盛热邪，佐二苓淡渗通调水道，下输膀胱，并泻水热也。用白术之燥湿健脾助土为之堤防，以制水也。用桂之辛温，宣通阳气，蒸化三焦以行水也。泽泻得二苓，下降利水之功倍，小便利，而水不蓄矣。白术须桂上升，通阳之效捷，气腾津化，而渴自止矣。

吴鞠通曰，五苓散通前阴，所以守后阴也（通前阴者利小便也，守后阴者实大便也），盖太阳不阖则阳明不阖（太阳者，膀胱也，阳明者，为大肠也）。

皋按：五苓散，为利小水之剂，在初病津液未伤时可用。若痧邪入胃，至大吐大泻后，胃中津液大伤，虽有小水不利之症，此或因阴虚阳无以化而然，若复用五苓，是重竭之也。然因津伤饮水过多，至胃中湿热复聚，或水入则吐，而成水逆，或水入不消，而成胀满，等症，五苓散仍宜用之。

导赤散

治心热小便黄赤，茎中作痛，热淋不利。

生地　木通　甘草梢 等分

水煎服一方加灯草（灯草降心火利小肠）。

《医宗金鉴》曰，赤色属心，导赤者，导心经之热，从小肠而出，以心与小肠为表里也。然所见小便黄赤，茎中作痛，热淋不利等症，皆心热移于小肠之症。故不用黄连直泻其心，而用生地滋肾凉心。木通通利小肠，佐以甘草梢，取其直达茎中，则痛可止，热可除矣。此则水虚火不实者宜之，以利水而不伤阴，泻火而不伐胃也。若心经实热，须加黄连竹叶（黄连入血分泻心火，竹叶入气分清心热），甚者更加大黄（大黄之用，走而不守，能推一切实火），亦釜底抽薪之法也。

皋按： 导赤散与五苓散，均为利小水之剂，用者须有攸分。当津液未伤时，则多宜五苓，以湿滞中焦，以五苓泻去其湿，烦渴自止也。至津液既伤后，则多宜导赤，以阴亏阳旺心热移于小肠，用导赤泻丙火，即所以泻丁火也（丙火小肠火也，丁火心火也）。

白虎汤

治阳明症，汗出，渴欲饮水，脉洪大浮滑，不恶寒反恶热。

石膏四钱　知母二钱生　甘草一钱　粳米一钱

水煎服。

何韵伯曰，阳明邪从热化，故不恶寒而恶热，热蒸外越，故热汗自出，热烁胃津故渴欲饮水，邪盛而实，故脉滑，然犹在经，故兼浮也。盖阳明属胃，外主肌肉，虽有大热，而未成实，终非苦寒之味所能治也。石膏辛寒，辛能解肌热，寒能胜胃火，性沉降辛能走外，两擅内外之能故以为君。知母苦润，苦以泻火，润以滋燥，故以为臣。用甘草粳米调和于中宫，且能土中泻火，作甘稼穑，寒剂得之缓其寒，苦剂得之平其苦，使沉降之性，皆得留连于胃也。得二味为佐，庶大寒之品无伤损脾胃之虑也，煮汤入胃，输脾归肺，水精四布，大烦大渴可除矣。

皋按：痧邪入胃，多令人作渴，但用四苓散利水，使湿热从小便而去，其渴自止。至末路大热大渴，热蒸汗出的系寒湿化燥火，方许酌用此方。

再按：时贤有訾用黄连麦冬及食西瓜等凉物，治渴欲饮水之霍乱者，此为寻常霍乱寒湿多者，又在初病津液未伤时云。然，若痧症至吐泻后，胃中津液大伤，如人阳未绝灭，必作燥渴，况阳素盛者，加以余毒未净如火上浇油，其火愈烈，此时非用大苦大寒之药，及食诸凉物，济其燥热，其焰何以熄。惟过用过食，乃有可议耳。

再按：今人患痧，有阳素盛又感邪甚微，或先受暑热之邪，当初作吐泻，即燥渴之至，此与寻常霍乱偏于暑热多者无甚大异。其人吐必多，脉必数，即宜用辰砂六一散，或桂苓甘露饮，加减治之，此又不必待吐泻大作，津液大伤，始用寒凉也。

左渗方

黄连 柴胡 吴茱萸 麻黄各一钱

水煎服。

右渗方

沙参二钱 拣麦冬一钱 陈皮一钱 杏仁二钱 桔梗一钱 甘草五分 麻黄一钱

水煎服。

并治痧症，筋抽腿转，上吐下泻，或呕而不吐，并手足麻冷，心忙意乱等症。先用干烧酒，灌于两手心，如左手心渗酒，即用黑豆（解毒） 生姜（通神明去秽恶）煮汤，洗左胳膊（胳膊弯为人身之蹊谷，气血所注，煮汤热洗，使结滞之邪得以流通，可以随汗而解之），服左渗方。如右手心渗酒，亦用黑豆生姜洗右胳膊，服右渗方。

皋按：左属血，肝主之，右属气，肺主之。左渗方用黄连以清少阴之火（少阴者心也，而为肝子，邪入肝，则肝实，实则泻其子），佐以吴茱之行气开郁，则木得平于内矣，更用柴胡以散少阳之风，加以麻黄之开腠祛寒，则邪得散于外矣。右渗方，用沙参以滋肺气，麦冬以清肺气，杏仁陈皮以利肺气，桔梗以宣肺气，甘草以和肺气，气机流畅，邪自无所容矣。是方亦用麻黄者，亦使毒从汗解也。

再按：时贤论治痧，以麻黄羌活为大禁，余意不然。夫痧邪伤人无拘表里，如表症多者，非佐以麻黄等药，驱之使从汗解，其毒何由而出。常见今人患痧，多有从大汗淋漓而愈者，此以知用麻黄等药，未可厚非也。

时疫神验方

近闻江南浙东，均有此症，初从脚麻起，渐腹痛神昏，仓粹不救，急服此方可愈。

藿香二钱　土贝母二钱　金银花二钱　降香五分　砂仁一钱　生甘草八分

水煎服。

皋按：此辛温利气，芳香逐秽之剂也。藿香理肺脾之气兼能逐秽。砂仁理脾胃之气，而能调中。土贝母降气开郁，并能涤热烦。金银花疗风养血，更能解热毒，降香辟恶气。甘草和中州，痧症非纯阴者服之无不效。

麻油饮

治黑色自额而下，昏迷不醒，诸药到口即吐，名黑痧。

麻油一大碗

顿服之，吐出黑水即愈。

皋按：额，心部位也。黑，肾水色也。黑色自额而下，水克火，阴胜阳也。阴盛故不宜寒，阴盛格阳，又不宜热，且诸药必用水煎，水又能助阴，故诸药到口即吐也。麻油味香而性微寒，香能辟秽解毒，其质非水，又不助阴，性微寒，则不若阳药之格拒，故取效为最捷耳。

木瓜饮

治足肚筋转。

木瓜一两　乌梅五个　青铜钱九十六文

水煎服。

皋按：足肚属阳明胃，以四肢皆禀气于胃也，然胃气不能至经，必因其脾，乃得禀也。寒湿袭伤脾胃，阳虚不能温经，故筋转。盖土虚则金衰，金衰不能克木而木盛，肝木主筋，故劲急而短缩。木瓜酸温，能敛脾肺之气，使土强以御木，金强以制木，而酸又走筋以平肝。乌梅脾肺血分之果，亦能敛肺，青铜钱色青，而质重，色青入肝，质重下行，能入下焦，通血脉，亦取金能制木之义也。

阴阳水

治痧症吐泻。

沸汤　井水

各半锺和服，一方加食盐三钱。

汪訒庵曰，此中焦分理阴阳之药也。阴阳不和而交争，故上吐下泻，而挥霍撩乱，饮此辄定者，分其阴阳使和平也。

皋按：加食盐者，以其味咸润下，能通大小便，又能解毒定痛也，盖阴阳分，二便利，毒秽除，中焦不治而自宁矣。

袁养源曰，食盐虽系日用寻常之物，然用之亦宜审量。余曾见有服盐汤，及童便者，服后吐益甚，脉伏肢厥，两手俱青而死。盖盐味咸，性寒，施之于纯阴之症，大非所宜。

兑金丸（即塘西痧药）

治卒中寒湿，骤然腹痛，阴阳反错，睡卧不宁，转筋吐泻，手足厥冷，并吐泻不出，猝然难过者。

茅苍术三两切片米泔水浸晒干　丁香六钱不拘公母　明天麻三两六钱切片晒干　麻黄三两六钱去节细锉晒　锦纹大黄六两切片晒干　麝香三钱上好者　甘草二两四钱去皮微炒　真蟾酥九钱好烧酒化开　雄黄三两六钱明透者水飞　朱砂三两六钱水飞为衣用

共为细末，则天医吉日，于净室中虔制，以蟾酥烧酒化为丸。如药不能胶粘酌和，以糯米粥浆丸如萝匐子大，朱砂为衣丸好，将两碗对合，用手摇掷丸，在碗内磨荡，自能坚实而光亮。用时先将二丸研细末，吹入鼻内取嚏，或纳之舌下，待发麻时，吞下，再灌六丸用阴阳水送下。

皋按：苍术补脾燥湿，升阳散郁，能辟恶气，故治痧症吐泻。痧由胃寒，丁香可以暖胃。痧邪助肝生风，天麻可以散肝。痧毒冲心，使人神志不宁，朱砂可以镇心。痧邪能闭诸窍，麝香可以通窍。痧为寒湿之毒，雄黄可以败毒。痧毒凝结表里，蟾酥能拔毒，又能走络脉。痧邪先伤脾胃，甘草能解毒，又能和中州，更用大黄以推荡于下，麻黄以表散于外者，此为邪寻出路也，兼治各症列后。

中暑头昏眼黑，绞肠腹痛，一时闷闭，不省人事者，治法如前。

山岚瘴气，夏月途行，及空心触秽，口含三丸，邪气不侵。

感冒风寒，恶心头痛，肚腹饱胀，及风痰等症，治法照前。

痈疽疔毒及蝎蛇毒虫所伤，捣末，好酒涂敷立见消愈。

小儿发痘不出，闭闷而死，及痰涎壅盛并老年膨胀噎膈等症，灯心汤或凉水，加倍调服俱能有效。

小儿急慢惊风，两脚已直，两眼反白，牙关紧闭，不能服药者即将四五丸，研末吹入鼻内，即刻醒转，随以此药末，调阳灌之，无不立愈。

遇有自缢之人，轻轻解下速将药丸研末，吹入鼻内，若胸口尚温者，皆可复生。凡跌死，打死，惊死，喝死，厌魅死，及气闭死溺死，痰厥冷厥，不省人事，只要略有微气，皆可将此药研末，吹鼻灌口，可冀复活。即活之后，仍请名医调理，此系救急仙方，如将药贮一小瓶，常佩在身随时救济，自更有益。

闽粤治痧症方

真珠五分　牛黄一钱五分　血珀一钱　朱砂一钱　冰片一钱五分　麝香五分　龙涎香六分　人中白六分　川贝母一钱五分　熊胆五分　薄荷一钱　猴枣五分（此药未详）

共为极细末，每服二三分，童便或阴阳水调服，无猴枣，以蝉退代之。

皋按： 痧阴毒也，血阴液也，以阴从阴多中乎血分，终及心肝二脏，以肝藏血，心主血脉故也。邪入于肝，则头眩目胀，厥逆惊痫等症作矣。邪入于心，则舌强心慌，昏沉不语等症作矣，治法总以清心为主，何则？心藏神，不急治之，神亡则死，又凡邪在心者，皆邪在心包络也，两厥阴同气，治心包，即治肝也。然火以水为体，是方以真珠牛黄为君，以朱砂琥珀佐之，真珠感月而胎，水清所孕，能入心镇心，牛黄得日月之精，通心主之神，又能散火清痰解毒通窍，二味合用，所以安心体也。加以朱砂之定惊泻热，琥珀之散瘀安神，则心得其养矣，心得其养，则肝木亦平矣。痧毒闭塞诸窍惟香物能解毒，能通窍，冰片为木之香，麝香为精血之香，以二味为臣，佐以龙涎之敛收其气，则秽浊除，机窍开矣。然欲开窍逐秽必先清肺，人中白入肺经血分，能降火散瘀，川贝母入肺经气分，能泻热散结，肺气通畅，邪自不得住留矣，邪随风至，气通于肝，入肝则能化热，熊胆泻热可以清肝。使以薄荷之升浮，蝉退之轻浮，入肝经宣散风热，俾邪从肝入者，仍从肝出也。然是方也，惟邪入心肝者，有起死回生之功，若邪初入脾胃及在经络者，服之恐无大效。

立生丹

治痧症，兼治疟痢泄泻，心痛胃痛腹痛，吞吐酸水，及一切阴寒之症结胸，小儿寒痉。

母丁香一两二钱　沉香四钱　茅苍术一两二钱　明雄黄一两二钱

共为细末用蟾酥八钱铜锅内加火酒一小杯，化开，入前药末，如绿豆大，每服二丸（痧症重者，服三四丸，或四五丸），小儿一丸（痧症重者二丸）温水送下，又下死胎如神，凡被蝎蜂蜇者调涂立效，惟孕妇忌之。

徵以园曰，此方妙在刚燥药中，加芳香透络，蟾乃土之精，上应月魄物之浊而灵者，其酥入络以毒攻毒，而方又有所监制，故应手取效耳。

局方至宝丹

治痧邪已入心包，言语乱者。

犀角一两镑　朱砂一两飞　琥珀一两研　玳瑁一两镑　牛黄五钱　麝香五钱

以安息重汤炖化，和诸药为丸一百丸，蜡护。

吴鞠通曰，此方荟萃各种灵异，皆能补心体，通心用，除邪秽解热结，以共成拨乱反正之功。

急痧速效丹

治一切急痧症。

真蟾酥一钱　真母丁香一钱　朱砂一钱　苍术一钱二分　百草霜一钱二分

共为末，用黄酒合面糊为丸，如绿豆大，朱砂为衣，临用时，将药一丸，押在舌下，虽津化咽，如觉麻，不可吐出，如人牙关紧闭，不能化咽者用开水研化，灌下亦可。

皋按：苍术燥脾，脾阳复，则泻可止矣。丁香暖胃胃阳复，则吐可除矣。朱砂泻心热，心清则神志宁矣。蟾乃土之精，其酥能拔毒，能入络。百草霜从火之化，其性能入血，能化积。是方也，虽不必专治痧，然痧症服之，吐泻止，神志宁，毒解积化，气血调和，邪自无矣。

熏洗方

治腿麻。

青铜钱十四枚　朱砂七钱

煎汤向麻处熏洗，再看腿背后，或有红线一道，即用针刺破，出血即安。

皋按：朱砂镇心神，通血脉，解秽毒，青铜钱走下焦阴分，散凝滞之气血，开壅塞之道路，煎汤热洗，使气血流通，邪欲不散，得乎。

预防痧症诸方

搐鼻方

藿香四钱　藜芦四钱　白芷四钱　川芎三钱　牙皂二钱　丹皮二钱　延胡索二钱　雄黄三钱　辰砂三钱　细辛二钱

共为细末，用瓷瓶收好，用少许吹入鼻中取嚏，日三四次，已病未病皆可用。

皋按：肺为人身之橐龠，一呼一吸，五脏六腑之气皆通。浊秽填塞诸窍，气不能利，气不利，血亦因之不流矣。藿香理肺气，辟秽恶。雄黄搜肝风，解痧毒。朱砂安心神，通血脉。藜芦入口即吐，能通脑。白芷芳香透窍，上行头面。细辛达精气，川芎通阴阳，丹皮入血而通经，延胡活血而利气。皂角辛咸性燥，气浮而散，入肺经，吹之导之，则通上下关窍，使人立时作嚏，嚏作则窍开，窍开则气通，气通则血通，已病者可以为服药之助，未病者亦可为预防之计也。

平安散

朱砂一钱五分　雄黄一钱　冰片二分　麝香二分　火硝少许

共为细末，时时嗅之，一方加荜拨硼砂。

皋按：冰片麝香通窍辟秽，朱砂雄黄解毒安神，火硝辛温能升散上焦火郁，调和脏腑虚寒加荜拨硼砂者，亦以散头面之浮热也。

熏鼻药

苍术三钱　大黄三钱　冰片一分

共为粗末，装布袋内，时时嗅之。

皋按：苍术散郁升阳，辟一切恶气。大黄推陈致新，逐一切秽浊，合之冰片之通窍，嗅之能使关节通，气机利，毒秽除，邪自无从而入矣。

煎汤代茶药

金银花三两　黑豆八两　生甘草二两　黄土五两

煎汤代茶频频饮之。

皋按：黑豆甘草黄土，三味皆能解毒故可频服，金银花虽能解毒然性凉，如入寒湿多者，宜少用，或去之。

浸水缸药

雄黄　花椒　赤小豆

将药三味，装布袋内入水缸中浸之，烧茶煮饭即用此水。

皋按：花椒雄黄赤小豆，三药并能解毒，而花椒辛热纯阳，又能入肺，发汗散寒，入脾暖胃燥湿。赤小豆禀下行之性，又能行水散血清热。雄黄得正阳之气，又能化血祛湿散风。浸水常服，故可防痧邪之为害。

焚室内药

乳香　苍术　细辛　甘松　川芎　真降香

各五两共为末于室内焚之。

皋按：香乃天地之正气，正能胜邪，是方药多芳香，又性多升散刚燥，朝夕焚之，能辟除秽恶，使邪不敢侵。

忌食诸物

凉水，生菜，瓜，果及一切寒冷之物，痧症愈后，禁饮食一二日，一云痧后忌食生姜麻油。

痧症医案

人患痧，初觉手足麻冷，心忙意乱，用放痧法，挤出恶血立愈。

数人患痧，症与上同，有服塘西痧药者，有服立生丹者，有服急痧速效丹者，俱愈。

人忽觉左手指冷麻，渐上行至臂，意是痧症，适有急热。茶在案，遂恣饮六七碗，卧热炕上，厚覆而眠，及醒，大汗淋漓，其病如失。

人患痧，心忙意乱，喉中气塞不通，浑身作痒冷汗大出，又一人患痧，心忙意乱，虽作吐泻，又一人患痧，四肢厥冷，腹中亦冷渐如冰，又一人患痧，头痛目眩，又一人患痧，喉中热肿及舌麻，又一人患痧，四肢发热，心内亦热甚，又一人患痧，两足心作痛，又一人患痧，初病即两腿及浑身之筋抽痛，俱用刮痧放痧法治之而愈。

人患痧，增寒壮热，上吐下泻，扰乱不宁，刮放后，病减，连服藿香正气散数剂，遂全愈。

人患痧，上吐下泻，扰乱不宁，渴欲饮水，刮放后，用藿香正气散，去苏芷桔梗，加四苓散治之而愈。

数人患痧，俱病手足逆冷，亦有麻者，上吐下泻，鲁式齐用胃苓汤，加干姜吴茱萸等药，治之俱愈。

人患痧，气色灰暗上吐下泻，手足麻冷，渐通体皆麻脉亦伏，初病不渴吐泻后，亦微作渴刮放不应，急投附子理中汤加藿香等药，病遂痊。

人患痧，上吐下泻，后吐少泻多腹微满胀，四肢厥逆，刮放不应，服理中汤加藿香而愈。

人患痧，症与上同，刮放不愈，服理中汤加藿香亦不愈，庄敬六令于前药中，加冰一块煎服病遂痊。

人患痧，初时吐泻，后不泻，但觉满闷，胸间格拒，渴欲饮水，水入则吐，刮放俱不愈，用四苓散加藿香厚朴陈皮等药，治之遂愈。

人患痧，初时吐泻，后不吐不泻，但觉满闷，大小便不通，因服药不当，后遂胀满异常，扰乱不宁，心热汗喘而亡。

人年逾六旬，先患痢，痢止，发痧初作泻，便如清水，后作吐，泻止吐愈甚，大小便不通，渴欲饮水，心热，扰乱不宁，未作喘，刮放不愈。用藿香正气散四苓散导赤散，三方合服，去紫苏白芷桔梗术地，加瓜蒌车前子川连，一昼夜连服五剂，稍定，更服药五六剂，遂愈。

人患痧，刮放后，吐泻止，惟心热甚，小便不通，用导赤散加川连车前子等药，治之而愈。

人患痧，吐泻饮水，手足热，后大渴饮冷，汗大出，服白虎汤而愈。

人患痧，吐泻身热，烦躁不宁，其后大热大渴，服药不效，后食冰而愈。

人患痧，心忙意乱手足微凉，后身亦渐冷初作吐泻后泻止，吐大作，烦渴，内热之至诸药到口即吐刮放不应，亦食冰一日内热稍减，吐少止，身渐温又静养十余日而愈。

人患痧，症与上类，刮放不应，服药亦不效，热渴之极，强夺井水，恣饮满腹，是夜大汗淋漓而愈。

人患痧，初作吐泻，后吐泻止，胸满腹胀，浑身冷汗，体厥脉伏，刮放不应，投就中汤而安。

人患痧，先泻清水数次，其后不吐不泻，亦无胀痛，但蜷卧无语，气色灰暗带青，刮放数次不愈，此宜用四逆等汤加减，大剂急急投之，尚有生机，伊家又因循一二日，遂致不起。

人患痧，黑色自额而下，昏沉不语，急投麻油饮，吐出黑水数碗而愈。

数人患痧，刮放后，吐泻止，神志宁，俱惟觉胸腹满闷，时时恶心，用二陈汤加竹茹、藿香、香附、厚朴等药，治之俱愈。

皋按：痧症愈后，多有胸腹满闷者，此余邪不净，仍宜利气逐秽为主，即有痰食诸积，只可略兼消导而已，不可恣用硝黄，常见有服大黄丸而死者，不可不知。

人患痧，初觉脚麻即用朱砂铜钱煎汤熏洗，遂发出红点无数而愈。

人患痧，两腿筋转，服木瓜饮而愈。

人患痧，上吐下泻，手足冷而不麻，足肚筋转，袁养源用四苓汤加桂枝薏米治之而愈。

人患痧，四肢冷麻，头重目胀，心忙意乱，左手心渗酒，即服左渗方，服后汗出愈。

人患痧，症与上同，右手心渗酒，即服右渗方，亦汗出愈。

数人患痧，上吐下泻，手足厥逆麻冷，目胀头眩，心忙意乱，何蕴山用二陈汤合左金丸方，加藿香苍术厚朴，泻甚者再合四苓散，治之皆痊。

人患痧，杂药乱投，致中气虚逆，呃逆不止，以二陈汤加丁香柿蒂党参等药治之，遂定但移时复起于胸前上下，复用刮痧法，服前药，遂不复发。

皋按：此即右陶所谓刮放不尽，余毒肆攻者。

人患痧，吐泻厥冷麻痹，刮放后，服藿香正气散数剂，稍安，后吐蛔不已，何蕴山以乌梅丸（方见伤寒论），加减治之，遂不复吐，后于解毒利气剂中，加温养脾胃药，服二三十剂遂大愈。

人居海上，晨起，见黑雾起者三，极臭秽，近海居民，遂皆病痧。初腹痛，渐至舌卷囊缩而亡，死者不计其数。伊亦病手微麻冷，脐腹绞痛异常，适有清宁丸（即蒸晒十余次之大黄）服八九钱，遂作泻，下黑物如海参者五六条，痛遂大减，厚盖而卧，微汗而愈。

人患痧，腹微痛，大泻清水无粪，其人素在关东，习闻蒸脐之法，遂自己以意治之，用祁艾灸脐下数壮，又脐旁各开二寸许，亦灸数壮，随手而愈。

人患痧，初吐泻，渐至体厥脉伏，灸百会穴，体渐热，又服药数剂，遂愈。

先哲明论

缪仲淳曰，绞肠痧属胃气虚，猝中天地邪恶秽污之气，郁于胸腹间上不得吐，下不得泻，以致肠胃绞痛异常，胸腹骤胀，遍体紫黑，头顶心必有红发，急寻出，拔去之，急以三棱针，刺委中穴（在两腿弯），挤出恶血，可立苏。

郭右陶曰，痧症先吐泻，而后心腹绞痛者，此从感秽气而得者也（今日之症是也）。

若先心腹绞痛，而后吐泻者，从暑气痧发者多。心胸昏闷，痰涎胶结，从伤暑伏热痧发者多。遍身肿胀，疼痛难忍，四肢不举，舌强不言，从寒气冰伏。过时郁为火毒而痧发者多，与此不同。

又曰，凡气分有痧宜用刮，血分有痧宜用放，此不易之法，至脏腑有痧，若有昏迷不醒等症，非刮放所得治，必兼用药以疗之。

又曰，凡痧有青筋紫筋，或现于数处，或现于一处，必须用针刺之，先去其毒血，然后用药。

又曰，常见人犯痧症放痧不尽，便用药，药不能治及血肉之分，或痧症复发，痧毒肆攻，轻者必重，重者必死矣，故放痧必令其放尽。

又曰，痧症愈则即愈，不愈，须防其有内溃之忧，治痧之法，刮之放之，不愈，即当用药以治之。

又曰，治痧不论人之强弱，皆当以有余治之，盖其有余者乃有余于痧毒也，故驱毒在所当先，温补必于其后。

又曰，人先有病，而后患痧者，宜先治痧，后治本病，如痧与杂症并发，宜一面治痧，亦宜一面顾虑杂症，不可务此而忘彼也。

又曰，痧退后，有杂症，竟治杂症，固所宜然，但痧后余毒尚在，于治杂症剂中兼用解毒药，乃能收全功也。

又曰，尝见放痧之人，俱用铁针，不知痧毒深入，一经铁气，恐毒不能解，惟以银针刺之，银性最良，入肉无毒，以之治深之痧，不尤愈于铁针乎。

皋按： 此言以银针为善，而非必欲如是也。

又曰，痧症略松，胸中觉饿，设或骤进饮食，症必复起，是必忍耐一二日，乃为万全。

吴鞠通曰，卒中寒湿，内挟秽浊，眩冒欲绝，腹中绞痛，脉沉紧而迟甚则伏，欲吐不得吐，欲利不得利，甚则转筋，四肢欲厥，俗名发痧，又名干霍乱。转筋者，俗名转筋火，古方书不载，蜀椒救中汤主之，九痛丸亦可服。语乱者，先服至宝丹，再与汤药。

又曰，前人治干霍乱，有盐汤探吐一法，盖闭塞至极之症，除针灸之外莫如吐法，通阳最速。夫呕，厥阴气也。寒痛，太阳寒水气也。否，冬象也，冬令太阳，寒水得厥阴气至，风能上升则一阳开泄，万象皆有生机矣。

汪訒庵曰，此症亦有不由触秽受寒，但因郁怒而发者，其宜急攻下气与触秽同。

附治寻常霍乱诸方

阴阳水

方见前。

汪讱庵曰：霍乱有寒热二症，仓猝患此，脉症未审，切勿轻投偏寒偏热之剂，惟饮阴阳水为最稳。

藿香正气散

此上二方治霍乱之通剂。

方见前。

二香散

治霍乱暑偏多者_{暑多者，吐必多。}

藿香正气散合香薷饮_{香薷饮即香薷、厚朴、扁豆、黄连四味。}

汪讱庵曰：香薷辛温香散，能入脾肺气分，发越阳气，以散皮肤之蒸热；厚朴苦温，除湿散满，以解心腹之凝结；扁豆甘淡，能消脾胃之暑湿，降浊而升清；黄连苦寒，能入心脾，清热而除烦也。

加味藿香正气散

治霍乱湿偏多者湿多者，泻必多。

藿香正气散加苍术苍术甘温辛烈，能补脾燥湿升阳。

辰砂六一散一名一元散

滑石六两　甘草一两　辰砂四钱

共为细末，水调服，多寡量病轻重服之。

汪𬬮庵曰：滑石气轻能解肌，质重能清降，寒能泻热，滑能通窍，淡能行水，使肺气降，而下通膀胱，故能祛暑住泻止烦渴而利小便也；加甘草者，和其中气，又以缓滑石之寒滑也；加辰砂者，以镇心神，而泻丙丁之邪热也。

桂苓甘露饮

此上二方，并治霍乱偏于暑热多者暑热多者必有齿燥烦渴，小便短赤，大便臭秽等症。

滑石四两　石膏一两　寒水石二两　甘草二两　茯苓　白术　泽泻各一两　猪苓　肉桂各五钱

每服五钱。

汪𬬮庵曰：此即五苓散方见前、六一散方见前，之合剂，加石膏、寒水石以并清六腑之热也。

乌附理中汤

治霍乱寒极者_{寒极者必有肢厥脉伏等症}。

理中汤_{方见前}，加炮川乌、炮川附_{炮川乌，性轻疏，温脾逐风；炮川附，性重峻，温脾逐寒。}

皋按：霍乱肢厥脉伏、亦有属暑热内伏而然者，药不可用温热，亦不可用寒凉，惟升阳散火为宜。

六和汤

治夏月多食瓜果及饮冷乘风，以致食留不化，因食成痞，隔绝上下而成霍乱者。

砂仁 藿香 厚朴 杏仁 木瓜 扁豆 赤苓 半夏 人参 白术 甘草 生姜 大枣

汪讱庵曰：此足太阴阳明药也，藿香、砂仁、杏仁、厚朴，香能舒脾，辛能行气，而砂仁、厚朴兼能化食；木瓜酸能平肝舒筋；扁豆，赤苓淡能渗湿清热，而扁豆又能散暑和脾；半夏辛温，散逆而止呕；参、术甘温，补正以匡邪；甘草补中，协和诸药；姜枣发散，而调营卫，皆所以和之也。

七气汤

治七情郁结，五脏六腑互相刑克，阴阳不和吐泻交作，非关六淫而成霍乱者。

半夏　厚朴　白芍　茯苓各二钱　桂心　紫苏　橘红　人参各一钱　生姜七片　大枣一枚

水煎服。

汪切庵曰：此手足太阴药也。气郁则痰聚，故散郁必以行气化痰为先。半夏辛温滑痰，茯苓甘淡渗湿，此以化痰。厚朴苦温散满，橘红辛温降逆，此以行气。郁久肺气必虚，人参甘温，以壮主气之脏。郁久肝火必盛，白芍酸寒，以制谋虑之官。诸气膹郁，皆属于肺，故又以桂心、紫苏之辛苦，通心利肺，使气机宣畅，则痰去气行，结散郁开，而诸症平矣。

止渴汤

治烦渴。

人参　麦冬　瓜蒌根　葛根　茯苓　泽泻　灸甘草　桔梗各五钱

为细末每服二钱，蜜汤调下。

皋按：烦渴由于伤损津液，人参佐甘草，以之泻火，即以之大生胃津为君。麦冬、瓜蒌根甘酸化阴，葛根鼓舞胃气上行，最能生津，故以之为臣。湿热去而后津液生，茯苓、泽泻能泻热去湿，故以之为佐。渴而烦，肺热也，桔梗能载药上浮以归于肺，故以之为使也。

桂枝汤

治霍乱吐利止后，身痛不休者。

桂枝二钱　芍药炒,二钱　灸甘草一钱　生姜三片　大枣二枚,去核水煎热服，须臾啜稀粥以助药力，温覆取微似汗，不可令如水淋漓。

《医宗金鉴》曰：凡风寒在表，脉浮弱，自汗出者，皆属表虚，宜桂枝汤主之。桂枝辛温，辛能散邪，温从阳而扶卫。芍药酸寒，酸能敛汗，寒走阴而益营。桂枝君芍药，是于发散药中，寓敛汗之意；芍药臣桂枝，是于固表中，有微汗之道焉。生姜之辛，佐桂枝以解肌表；大枣之甘，佐芍药以和营里。甘草甘平，有安内攘外之能，用以调和中气，即以调和表里，且以调和诸药矣。

张景岳曰：凡霍乱吐泻止后，身热不退，脉数无汗者，宜酌其虚实，于治本病药中，加柴胡主之。非风寒甚者，不可用麻黄、桂枝。

茯苓泽泻汤

治霍乱吐泻后烦渴饮水。

茯苓八两　泽泻四两　白术三两　桂心、炙甘草各二两

每服四钱，生姜三片同煎，食前服。一方有小麦五两，小麦属火，心之谷也。性微寒，能除烦。

皋按：此方即五苓散略为加减，以泻上焦之湿热也。吐泻后烦渴，必因吐泻损伤胃阴，饮水过多，致湿热复聚，故加减五苓散方泻去其湿热，津回烦渴自止。加甘草者，以和中州；加生姜者，以宣肺气；去猪苓倍茯苓者，以邪滞上焦，不必利下焦也；以桂心易桂者，取其入上焦宣畅气血，令肺得以通调水道，下输膀胱，而湿热可从小便出也。

麦门冬汤

治霍乱已愈，烦热多渴，小便不利。

麦门冬　白茯苓　法半夏　橘皮　白术各一钱五分　人参　灸甘草　小麦各一钱　乌梅少许　生姜五片

水煎不拘时服。

皋按：此损伤脾胃之所致也。胃阴虚，故烦热多渴；脾阳虚，故小便不利。用麦冬、乌梅之甘酸化阴以治渴也，用小麦之养心以治烦也，用六君子加生姜，无非宣补肺脾之气，使脾得复其散精之常，肺得行其下输之令，则水道通行，小便不治而自利矣。

白术散

治霍乱后，恶心懒食，口干多渴。

白术　茯苓　人参　藿香各半两　葛根一两　木香二钱半　灸甘草一两半

为细末，每服二钱，白汤调下，烦渴甚者加滑石二两。

皋按：懒食由于脾虚，恶心由于余邪不净，口干多渴由于津液不足。参、苓、术、草，此四君子汤也，以补脾虚；加藿木之芳香，以逐余秽；加葛根鼓舞胃气，上行以生津止渴也；烦渴甚者加滑石，以清六腑之热也。

乌梅散

治霍乱后，利不止，冷汗出，腹胁胀。

乌梅肉微炒　黄连微炒　当归微炒　附子炮去皮脐　熟艾已上各七钱半　阿胶捣碎炒令燥　肉豆蔻去壳　赤石脂已上各一两　灸草半两

为细末粥饮调下二钱，不拘时服。

皋按：霍乱后，下利不止，而冷汗出腹胁胀者，此气血皆虚，病及于肝也。前人以肝为厥阴之脏，其本阴，其标热，故以为乌梅扶其所主，而即以黄连泻其热，然黄连能治其阳，不能治其阴，故又以附子助阳而退阴，肝藏血，以当归阿胶之温润，加以熟艾之温通，无非调其肝血使和平也，加甘草者，以协和诸药，加豆蔻石脂者，以利在下焦，取涩以止脱之意也。

黄连丸

治霍乱后，下利无度，腹中疼痛。

黄连去须微炒　黄柏微炒　厚朴去皮生姜汁涂灸令香已上各七钱半　当归微炒　干姜炮　木香不见火　地榆已上各半两　阿胶捣碎炒黄燥一两

为末炼蜜和捣二三百杵，丸如桐子大每服二十丸，不拘时，粥饮送下。

皋按：霍乱，本阴阳不和，病后下利无度，腹中疼痛，是寒热尤未调，气血尤未协也。黄连、黄柏泻火燥湿以平其热；炮姜温脾暖胃以祛其寒；木香、厚朴疏肝和脾平胃，以调其气；当归、阿胶、地榆补阴润燥止脱，以理其血，寒热调，气血协，则腹痛下利之症自除矣。

止血汤

治霍乱后，下利见血。

当归焙　桂心　续断各三两　生地黄焙　干姜炮各四两　阿胶炙令燥　蒲黄　甘草炙各二两

共捣筛，每服三钱，水煎服。

皋按：下利见血，是邪已入下焦阴分矣，当归、桂心诸药能补能通，能和能润，能止能行，使血脉宣通，凝结自化，疾欲不瘳得乎？

霍乱吉凶

霍乱偏身转筋，肚痛，四肢厥冷欲绝者，其脉洪大易治，脉微囊缩舌卷不治，霍乱之后，阳气已脱，或遗尿而不知，或气少而不语，或膏汗如珠，或大躁欲入水，或四肢不收，皆不可治也。

干霍乱吐方

治干霍乱，欲吐不得吐，欲泻不得泻，腹中大痛者。

烧盐　热童便

三饮而三吐之。

汪讱庵曰：此足太阴阳明药也，吐泻不得，邪结中焦，咸能软坚，可破顽痰宿食，炒之则苦，故能涌吐，童便本人身下降之气，引火下行，仍其旧路，味又咸寒，故降火甚速，盐涌于上，溺泄于下，则中通矣，方极简易，而有回生之功，不可忽视。

皋按： 干霍乱，一名绞肠痧，古人谓此症，因脾土郁极，而不得发，以致火热内扰，阴阳不交，而然治法不可过用热剂，故此方仍附于霍乱诸方后，以见火郁之痧，与元年寒湿之痧，症治迥不相侔，医者临症宜细辨之。

附千金方灸霍乱法

皋按：今人患霍乱，偏于寒者多，用灸最宜，如吐少泻多，不作渴烦阴盛格阳，亦有渴者，然其小便必清，舌苔必润；阴盛格阳，烦必兼躁，又先躁而后烦，未有单烦者。兼有拘急厥逆冷汗，面色灰暗青黑等症，皆宜以此法治之。

原文（十八条）

论曰：凡霍乱，灸之或虽未能立瘥，终无死忧，不可逆灸，或先下后吐，当随病状灸之凡灸病，必分上下阴阳，如上下经皆灸者，宜先灸上后灸下，阴阳经皆灸者，宜先灸阳后灸阴，反之为逆。

若先心痛及先吐者，灸巨阙七壮，在心下一寸，不效，更灸如前数。

《医宗金鉴》曰：巨阙穴属任脉，从脐上上行五寸，至上脘穴，复从上脘穴上行，在两岐骨下二寸，即其穴也。

又曰：灸巨阙穴，不可过三壮，艾炷如小麦粒恐火气伤心也。

若先腹痛者，灸太仓三七壮，穴在心厌下四寸，脐上一寸不止，更灸如前数。

皋按：任脉之中脘穴一名太仓，其穴在脐上四寸，非一寸也；

脐上一寸，系任脉之水分穴，主治水肿胀痛，小便不利等症，与治腹痛不合，心厌未详。

《医宗金鉴》曰：中脘穴孕妇不可灸。

若吐下不禁，两手阴阳脉俱疾数者，灸心蔽骨 骨名，在胸骨之下岐骨之间，俗名主心骨 下三寸，又灸脐下三寸，各六十七壮。

《素问》曰：鸠尾下三寸胃脘。注：鸠尾，即心蔽骨也；胃脘，即上脘穴也。

《医宗金鉴》曰：上脘穴孕妇不可灸。

皋按：脐下三寸，系任脉之关元穴，乃足三阴及任督交会之所也，故治吐下阴阳脉之急数者，但金鉴谓灸七壮，此云灸六十七壮，或恐有误，病者宜先灸七壮，不瘥，更灸如上数。

若干呕者，灸间使各七壮，在手腕后三寸两筋间不瘥，更灸如前数。

《医宗金鉴》曰：间使穴，属心包络脉从肘内廉，大筋内侧，横纹头下，陷中动脉曲泽穴下行，去腕三寸，两筋间陷中，即其穴也。

若呕哕者，灸心主各七壮，在掌腕上约中，吐不止，更灸如前数。

皋按：心主，即心包络也，心包络经脉，从腋下入肘中，下臂行两筋之间，入掌中，腕上约中，必大陵穴，以大陵主治呕哕无度故也。

若手足逆冷，灸三阴交各七壮，在足内踝 踝，骨名，在足面上两旁突出之高骨，在外者为外踝，在内者为内踝 直上三寸廉骨际，未瘥，更灸如前数。

《医宗金鉴》曰：三阴交穴，属脾脉，在内踝踝尖上行三寸，夹骨陷中，即其穴也。

若先下利者，灸谷门二七壮，在脐旁三寸，男左女右，一名大肠募，不瘥，更灸如前数。

皋按： 胃脉之天枢穴，一名长谿，一名大肠募，一名谷门，盖一穴而四名也。主治内伤脾胃，泻痢等症，与治下利症相合，惟部位，金鉴谓在脐旁二寸许，经谓侠脐广三寸，微有不同意千金必据经而言，故曰三寸，然古法于今或不同，学者从金鉴为是。

《医宗金鉴》曰：《千金》云：魂魄之舍不可针，孕妇不可灸。

若下不止者，灸大都七壮，在足大趾本节后，内侧白肉际。

《医宗金鉴》曰：大都穴，属脾脉，从足大指内侧端后，去爪甲如韭菜叶许。隐白穴，行足大指内侧，次节末骨缝赤白肉际陷中，即其穴也。

又曰大都穴，孕妇产妇俱不宜灸。

若泄利所伤烦欲死者，灸慈宫二七壮，在横骨 骨名在少腹下毛际，其形如盖，故俗又名盖骨 两旁，各二寸半。

皋按： 慈宫，即冲门穴也。属脾脉，其穴在横骨两端，约纹中动脉，去腹中行，旁开各三寸半，《针灸大成》又谓去腹中行，各四寸半，此云二寸半，或传写之误。

转筋在两臂，及胸中者，灸手掌白肉际 在掌外侧之上陇起其形如鱼之处，七壮又灸膻中、中府、巨阙、胃脘、尺泽并治筋拘，头及足，皆愈。

《医宗金鉴》曰：膻中穴，属任脉在两乳间，从巨阙穴上行三寸六分，即其穴也。中府穴，属肺脉在任脉中行华盖穴旁，直开去六寸，乳上三肋间陷中动脉应手，仰而取之，即其穴也。胃脘穴，即任脉之上脘穴从脐上行五寸，即取穴也。尺泽穴，属肺脉，在肘中约纹上，屈肘横纹筋骨罅中，动脉动手即其穴也。

皋按：肺脉鱼际穴，即在手掌白肉际，金鉴谓此穴与尺泽穴俱禁灸。

走哺转筋，灸后踵<small>俗名脚底板</small>，踝白肉际<small>即外踝下</small>，各三七壮，又灸少腹下横骨中央随年壮<small>如年二十则灸二十壮，年三十则灸三十壮</small>。

皋按：后踵踝白肉际，意即膀胱脉仆参申脉之分，以仆参为阳跷之本，申脉为阳跷所生，仆参主治霍乱转筋吐逆等症，申脉主治逆气腰髋冷痹，脚膝屈伸难等症，与走哺转筋症相合也。

转筋四肢厥，灸两乳根黑白肉际各一壮。

《医宗金鉴》曰：乳根穴，属胃脉，从乳头之中乳中穴，下行一寸六分，旁开中行四寸，仰而取之，即其穴也。

转筋灸涌泉六七壮，在足心下，当拇趾大筋上，又灸足大趾下约一壮。

《医宗金鉴》曰：涌泉穴，属肾脉，在足心陷中，伸腿屈足卷指宛宛中，即其穴也。

转筋不止，灸足踵聚筋上白肉际，七壮立愈。

皋按：足太阳之筋循足外踝，结于踵，足少阴之筋，并足太阴之筋，俱结于踵，与太阳之筋合，故转筋宜灸此处，即仆参申脉之分，仆参穴在足跟骨下陷中，申脉穴，在足外踝下五分，陷中容爪甲许，白肉际。

转筋入腹，痛欲死，四人持手足，灸脐上一寸半，四壮，自不动，勿复持之，又灸股裹大筋，去阴一寸。

皋按：足太阴之筋，结于脐，手少阴之筋，系于脐，足阳明之筋聚于阴器，足三阴之筋，皆循阴股，聚于阴器故转筋入腹，宜灸之，脐上一寸半，即下腕水分之间。

霍乱转筋，令病人合面正卧，伸两手著身，以绳横量两肘尖头，依绳下夹脊骨，两边相去，各一寸半，各灸一百壮，无不瘥 此华佗法。

霍乱已死，有暖气者，灸承筋七壮起死人，取绳量围足，从趾至跟，捻取等折一半以度，令一至踏地处，引延上至度头，即是穴，以盐内脐中，灸二七壮。

《医宗金鉴》曰：承筋穴属膀胱脉，从腘中委中穴，下行腨肠中央陷中，脚跟上七寸，即其穴也。

灸法宜遵

灸法坐向

《医宗金鉴》曰：春宜向东，夏宜向南，秋宜向西，冬宜向北，四土旺月，宜向四维，以迎生气。针法同。

灸法点穴用火

《医宗金鉴》曰：凡灸法，坐点穴则坐灸，卧点穴则卧灸，立点穴则立灸，须四体平直，毋令倾侧。若倾侧穴即不正，其炷所用之艾，必用蕲艾，艾令干燥，入臼捣，去净尘屑作炷坚实置穴上，用葱涎粘固，遂用香火烧之。

皋按：古人用灸，艾炷大如雀粪，兹不言大小者，以人病有不同，灸非一穴，故不敢预定之耳。然灸头面四肢皮肉浅薄处或分日灸之，或隔日灸之，艾炷宜小；灸背腹下皮肉深厚处，艾炷宜大，此又不易之法也。

灸法早晚

《医宗金鉴》曰：凡灸百病原为温暖经络，宜在午时阳盛之时，以火气易行也。

灸疮调治

《医宗金鉴》曰：凡灸百病，灸疮应发不发，是其气血大亏，不必复灸，即灸亦多不能愈。过七天之后，艾疤发时，脓水稠多，其病易愈，以其气血充畅，经络流通也。发后贴膏药者，防其六淫外袭也，如灸疮黑痛，浓汁污秽，乃艾火毒盛，必用薄荷、黄连、葱皮、芫荽，煎汤洗之，自愈也。

灸疮膏药方

黄芩、黄连、白芷、郁金、南星、甘草、乳香、竹叶、当归、薄荷、川芎、葱白，以上药味各等分，用香油煎药，去渣，再下铅粉，熬成膏，专贴灸疮。

针灸避忌

行针前

大风雨勿针_{风雨晦明人之气血，即凝滞而不调}，大饥勿针_{大饥者气虚}，新饱勿针_{新饱者气盛}，大醉勿针_{大醉者气乱}，大怒勿针_{大怒者气逆}，大渴勿针_{大渴者液少}，大劳勿针_{大劳者气乏}，大惊勿针_{大惊者气散}。

皋按：以上诸忌，缓病可遵，急病不必过拘。

行针后

忌与上同，尤当远房帷_{此最要紧，需保养百日，否则邪气留症必不起}。

用灸前

脉数者勿灸_{以其有热也}；病新愈者勿灸_{以其虚也}。

用灸后

忌同针后，尤当禁食一切生冷，及醇酒厚味等物。

四季人神所在禁忌针灸

《医宗金鉴》曰：人神所在之处，谓人之神气初动之处，同乎天地之流行也，禁针灸者恐伤生气也。

春在左胁左属肝，肝主升也，秋在右胁右属肺，肺主降也，夏在脐脐属脾，脾主化也，冬在腰腰属肾，肾主藏也。

逐日人神所在禁忌针灸

初一日在足大趾，初二日在外踝，初三日在股内，初四日在腰，初五日在口，初六日在手，初七日在内踝，初八日在腕，初九日在尻，初十日在腰背，十一日在鼻柱，十二日在发际。十三日在牙齿，十四日在胃脘，十五日在遍身，十六日在胸，十七日在气街，十八日在股内，十九日在足，二十日在内踝，二十一日在手小指，二十二日在外踝，二十三日在肝及足，二十四日在手阳明，二十五日在足阳明，二十六日在胸，二十七日在膝，二十八日在阴，二十九日在膝胫，三十日在足跗。

十二时人神所在禁忌针灸

子在内踝外踝，丑在头，寅在两耳，卯在面，辰在颈项，巳在两乳两肩，午在两胁，未在大腹小腹，申在胸膈，酉在两膝，戌在腰背，亥在两股内外。

附刻洪吉人先生补注瘟疫论中杂气二十九种

尚友山人曰：一友人传予急救异症良方，不下二十种，症名为翻，皆各处针刺见血得愈。谓之翻者系彼处土语，亦取扰乱不宁之义，犹南方之所谓痧，北方之所谓猴，皆杂气入人也。方下注云：命悬呼吸，急按法救治，无不立效，予录之备用，不以其言欠雅驯而忽之。

乌鸦翻 头痛恶心，两手发搐，指甲色青，上吐下泻，小腹沉痛，甚至六脉不起，身出冷汗牙关紧闭此最易认为中寒而用姜附矣，用箸分开，视舌下有红黑紫青泡者，急用针刺破见血。

点雄黄末，再用白滚水调雄黄末服之，盖棉被出汗忌风三日。

长蛇翻 肚腹胀痛，就地打滚，先刺肚脐三针，顶门一针，左右脚心各一针，见血即愈。

缠丝翻 肚胀头疼心烦，前后心有紫黑黄眼，以针刺破，用醋擦之，如遍身麻木毒散不聚，然麻木不得认为血虚也。无此眼者，以心沙法治之，刺手腕足腕各一针，炒盐煎汤服之即愈。

白眼翻 两目反白，上视用艾丸灸顶门三壮，如未愈，再灸三壮即痊。

哑巴翻 得病不语，用鞋履蘸凉水，轻打头顶，女人有孕者，将发分开，手蘸凉水，扑顶门，即愈。

母猪翻 得病头拱地，先刺舌根一针，在除二大指外八指在指甲边肉上，各刺一针，后用猪食盆内剩泔水，灌一大碗。

蛤蟆翻 肚腹胀痛，将脐周围挑七针小腹三针，即愈。

兔儿翻 得病直走荒郊，脚步不停，急用炮药水灌之，只可走着治之，不可令卧，或用湿土埋其头，使闻土气，亦愈。

尚友山人曰：此翻宜以炮药水灌之。但炮药水，有良有毒，不容不分，余谓炮药水，不如甘草、绿豆、桔梗、防风、党参、芭蕉等味为上。又云：或以湿土埋其头亦愈。夫如是使拙者为之，不能以意逆志，果以湿土埋其头，不已闷绝乎？方下云：宜走治之，不可令卧，则知是揉湿土，制如帽状，令戴之，再捧湿土，令嗅之，得闻土气自愈。夫土也者，万物之母也，稼穑作甘，擅益脾解毒之长，即灌以土汤，亦可以愈。

野雀翻 遍身发红，前后心有红黑紫眼，头疼胁胀，腋下三针，发际一针，见血即愈。

鹁鸽翻 肚痛头晕眼黑心胀，用白矾水灌之，再用针挑前后心，及两耳稍，见血即愈。

黄鹰翻 肚腹之下，反搅疼痛，撅出胎脖，用红丝绳捆住两大指甲，各指甲边肉上，俱刺一针，见血即愈。

海青翻 头疼打滚，用带将头箍住，以针在耳根、眉际、咽喉窝、前后心挑之，忌风三日。

鹰嘴翻 浑身发烧，热不可忍，心口一块，滚上滚下，针挑脐下并两乳各一针，见血即愈。

老鼠翻 唇黑紫肿，咽喉疼痛，或胸中膨胀，挑鬓角眉心，见血即愈。

雀子翻 胸背肿痛，小腹胀满，见食即呕，心中跳跃，挑两大腿腋褶，见血即愈。

羊眼翻 肚腹胀满，似倦似睡，眉眼不睁，转身呼吸俱痛，挑尾巴骨，见血即愈。

狐狸翻 头昏仰，干哕、不思饮食，遍身出汗，张口乱呼，用针挑咽喉前后心，见血即愈。

猿猴翻 坐卧不宁，心胸胀满，口舌指甲青色，小腹疼痛，挑阴囊即愈。

莽牛翻 肚腹胁胀，心疼，将唇掀起，挑沿唇上牙花，见血即愈。

猴 人有猝然恶心，烦扰闷乱，或喉中痰响，或四肢厥逆，甚且昏愦不知人者，此非中风，亦非中痰，捻其胸腹背颈有核，即猴也。用手拿住其核，以针刺之，出血，凡有核，即刺，至无而止，少顷，人即苏如常，其名猴者，猴性不定，此核流走不定如之，故取以名。

尚友山人曰：此系疫毒陡入，而不得泄，杀人迅速，刺之出血者，泄其毒也。疫毒属火热，嘴宿猴火也，诸疮毒属心，心亦火也，则以猴名者，岂第义取流走不定哉！闻之拿猴者，谓最忌抓心，若不速治，内入于心，顷刻人亡，无可救援，次忌抓颡，毒涎结聚，气道不通，水饮难下，亦死，又窜至巅顶，谓之猴上山，则狡捷难制，以头诸阳之会，毒火得阳助，其势愈盛，岂不类痘证之毒参阳位耶？且头内为脑髓，枭毒外邪，直入泥丸，为真头痛，朝发夕死，夕发朝死，无法救治，与真心痛等，见有瘟证，不现斑疹，不为疮痫独头痛如破，解散之，清利之，滋润之，总无一愈，缠绵二十余日，终至昏迷不能言而死者二人，安知非猴上山之说耶？瘟毒盘踞巅顶，既不外散，复难下泄，无路以出，不归脑，则归心，势所必至耳。

锁肚 小儿大小便闭，腹胀欲死，令妇人以温水漱口，吸咂儿前后心，并脐下手足心，共七处，每一处，凡三五次漱口吸咂，取红赤为度，须臾自通。凡儿有此症，知此法，可得再生。

旺河 人无病，或坐或卧，或酒席间或酒后，陡然即死者，为旺河。将本人口用铁物捎开，以簪刺舌上两旁小青筋，血出即活，切不宜刺舌下正中处。

棺材疔 起于舌下，见宜早治，迟则杀人，皂矾一味，不拘多少为末，吹之即愈。

喉管伤寒 凡喉中作痒难过，不可吃茶酒汤水，将薄荷二分，麝香一分，作极细末，吹入喉中，待其气通，吐出涎水碗许，然后吃陈黄米汤半茶杯，即愈。若不知者，竟吃茶酒，便不可救。

闹心内疔 一友人云：山东某县，春月染一种异症，人一时冷战闹心，即刻而毙竟无治法，死者累累，后遇一人云，此名闹心内疔，传一方，用银硃一钱，白矾一钱，为细末，老葱三根，黄酒一大盅，以酒熬葱滚开，冲调银硃白矾细末，温服之。

螺蛳疔 《丹台玉案》书云：此症恶寒发热，胸膈作闷，身发红点如蚊迹者，类乎伤寒，此点起之于手，沿至于心前，其人发狂，闷乱而毙，不知者，但以伤寒发斑治之，百无一生也。治法以三角针，刺其红点之首尾处，出血，外用锈铁钉磨水敷之，内服犀角地黄汤，立愈。

尚友山人曰：予因此知牙痛之极，有起疔毒者，不知有疔，急为挑破，出血，而第以为胃火，大剂石膏清热，因至疔毒炽盛入心，往往致毙。史搢臣《愿体集》书有云：痈疽宜灸，疔毒宜针，明疔易治，暗疔难疗，生于口耳眉目鼻者，显而易见，生于身体四肢者，令人难防，及至发作，每每误认伤寒，半日不治，毒必走黄入心，人即昏愦。若知觉早者，急用披针，或磁锋，入二三分许挤去恶血，当插立马回疗丹，于针孔之内。恐立马回疗丹，一时难觅，可用蜗牛连壳捣烂敷之，或家菊花根捣烂敷之，内服梅花点舌丹，或蟾酥丸一二服，俱用菊根汁和热酒送下，出汗即愈。屡见患此症者，多畏疼痛，不肯针刺，殊不知一染疗毒，皮肉即僵虽针亦不觉痛，须放胆速针，切勿迟延，而误时刻也。予见一书有云：凡疗之起，必有其根，其根除去，其疮自愈矣，其根在肩骨下四寸许，用水洗净，细看即有黑点子，用针针破，出紫血，或黄水亦可，其疮用带须葱，捣烂敷之。凡疗毒，不治之，必走心者，内经云：诸痛痒疮，皆属于心。况心为丁火，而毒以疗名，尤有气类应求之义，易谓水流湿，火就燥，不其然乎。

黄耳伤寒 耳中策策痛，恶寒发热，脊强背直，荆防败毒散，再添蝉蜕、黄芩、白芍、紫金皮，外治用苦参磨水，或用猴姜根汁，或用苦薄荷汁，土木香汁，滴入耳中。

赤膈伤寒 胸赤肿痛，发热恶寒，头疼体痛，荆防败毒散，加入黄芩、黄连、瓜蒌、元参、赤芍、升麻、紫金皮，大便燥实，加大黄，外治用三棱针，刺肿出血。

尚友山人曰：瘟有大头捻颈等类，此黄耳病，即疫气由鼻传入之，聚毒于耳者。耳为肾之开窍，而耳之前后属少阳部位，肾火为相火，少阳亦为相火，毒流注于此，与火合势，故病耳肿痛。赤膈病，即疫气由口鼻传入之聚毒于膈者，疫气可注于头，而为大头瘟，可注于颈，而为捻头瘟，安必不可注于耳，而为黄耳瘟，注于膈，而为赤膈瘟乎？

阴阳毒 《金匮要略》曰：阳毒之为病，面赤斑斑如锦纹，咽喉痛，吐脓血，五日可治，七日不可治，升麻鳖甲汤主之；阴毒之为病，面目青，身痛如被杖，咽喉痛，五日可治，七日不可治，升麻鳖甲汤去雄黄蜀椒主之。

升麻鳖甲汤

升麻　鳖甲　当归　甘草　雄黄　蜀椒

以上六味，以水四升，煮取一升，顿服之，老少再服取汗。

千金阳毒升麻汤

升麻半两　当归　川椒　雄黄　桂枝各一两

每服五钱，水一盅半，煎一盏，温覆手足取汗，得吐亦佳。

阴毒甘草方

甘草　升麻各半两　当归　川椒　鳖甲各一两

服同前。

李士材曰：二症俱用升麻鳖甲汤，在阳毒之热，反加蜀椒，在阴毒之寒，反去蜀椒，其叙阳毒，不过曰面赤咽疼唾脓血而已，并不言亢阳极热之状也，其叙阴毒，不过曰面青咽痛身如被杖而已，并不言至阴极寒之状也；其所用药，不过升麻、甘草、鳖甲、当归而已，并不用大热大寒之剂也，乃知仲景所谓阳毒者，感天地恶毒之异气，入于阳经，则为阳毒，入于阴经，则为阴毒，故其立方，但用解毒之品，未尝以桂、附、姜、萸治阴，芩、连、硝、黄治阳也。后世名家，不深察仲景之旨，遂以阳毒为阳症之甚者，而用寒凉，阴毒则为阴症之甚者，而用温热，殊不知仲论疗阳症状极其热，而药极其寒，论疗阴症，状极其寒，而药极其热，已无遗蕴，而何必别出名色乎？至其治阳毒，反投蜀椒者，椒本解毒之物，从其类而治之也，阴毒反去蜀椒者，为升麻鳖甲，既属清凉，祗觉蜀椒为赘矣。

若以阳毒为极热，何不投凉剂，而反入蜀椒耶？若以阴毒为极寒，何不投温剂，而反去蜀椒耶？故必深思明辨，庶入仲景之室耳。

针灸图说

中指定同身寸图

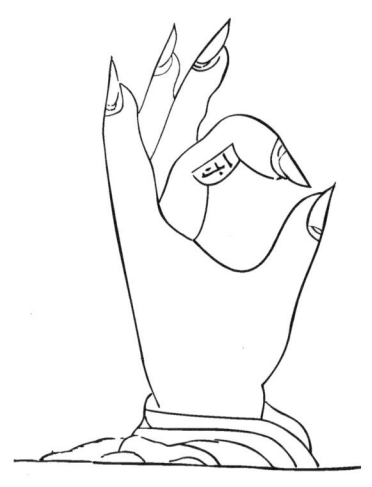

行针取分寸法

行针取分寸之法，以周身寸法为准。男左女右，以手中指第二节，屈指两纹尖，相去为一寸，取稻秆心或薄篾量，童稚亦如之。虽人身有长短，体有肥瘦，入针之分数不一，而身形之长者，其指节亦长，身形之短者，其指节亦短。但随其长短，以取分寸，则自准矣。

刺痧正面名位图

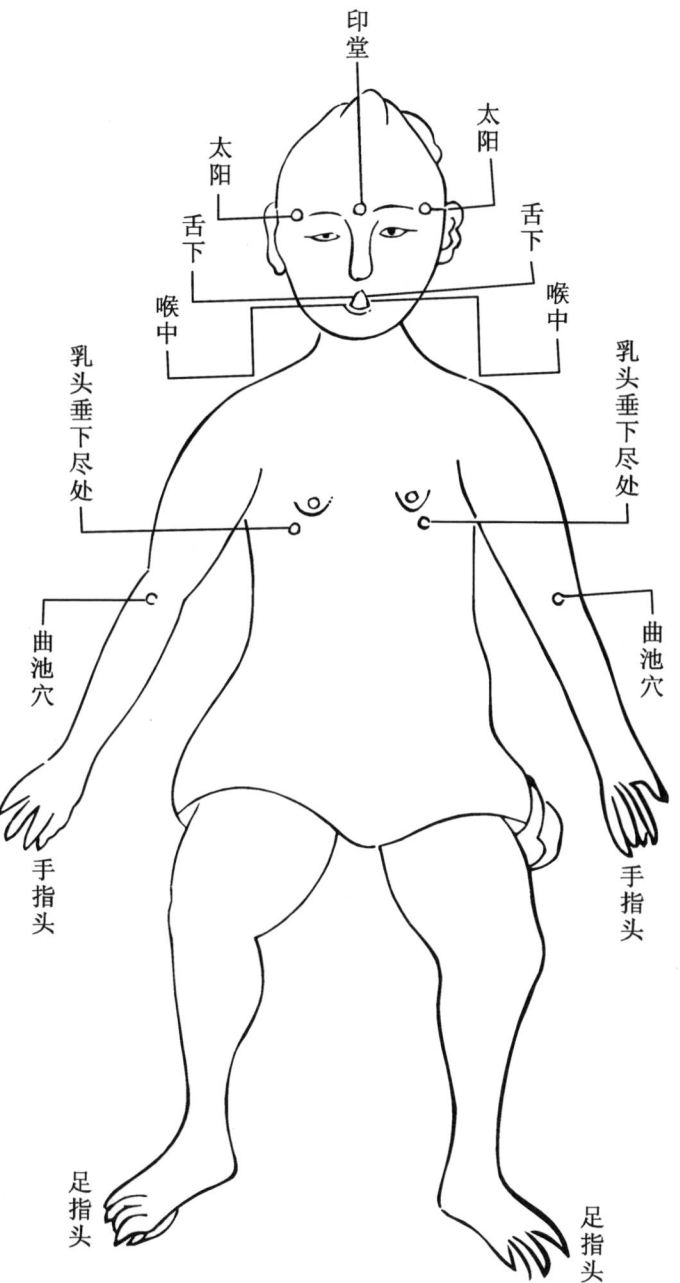

刺痧背面名位图

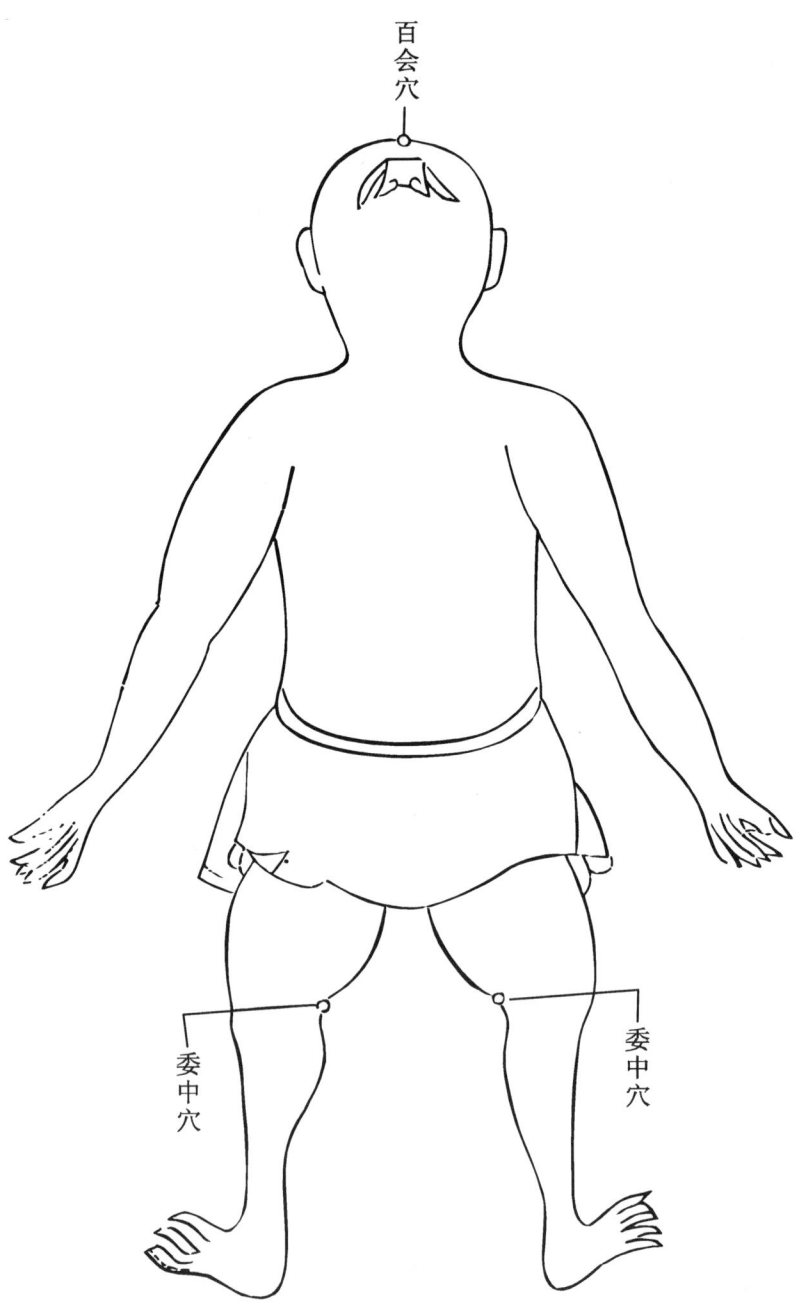

治痧针刺十处名位解

印堂穴

《针灸大成》曰：印堂穴属经外奇穴，在两眉中陷中。

太阳穴

《针灸大成》曰：太阳二穴，属经外奇穴，在眉后陷中，太阳紫脉上是穴。针法：先用帛一条，紧缠其项颈，紫脉即见。刺出血，立愈。

舌下两旁

皋按：舌下两旁，意是金津、玉液两穴，按《针灸大成》曰，金津、玉液二穴，属经外奇穴，金津穴在舌下左边紫筋上，玉液穴在舌下右边紫筋上，皆卷舌取之。

喉中两旁

皋按：喉在咽前，通肺，主出气，即肺之管头也，两旁无穴，惟肺大肠胃肾脉，循喉咙，心脉走喉咙，三焦脉由喉任脉至于喉，冲脉会于喉，督脉入于喉。

乳头垂下尽处

皋按：乳头垂下尽处，疑是乳根穴_{乳根穴注见前}

曲池穴

《医宗金鉴》曰：曲池穴，属大肠脉，从手三里穴_{在肘下二寸}，上行二寸，肘中横纹头陷中，即其穴也，以手拱胸取之。

手十指头

足十指头

百会穴

《医宗金鉴》曰：百会穴属督脉，从后发际哑门穴上行七寸，直两耳尖顶陷中，即其穴也。

委中穴

《医宗金鉴》曰：委中穴，属膀胱脉，从委阳穴，下行腘中央，约纹动脉陷中，即其穴也，令人仰额至地，伏卧取之。

任经穴图

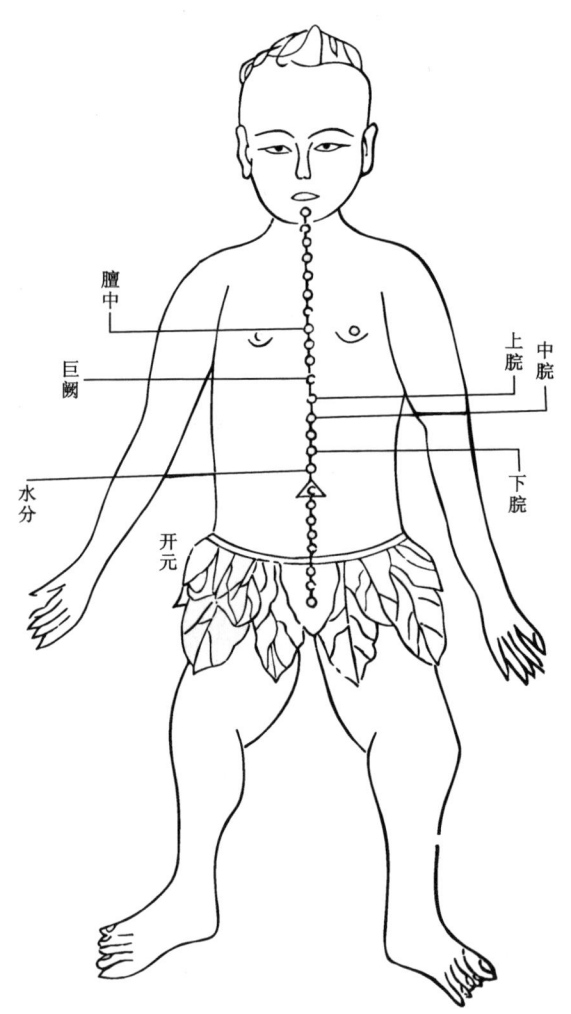

心包络经穴图

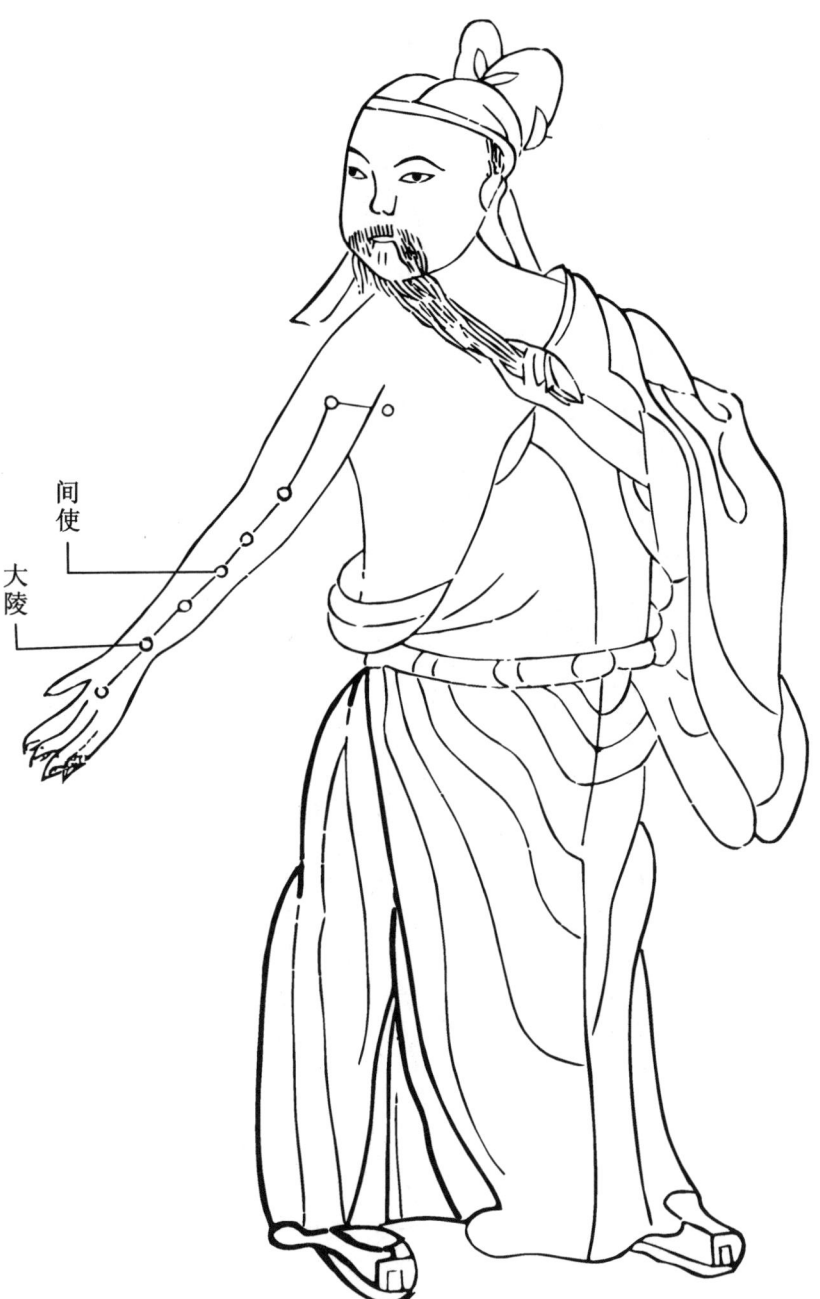

肺经穴图

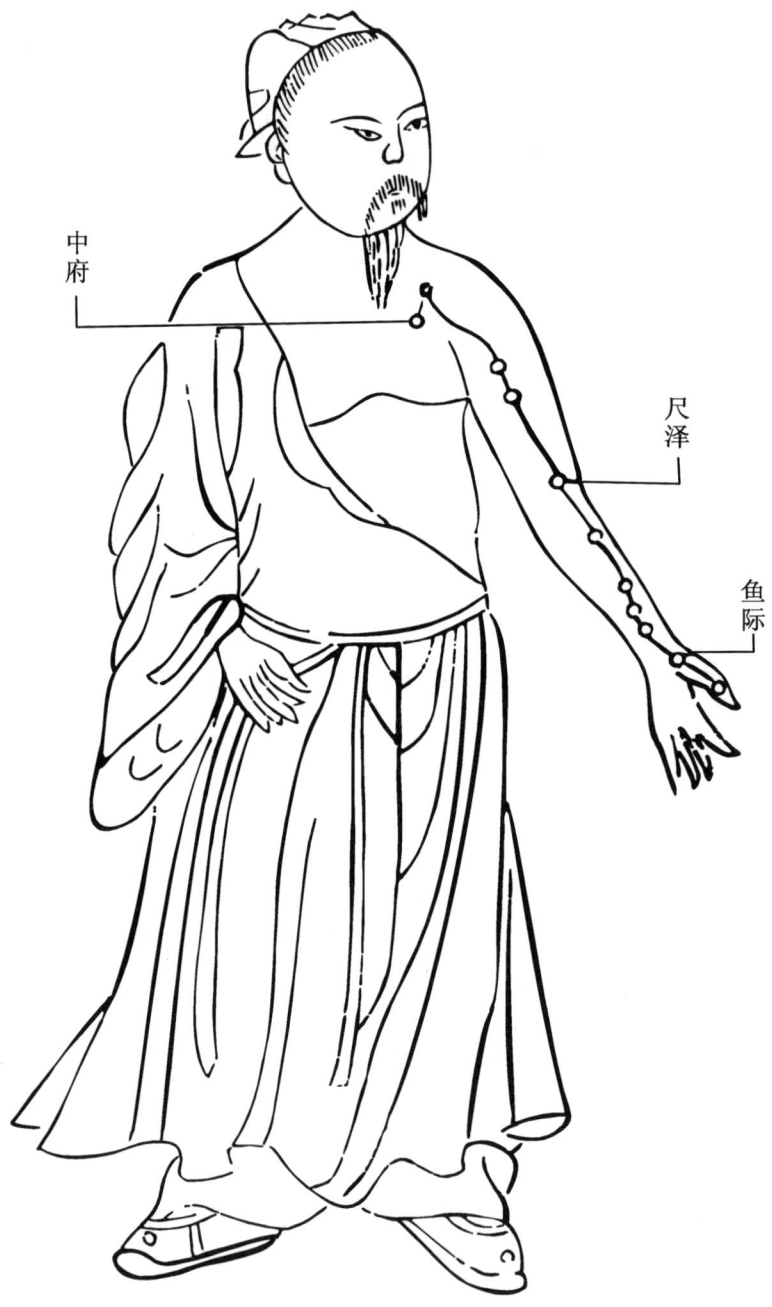

脾经穴图

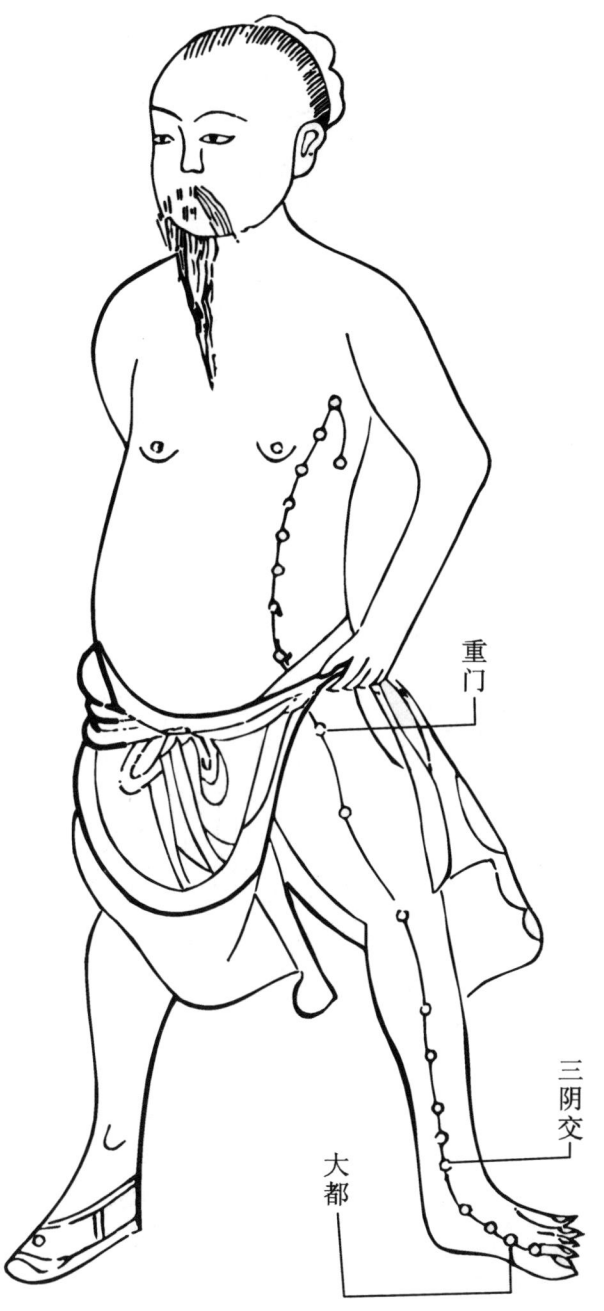

胃经穴图

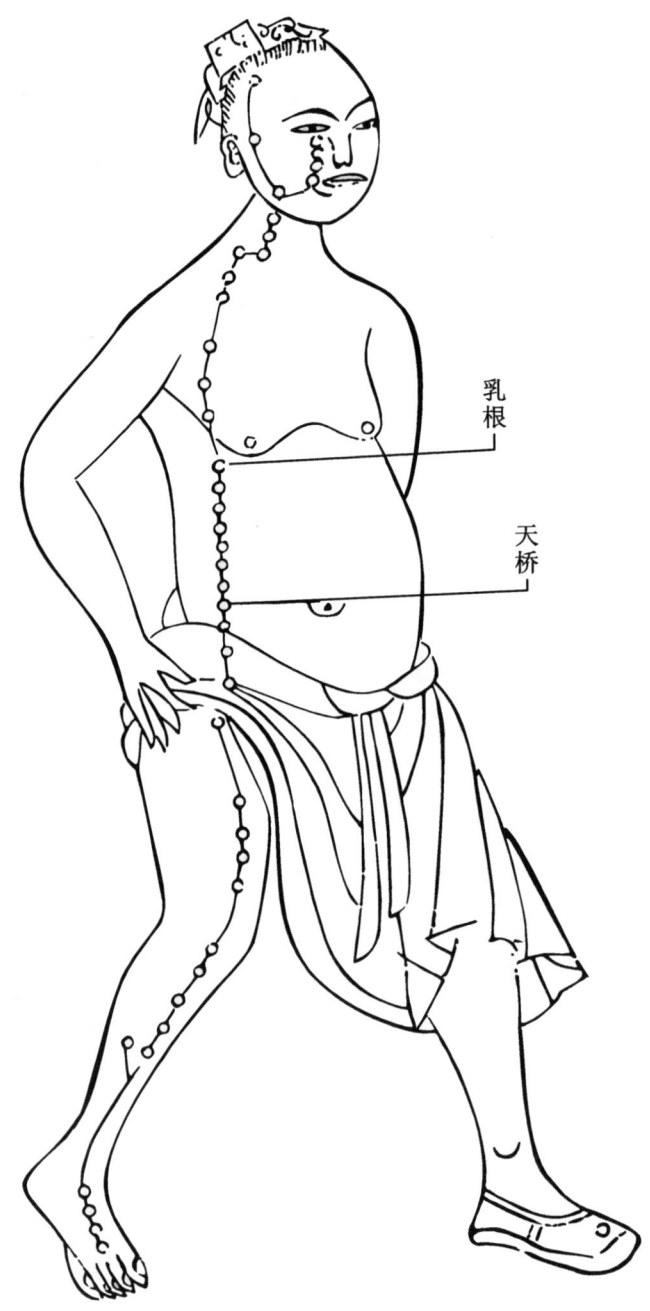

膀胱经穴图

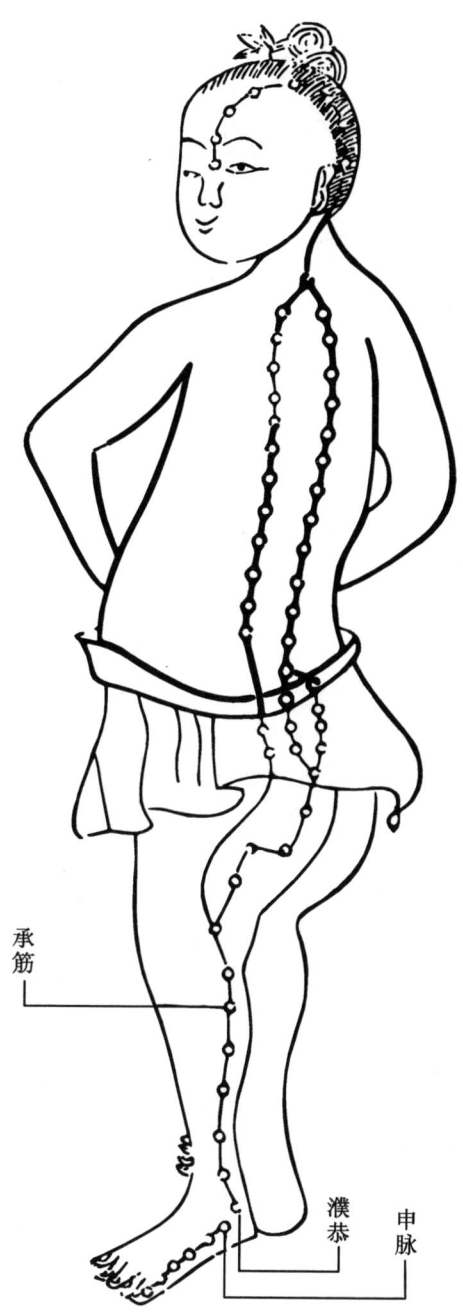

肾经穴图

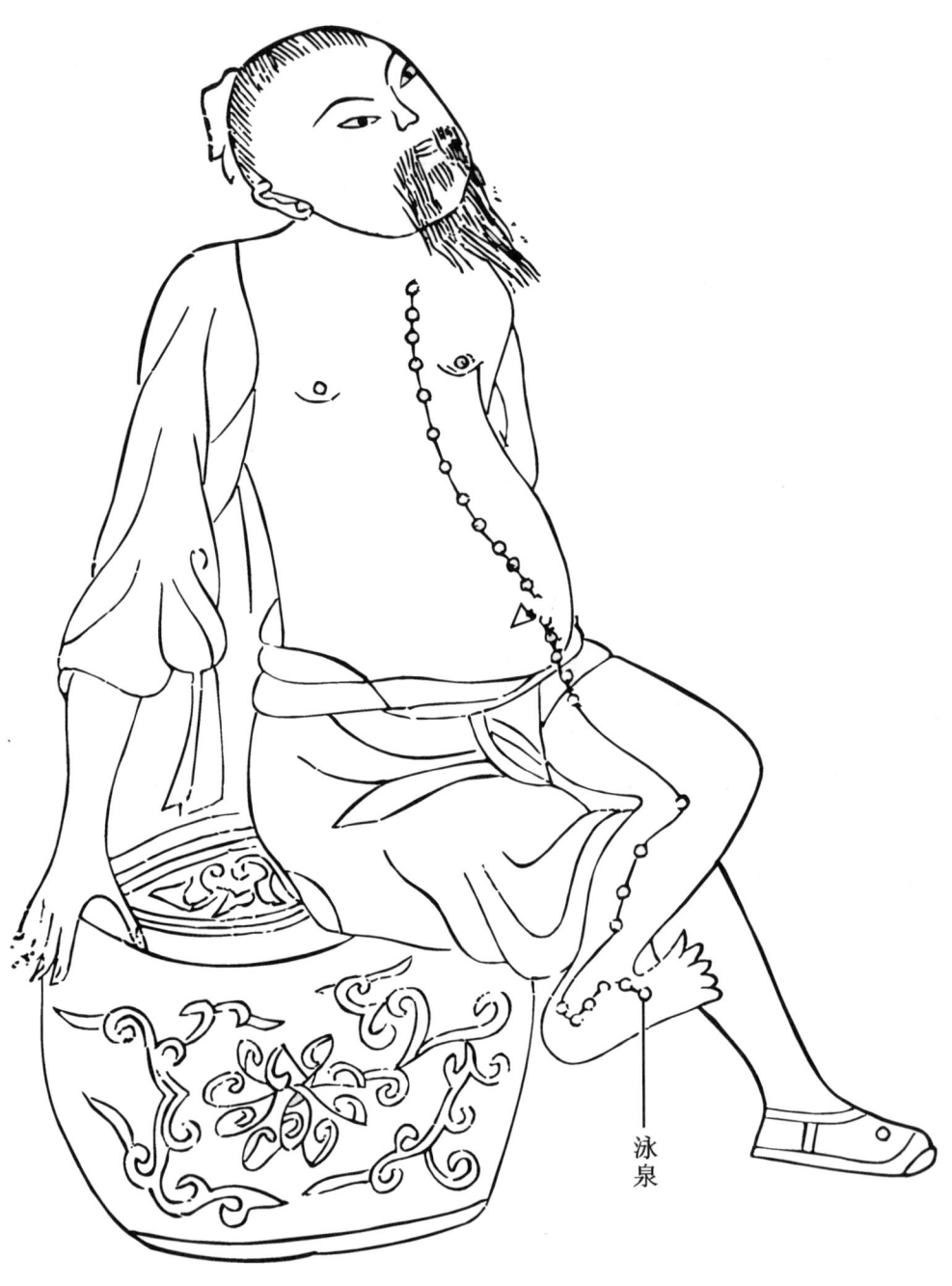

泳泉

人神所在正面名位图

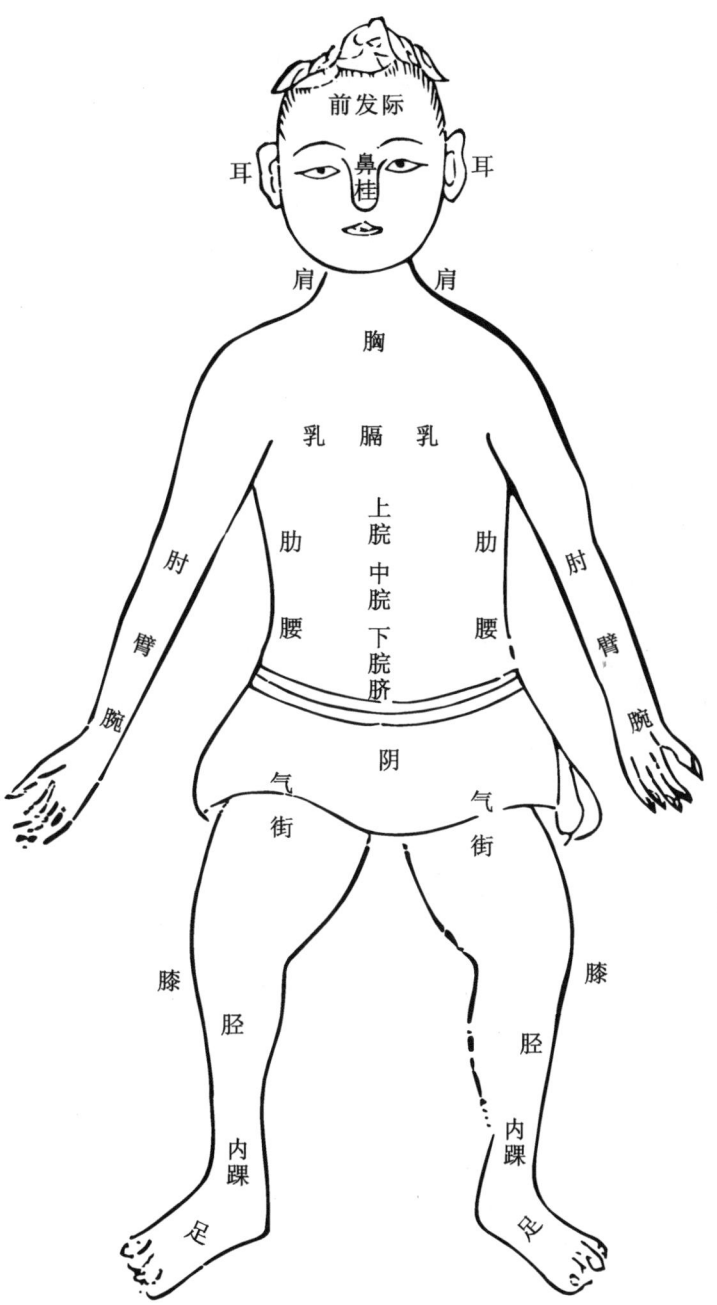

人神所在背面名位图

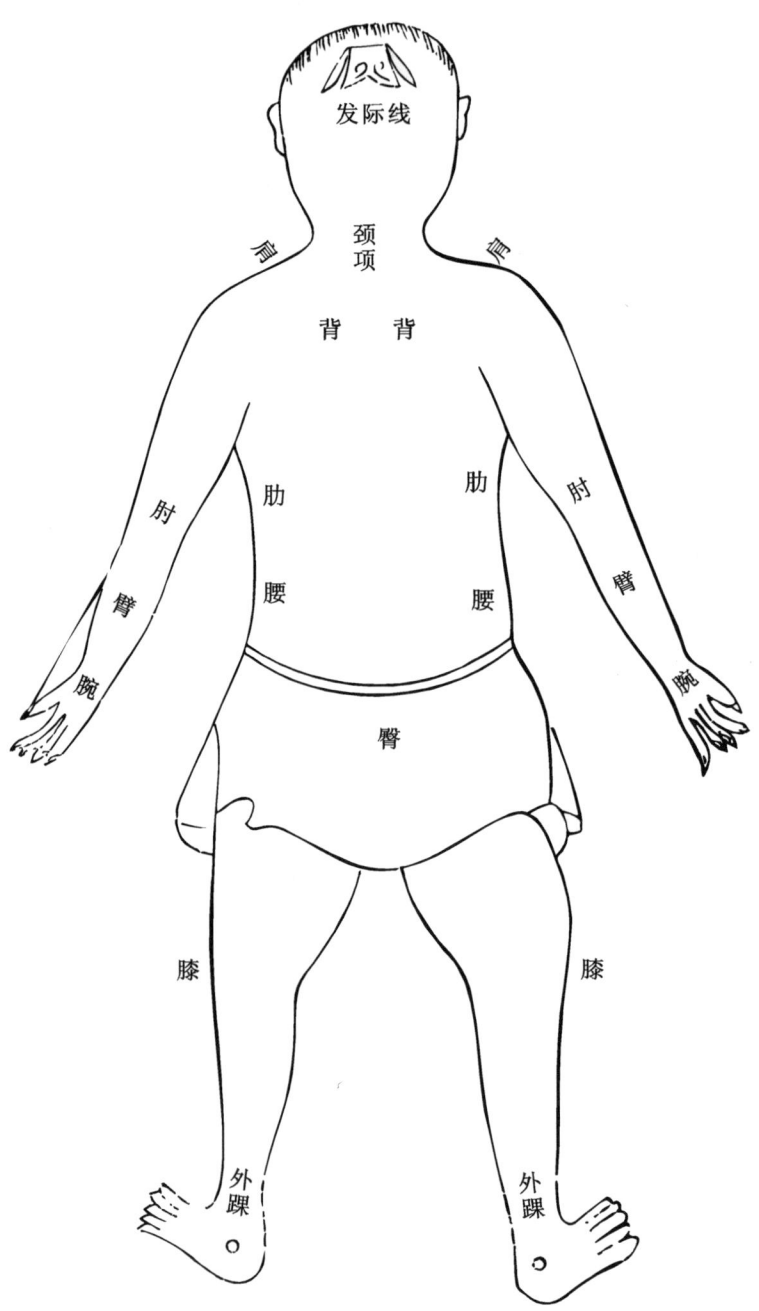

人神所在周身名位解

头：头者，人之首也，凡物独出之首，皆名曰头。

发际：发际者，即头上前后有发之际也。

面：凡前曰面，凡后曰背，居头之前故曰面。

鼻柱：鼻者司臭之窍也，两孔之界，骨名为鼻柱。

耳：耳者，司听之窍也。

口：口者，司言食之窍也。

牙齿：齿者口断所生之骨也，俗名曰：牙有门牙，虎牙，槽牙，上下尽根牙之别。

胸：胸者，缺盆下腹之上有骨之处也。

膈：膈者，胸下腹上之界，内之膜也，俗名罗膈。

乳：乳者，膺上突起两肉有头，妇人以乳儿者也。

胃脘：胃脘有三，上脘在胃之上口，中脘在胃之中央，下脘在胃之下口。一云，胃脘即胃脘穴。

大腹小腹：大小腹者，膈之下曰大腹，脐之下曰小腹，俗名大肚小肚。

脐：脐者，人之初生，胞带之处也。

肝：肝者，五脏之一也，居膈之下，附着脊之第九椎。

气街：气街，即气冲为阴阳交会之所，其穴属胃脉，在腿班中肉核直上一寸动脉。

阴：即男子之前阴，女子之阴户也。

肩：肩者，两臂俗名胳膊之端也。

腕：腕者，臂掌骨交接处，以其宛屈故名也。

手：手者，上体所以持物也。

手小指：指者手指之骨也，第五指为手小指，三节在外，本节在掌。

胁：胁者腋下至肋骨，尽处之统名也。

颈项：颈项者，颈之茎也，又曰颈者，茎之侧也，项者，茎之后也，俗名脖项。

背：背者，后身大椎以下，腰以上之通称也。

腰：腰者，尻骨以上，脊骨十五十六椎旁之处也。

尻：尻者，脊骨尽处之骨也，俗名尾巴骨。

股膝胫：股者，下身两大支之通称也，俗名大腿小腿，中节上下交接处名曰膝，膝之下曰胫。

足：足者，下体所以趋走也俗名脚。

外踝内踝：踝者，胻骨之下，足跗之上，两旁突出之高骨在外者，为外踝，在内者为内踝。

足跗：跗者，足背也，俗名脚面。

足大指：足大指者，足之大趾也，居内之首，其指节与手指节同。

手阳明大肠经循行图

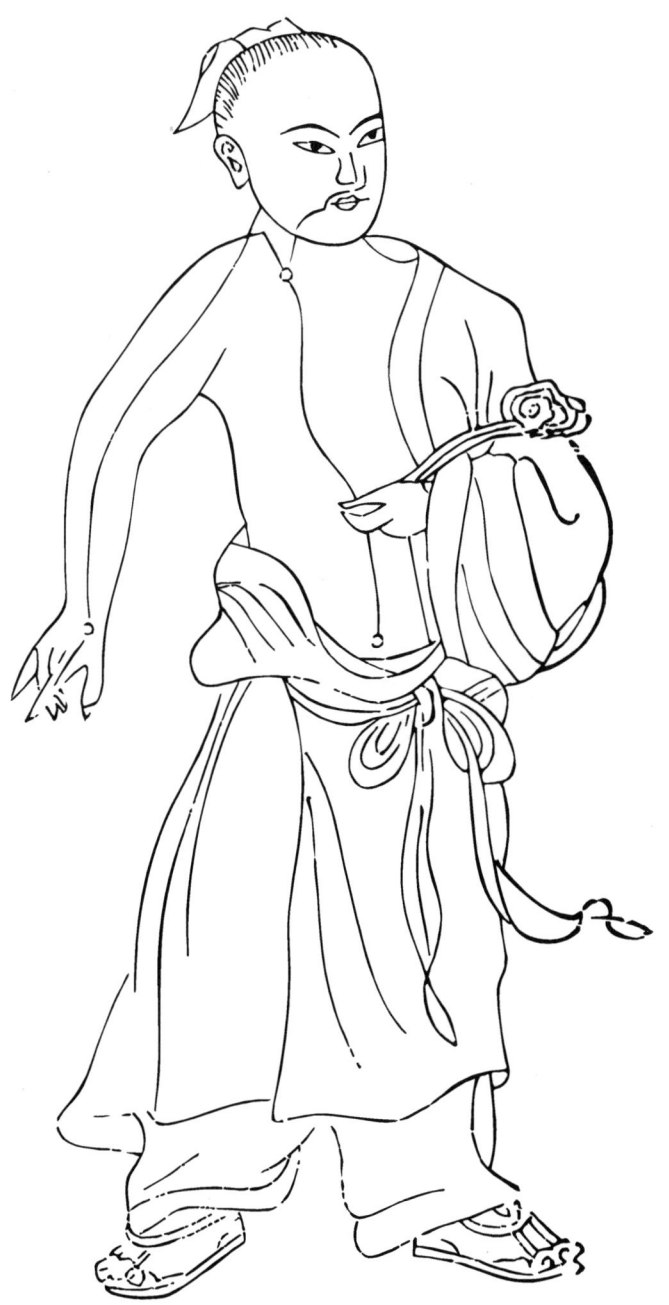

手阳明大肠经循行经文

经曰：大肠手阳明之脉起于大指次指之间大指之第二指，即食指也，循指上廉上廉犹言上边，出合骨两骨之间合骨本经穴，名在手大指次指岐骨间，俗名虎口，上入两筋之中阳溪穴，循臂上廉臂俗名胳膊，入肘外廉肘胳膊中节上下骨交接处，上臑外前廉臑肩膊下内侧，对腋高起软白肉处，上肩出髃音鱼，骨之前廉肩髃骨，又本经穴名在两肩端两骨间，俗名肩头，上出于柱骨之会上天柱骨膀胱经至此会于大椎，俗名锁子骨，下入缺盆缺盆在肩下横骨陷中，即锁子骨上陷中又足阳明胃经穴名，络肺大肠与肺为表里，下膈膈胸下腹上界内之膜俗名罗膈，属大肠其支者从缺盆上颈俗名脖项，贯颊颊耳前颧侧面两旁，入下齿中，还出挟口，交人中人中在鼻柱之下唇口之上，左之右，右之左，上挟鼻孔至本经迎香穴而终，经别篇又云循喉咙，本篇后又云其别者入耳合于宗脉。

足阳明胃经循行图

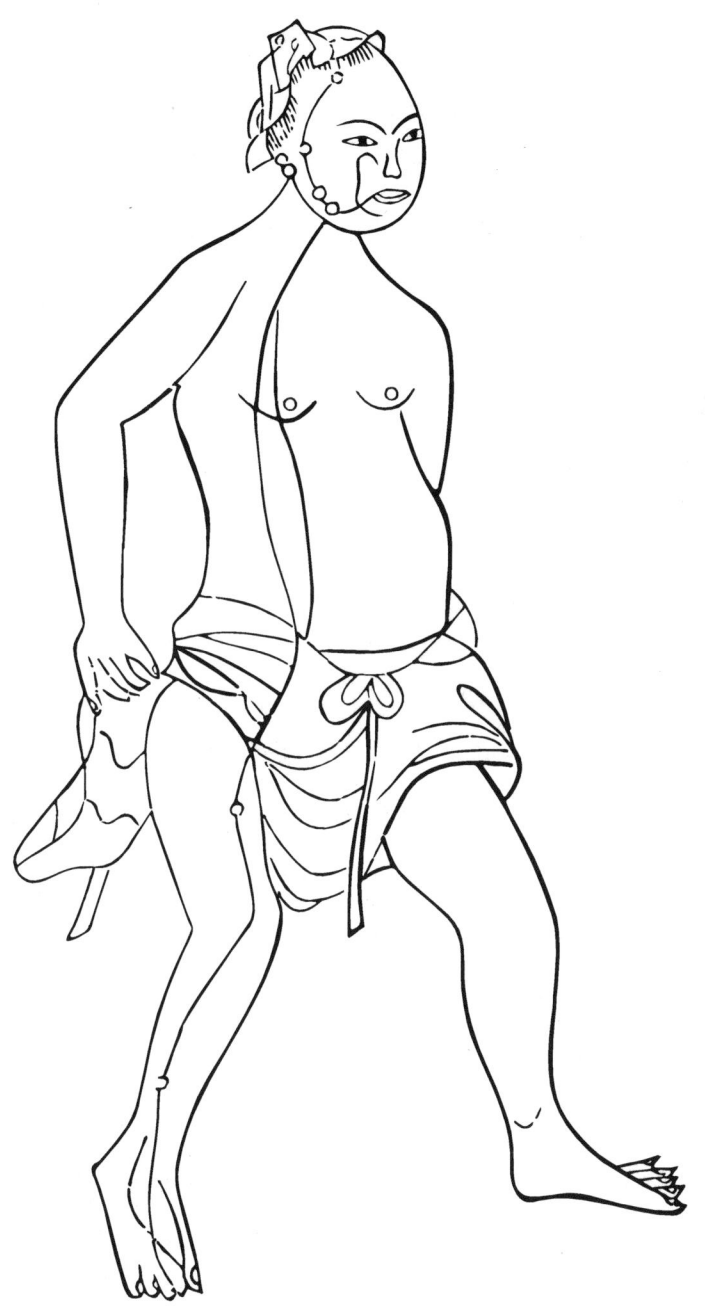

足阳明胃经循行经文

经曰：胃足阳明之脉，起于鼻之交頞中頞即鼻梁，旁约一作纳，太阳之脉睛明穴之分，下循鼻外，上入齿中齿即上齿，还出，挟口，环唇，下交承浆任脉穴名，在下唇陷中，胃阳明之脉与之会，却循颐后下廉腮下为颔，颔下为颐，出大迎大迎本经穴名，在腮下分骨陷中动脉处，循颊车颊车在耳下曲颊端，又本经穴名，上耳前，过客主人客主人，胆经穴名，在耳珠下动脉听会穴上直行一寸，循发际，至额颅发际之下，两眉之上，为额颅；其支者，从大迎前，下人迎本经穴名，在结喉两旁各一寸五分，动脉可以候五脏之气，循喉咙本篇又云，上络头项，下络喉嗌，入缺盆缺盆在肩下横骨陷中，即锁子骨上陷中，下膈膈胸下腹上界内之膜，属胃络脾胃与脾为表里；其直者，从缺盆下乳内廉，下挟脐，入气街中气街，本经穴名，在腿班中肉核直上一寸动脉；其支者，起于胃口，下循腹里，下至气街中而合与前脉相合，以下髀关，抵伏兔股内为髀，髀前膝上六寸肉起处为伏兔，伏兔后交纹中为髀关，下膝膑中大腿小腿中节交接处为膝挟膝筋中为膑，下循胫外廉小腿为胫，下足跗跗是足面，入中指内间；其支者，下廉三寸而别，下入中趾外间，其支者，别跗上，入大趾间，出其端至历兑穴而终以交于足太阴经，经别篇又云上通于心，循咽出口，上頞頄还系目系。

《痧症传信方》注疏

寇兰皋，字露滋，清代著名医学家，祖籍天津。其成年后广泛阅读中医书籍，对养生类著作颇有研究，平日以医为业，闲暇之时经常为慈善事业奔走集资。因其高超的医术与医德，久著津门。诚如其友鲁楷所言："天资高迈，业于诗书，深于轩岐，于医书无所不读，错综融贯，处方调剂，立起沉疴。"

清道光元年（1821年），天津气候异常，夏至转凉，七月初又突变炎热，在这种异常气候影响下，"痧症"开始流行。这种病的病势危急，无论男女老幼，触者皆病，若不及时医治，病势危重，数小时内即可夺人性命。寇兰皋先生从历代医籍中寻求医治痧症的理论，搜求古今治疗痧症的方药，参照临床有效的处方，于1832年10月编著完成并刊行了1卷本的《痧症传信方》，共分为如下8个部分：①痧症源流，详细论述痧症的病因性质、病机特色，并推及主要治疗原则。论述中以中医阴阳学说为主线，比较人体阳气盛衰与痧毒强弱，结合脏腑辨证的观点详论痧症主要的临床表现，内容丰富、论理清晰。②痧症或问，收载寇氏治疗痧症过程中的见闻，主要围绕痧症的临床表现提出56个问题。继而从中医表里、寒热、虚实辨证的角度进行详细解释，纵观此部分内容，诸多方面可与《痧症源流》相参。③治痧诸法，中论述"试痧法""拍打法""刮痧法""放痧法""熨脐法""治转筋法"7种治痧方法。各治法中首列详细操作手法，随后引名家之论阐明应用原则，兼附己见进行补充，使读者了然于心。④治痧诸方，共计收载22首治疗痧症的处方，其中 11 首为历代名方，11 首为民间验方。寇兰皋先生于方后附有方解，若名家之言可以考订者，将其姓名标于首；若为自己发挥，则多附有"皋案"二字，以示区别，启发后学，可谓条目清晰。⑤预防痧症诸方，共收载预防痧症的 6 首处方，分别名为"搐鼻方""平安散""熏鼻药""煎汤代茶药""浸水缸药""焚室内药"，从外用、内用两种途径给予预防。寇兰皋先生于每首处方后皆附有详细的按语，从处方选药特点及配伍方面，结合痧症病机特色，描述各首处方的功效。⑥忌食诸物，记载："凉水、生菜、瓜、果及一切寒冷之物，痧症愈后，禁饮食一二日。一云痧后忌食生姜、麻油。"指明痧症治疗与恢复期间的饮食禁忌，内容与痧症治疗用药原则一脉相承。⑦痧症医案，记载寇兰皋先生治疗痧症的 33 则医案，内治方法多以《治痧诸方》中所载处方为主方，临证或加或减，皆根据病症轻重而定。其中不乏内治方法与刮痧、放痧疗法同时应用的病案，为临床治疗方法的应用提供了很好的典范。⑧先贤明论，分列缪仲淳、郭右陶、吴瑭、汪昂等名家之言，以备后学深入研读、按图索骥之用。

纵观此书，论痧症之辨治心得"参以己见，分其条理，溯厥源流，载其治验，因症立方，案方治症，使人展卷了然，如同面语，真寿世之慈航，良工之苦心也"。

学术思想如下：

（1）论痧之因，证属阴毒：寇兰皋先生指出，痧症的发病与气候异常关系密切，按照病症属性分析，"瘟疫者，天地间之阳毒也；痧症者，天地间之阴毒也。阳毒之杀人，尚需时日；阴毒之杀人，其惨又加速矣"。以寇兰皋先生所经历的道光元年的那场痧症为例：1821 年自公历 6 月 22 日夏至到 8 月 7 日，本应暑热的气候，反被秋令的阴寒取代,这种阴寒的邪气积存在人体之中,使得人体内的阳气无法得到宣通,因此大多数的人体内郁结有一种"火毒",为痧症的暴发提供了基础。至 8 月中旬,因天气突然转热,体内的"火毒"随阳气一并发越于外,故痧症大作。"此气之来,充塞于天地之间,无声无臭,使人防之不及防,避之无可避,犹之施鸩毒于尺泽之中"。

（2）论痧之症,不囿旧论:寇兰皋先生论痧症推崇沈金鳌的《尊生书》、郭志邃的《痧胀玉衡书》和吴瑭的《温病条辨》三部医书。然而,在痧症的认识上,寇兰皋先生强调前两者概言"痧症为热毒,与时下之症不合"。吴瑭仅言痧症为寒湿,亦与时症不符。其将当年流行的痧症归结为:"今兹之症其秽浊为寒湿之毒,其毒甚盛为古今所稀有,属阴,乃天地之疠气,此气甚酷甚烈,从人口鼻而入,顷刻间,内入于脏腑,外达于经络。"其明确指出,痧症从"口鼻入,即直至胃腑,至胃腑必及于脾,而后由脾达于四肢,达于周身。若脏腑虚者,邪亦得而乘之,以五脏六腑皆禀气于胃也,其邪之着于人也,先中于血,则血先病,气次之;先中于气,则气先病,血次之。痧为阴,血亦为阴,以阴从阴,故先中于血者居多。"其从气血、脏腑等方面对痧症病机进行了详尽的阐述,如果没有长期的临床观察与深厚的中医辨证思维,极难做出如此分析。

（3）论痧之治,循其虚实:寇兰皋从痧毒性属寒湿阴邪谈及中医的治疗方法,按照痧毒轻重、阳气虚损的不同进行分类辨治。患者阳气不虚,痧毒不重,则痧毒可以随人体阳气化为阳证。但其强调痧毒本属阴邪,故苦寒清热的药物如金银花、连翘等不能用量过大。如遇患者阳气不足,痧毒又比较重,则痧毒可以转化为半阴半阳证。还有患者阳气严重不足,感染痧毒又非常强烈,则痧毒可以转化为纯阴证。故其强调："至于审时令之热寒，酌体质之强弱，观病机之变动，用活法以治之，则存乎其人，固不能以预定也。"

临床治疗，内服药物中总不出乎辛香开窍、辛苦利气、辛温解表、芳香逐秽的药物。具体选药、用方皆记载于《痧症传信方》书中《治痧诸方》与《预防痧症诸方》内，再与《痧症医案》互参，会对寇兰皋先生临证特色有更为深入的理解。外用诸法中又根据痧证所侵部位应用不同治法：若痧在肌肉则宜刮，应用试痧法、刮痧法；若痧在血脉则宜放，应用放痧法；若痧现皮肤则宜烧，应用烧灯火法；若孔窍不通则宜搐，应用搐鼻法；若痧入肠胃则宜熨，应用熨脐法。无论何种治法，寇兰皋都谆谆告诫后学："此症又须急治，始能取效，设因循观望，迟至一半日，使邪气充塞于中，正气不行，营卫阴阳之机已息，药虽当，亦无及矣。"

（刘晓芳）

《痧症传信方》藏书线索

清道光十二年壬辰（1832）津门寇氏莼香堂刻本：中国医学科学院、天津市图书馆。

跋

  中医学是一门防病、治病、养生和延年益寿的科学，与西医学同属于生命科学范畴即医学科学，这是中医学的根本属性；但由于中医学在形成和发展的漫长历史过程中，具有特殊的历史背景，使中医学具有浓厚的中华民族传统文化底蕴和内涵，赋予了中医学文化属性；同时，一个地区的历史、地理、人文环境，又赋予了中医学地域属性。这不仅契合了中医因地制宜的学术思想，也产生了诸如津沽、岭南、钱塘、齐鲁、中原、川蜀、吴中、绍兴等医派，各具特色，这些医学流派对于当地的中医学发展起到了积极的推动作用。

  津沽中医在数百年来，不断地发展和融合，形成了具有地方文化特点的医学流派，也有人称为"津沽医派"，其中"汇通学派"影响甚广。它根植于中华传统中医文化沃土之中，又繁殖之于津沽大地上，是中医优秀传统文化的重要部分，也是本市中医药文化的宝贵财富；所以我们必须重视津沽中医文化的收集、挖掘和整理。

  在弘扬津沽中医药文化方面，天津市中医药研究院、天津中医药大学等本市各级中医机构，响应2020年天津市卫生健康委员会关于"挖掘中医古医籍"的具体要求，做了一些具体工作。

  津沽中医传统文化历史悠久，有着丰厚的文化底蕴。自建卫筑城以来，中医药就保驾这里的人们繁衍生息。同时，也不断涌现出一批蜚声杏林的大家，如宋代窦默，以针术及外科闻名于世；明代蒋仪，有"津人之善医者"之称谓；清代高憩云，以外科见长，能治愈一般外科医家所不能治之大症；近代名医张锡纯，在津创立中西汇通医社，力主中西汇通等。同时，也刊行了大量的中医药书籍，如洪吉人《补注瘟疫论》、寇兰臬《痧症传信方》、丁国瑞《治痢捷要新书》《说疫》、窦默《窦太师外科全书》、高思敬《高憩云外科十种》、徐士銮《医方丛话》、戴绪安《验方汇集》、张锡纯《医学衷中参西录》、毛景义《中西医话》等，彰显了津沽中医在疫病、外科、中西汇通等方面之特色。

这些书籍作为系列丛书出版，我认为有其历史意义和现实意义。

一、有助于厘清津沽中医药历史文化的发展脉络，通过研究津沽医派的形成、发展和演变，可以更好地理解中医药文化的传承和发展过程，从而为中医药文化的保护和传承提供历史依据。

二、有助于总结和传承各家中医的特色理论与临床经验，通过研究津沽医派的学术特点，可以更好地提升本市中医药的临床疗效和学术水平。

三、有助于深化中医学与地方传统文化交融互进关系的客观认识，通过研究津沽医派与津沽传统文化关系，可以更好地推动本市中医药文化的创新性发展和创造性转化。

四、有助于提升研究"津沽医派"的现实意义，通过研究"津沽医派"，可以制定现代中医学术流派评价要素体系，提出发展现代中医学术流派的方略与建议，从而推动中医药教育、学术传承、文化传播等有的放矢地开展。

在此谨祝《津沽中医珍籍》系列丛书陆续问世，并愿中医同道，勤求古训，博采众方，传承精华，守正创新！为中医药事业贡献绵薄之力。

国际欧亚科学院院士
中国中医科学院学部执行委员
国医大师
中央文史馆馆员

2025年元月

《津沽中医珍籍》系列丛书总书目

洪天锡《补注瘟疫论》

寇兰皋《痧症传信方》

蒋仪《医镜》《药镜》

戴绪安《验方汇集》《注礼堂医学平举要》

窦默《窦太师外科全书》《针经指南》

徐士銮《医方丛话》

刘济川《外科心法真验指掌》

朱耀荣《三指捷编》

唐载庭《温病析疑》

丁良甫《增补瘟疫论》《治痢捷要新书》《说疫》

张相臣《蘷夔轩丸散真方汇录》《经验良方》

陈曾源《伤寒课义》《温病讲义》《国医正言》

沈肖卿《伤寒问答》

白之纪《增补痘科辑要》

张砚农《砚斋心悟》（残卷）

房陆 《痘科温故集》

高憩云《外科医镜》《逆症汇录》《外科三字经》《外科问答》
《六气感证》《五脏六腑图说》《运气指掌》

陈微尘《舌苔新诀》《脉决提纲》《伤寒简要》《温病抉微》
　　　《浒澼良规》

王静斋《养生医药浅说》《王氏家传疹科心法》

毛景义《中西医话》

吴卫尔《中华新药物学大辞典》

尚未收集津沽医家之书目

（以下津沽医家之书目，据《中医古籍联合目录》《中国分省医籍考》《津门医粹文物图集》等书籍的记载，并查阅相关地方志所得。此乃珍籍矣，至今不知所处，如能获之，补录其中，何其幸哉。）

窦默《流注指要赋》《六十六穴流注秘诀》《铜人针经密语》
　　《医论》

洪天锡《素问解》《灵枢解》

华光炜《引痘略》《引痘新略》

王春园《针灸学编》《咽喉指掌》

张相臣《白喉忌表征驳义》《张相臣增按巫斋居士达生篇》
　　　《医药卫生格言汇编》《民国新本草拾遗》
　　　《丸散真方续录》《时证简要》《医案草》

白之纪《刘氏辑要》《自订痘科心法要略》

毛景义《喉科选粹》《本草分经解》《素问注解》《运气指掌》

丁子良《竹园医话》《竹园白话报》《天津竹园报》《竹园丛话》
　　　《济世良方》《敬慎医室集效方》《养生简易法》

陈曾源《伤寒注解》《伤寒析经》《方脉讲义》《温痧验方汇编》
　　　《疫病翼经》《喉科心经》《瘟病析义》《女科阐经》

赵沛霖《小儿育疗法》

王静斋《古杂病篇诠释》

王绍荫《验方选编》《王氏妇科》

尉稼谦《新国医讲义十四种》《时疫科》《内科杂病学科》
　　　《临症实验录》

陈微尘《四言脉诀》

程介三《医学三字经集注》《痘疹辑要補正》《产宝浅注》
　　　《医库点滴》《治病药方》《广瘟疫论浅注》《医学杂记》
　　　《医学辑要》

杨如候《医学新论》《素灵生理新论》《灵素气化新论》
　　　《温病讲义》《五色诊钩元》

杨达夫《集注叶天士温热论》《温病研究》《内经研究》
　　　《达夫医话》《灵素生理新论》《灵素气化新论》
　　　《温病讲义》《五色诊钩元》《脑病新论》《医学新论》

陆观虎　陆观豹《食用本草学》

王趾周《国医伤寒新解》《传染病中西汇通三篇》
　　　《中西时方妙用》

孙静明《中国医学约编十种》

（2025年春整理）